Peter Alheit, Kate Page, Rineke Smilde
Musik und Demenz

Forschung Psychosozial

Peter Alheit, Kate Page, Rineke Smilde

Musik und Demenz

Das Modellprojekt »Music for Life« als innovativer Ansatz der Arbeit mit Demenzkranken

Übersetzung aus dem Englischen von Peter Alheit

Psychosozial-Verlag

Für Sieb Smilde

Die englische Originalausgabe erschien 2014 unter dem Titel *While the Music Lasts: On Music and Dementia* (Eburon Academic Publishers, Delft)

Bibliografische Information der Deutschen Nationalbibliothek
Die Deutsche Nationalbibliothek verzeichnet diese Publikation in der Deutschen Nationalbibliografie; detaillierte bibliografische Daten sind im Internet über http://dnb.d-nb.de abrufbar.

Deutsche Erstausgabe

Walltorstr. 10, D-35390 Gießen
Fon: 0641-969978-18; Fax: 0641-969978-19
E-Mail: info@psychosozial-verlag.de
www.psychosozial-verlag.de

Umschlagfoto: Deborah Roffel, Groningen
Umschlaggestaltung: Hanspeter Ludwig, Wetzlar
www.imaginary-world.de
Druck: CPI books GmbH, Leck
Printed in Germany

FSC
www.fsc.org
MIX
Papier aus verantwortungsvollen Quellen
FSC® C083411

ISBN 978-3-8379-2456-5

Inhalt

Vorwort

Dieses Buch ist für Musiker[1] geschrieben, die sich für ein Publikum engagieren wollen, dessen Leben jenseits von Konzerthallen und traditionellen Aufführungsorten stattfindet. Selbstverständlich nützt unsere Studie auch Konservatorien und Musikakademien, die ein Interesse an der Veränderung des immer unrealistischeren Zieles haben, junge Musiker ausschließlich für die Bühne auszubilden. Wenn sie den Wandel des Musikerberufs und seiner Marktchancen wirklich ernst nehmen, können Ausbildungseinrichtungen im Musikbereich kreative Chancen nutzen, professionelle Aktivitäten in sozialen Feldern zu etablieren, die weit entfernt sind von Konzertsälen und großen Festivals, von öffentlichen Medien und Starkult und stattdessen Ausschau halten nach Arrangements, die eine neue Zuhörerschaft erreichen. Das bedeutet natürlich nicht, dass die Ergebnisse, die in dieser Studie präsentiert werden, die wunderbare Gabe, ein ausgebildeter Solist oder Kammermusiker zu sein, schmälern sollen. Aber sie möchten zeigen, dass Musik ganz außergewöhnliche Wirkung haben kann, wenn künstlerisches Engagement eine starke Verbindung zwischen Menschen herstellt. Musik kann einen Unterschied machen und auf tiefe Weise einflussreich sein, besonders im Bereich von Krankheit und Leiden, von Schwäche und Depression.

Das herausfordernde Thema dieses Buches ist ›Musik und Demenz‹. Dabei geht es nicht um die Anregung an das Pflegepersonal von Demenzeinrichtungen, mit ihren Klienten Kinderlieder zu singen, um die Stimmung zu heben. Es geht um ein fundamentales Anliegen: mit den Mitteln der Musik in einem Prozess, an dem die Kranken aktiv teilhaben, *die Person hinter der Demenz wieder sichtbar zu machen.* Das Projekt, das in dieser Studie vorgestellt wird, zeigt nicht allein, dass diese Idee für Menschen, die mit Demenz leben, und ihr Pflegepersonal spürbare Auswirkungen hat; es hat auch Lernprozesse bei den beteiligten Musikerinnen und Musikern angestoßen, die niemand vorher er-

1 Wir verwenden aus sprachästhetischen Gründen häufig das *›generische Maskulinum‹* (gelegentlich aber auch das ›generische Femininum‹), das selbstverständlich das weibliche (bzw. das männliche) Geschlecht einschließt.

wartet hatte und die ihre professionelle Entwicklung stark beeinflusst haben. Das Projekt hat das Verständnis der Musiker von der Bedeutung der Musik im Leben der Menschen verändert; es hat ihre Persönlichkeit berührt und tiefe Reflexionen über ihre Identität angeregt. Dieser positive Effekt soll jungen Musikern in ihrer Musikausbildung Mut machen.

Freilich, Musiker sind nicht die einzige Zielgruppe für dieses Buch. Die Entdeckungen dieser Studie sind hilfreich und inspirierend auch für Pflegende von dementen Menschen und für Familien, die mit einer geliebten Person leben, die an Demenz erkrankt ist. Das Buch erzählt Geschichten über die Begegnung von Musik und Demenz, und es enthält Berichte und Reflexionen von denen, die diese Geschichten erlebt haben: drei Musiker, acht Frauen, die mit Demenz leben, fünf Pflegepersonen, ein Personalleiter des Pflegeheims, eine Projektkoordinatorin und drei wissenschaftliche Beobachter. Das Ergebnis ist ein Buch, an dem alle auf je ihre Weise mitgearbeitet haben. Es besteht aus Feldbeobachtungen, Reflexionstagebüchern, Gesprächsaufzeichnungen, Interviews und sorgfältigen wissenschaftlichen Analysen. Wenn viele Menschen, die es lesen, einen Gewinn davon haben, hat sich das Projekt gelohnt. Es ist – in den Worten des berühmten amerikanischen Ethnologen Clifford Geertz – eine ›dichte Beschreibung‹ über die Beziehung zwischen Musik und Demenz geworden, gleichsam die Geschichte über eine faszinierende Praxis, die Menschen, die mit dem Problem vertraut sind, inspirieren und ermutigen wird.

Die Autoren möchten besonders Linda Rose danken, der Initiatorin des Programms ›Music for Life‹, in dessen Rahmen das Projekt durchgeführt wurde, dann freilich auch der Wigmore Hall in London, Dementia UK und der Organisation Jewish Care – und hier besonders Padraic Garrett – für ihr Vertrauen und ihre Kooperationsbereitschaft. Zuerst und vor allem danken wir jedoch den Protagonisten der Geschichte, die bereit waren, mit uns ihren Lernprozess und ihre Erfahrungen zu teilen. Wir werden sie in den nächsten Kapiteln näher kennen lernen und unsere faszinierende ›Reise‹ mit ihnen dokumentieren.

Das Buch ist aus nahe liegenden Gründen zuerst auf Englisch erschienen. Die außerordentlich positive Reaktion bei den Zielgruppen bereits nach kürzester Zeit hat uns nun veranlasst, auch eine deutsche Übersetzung vorzulegen, um selbstverständlicher und unproblematischer auch ein deutschsprachiges Publikum zu erreichen. Wir danken hier dem Psychosozial Verlag für seine Unterstützung und Volker Alheit für das sorgfältige Lektorat.

Berlin/Perth/Groningen, im Juli 2014

Peter Alheit
Kate Page
Rineke Smilde

Kapitel 1
Einführung

›If music be the food of love, play on ...‹
William Shakespeare[1]

Während der letzten beiden Jahrzehnte haben wir beobachten können, dass die kreative Arbeit von Musikern, die sich um neue musikalische Öffentlichkeiten jenseits der Konzertsäle und der üblichen Aufführungsorte bemühten, deutlich zunahm. Dies war zuerst und am intensivsten in Großbritannien der Fall und hatte zunehmend Einfluss in ganz Europa. Bereits vor zehn Jahren stellte Peter Renshaw, einer der international einflussreichsten Fachberater im Feld der Musikausbildung aus London, fest: »Es ist dringend notwendig, dass Musiker und die gesamte Kunstgemeinde beginnen müssen, sich sowohl auf lokaler wie auf globaler Ebene an der Debatte zu beteiligen, wer wir sind und was wir gemeinsam erreichen können.«[2] Er hatte das Gefühl, dass es eine Art fundamentaler Herausforderung für die Künste gäbe, dass Darsteller, Komponisten, Lehrer und künstlerische Leiter »lebendige, geteilte Erfahrungen schaffen, die wirklich etwas aussagen und einem Publikum in unterschiedlichen Kontexten sinnvoll erscheinen«[3]. Bewusstes Mitmachen bei kulturellen Aktivitäten, z.B. beim gemeinsamen Musizieren, kann als Kern des Aufbaus individueller und kollektiver Identität betrachtet werden. Das gilt für jede Art von Publikum, sei es ein Klassenraum mit Kindern oder eine Gruppe von Menschen, die mit Demenz leben.

Das Ziel, die Beziehung von Musik und Demenz zu erforschen, wie sie in diesem Buch beschrieben wird, war die Auswertung von Musik-Workshops, die für ältere Menschen mit Demenz und ihr Pflegepersonal im Rahmen des *›Music for Life‹-Projekts* in Großbritannien entworfen worden sind. Das Projekt selbst wurde von der Musikpädagogin Linda Rose[4] 1993 ins Leben gerufen

1 Aus: *Twelfth Night* (1601), Act 1, scene 1. (Übersetzung: *»Wenn die Musik der Liebe Nahrung, dann spiel weiter ...«*)

2 Renshaw 2001 (Übersetzung v. d. Vf.)

3 Ebd.

4 Linda Rose, die diese Aktivität auf halbehrenamtlicher Basis entwickelt hat, wird in der englischen Ausgabe dieser Studie (Smilde/Page/Alheit 2014, 219ff.) ausführlich vorgestellt.

und weiterentwickelt in Zusammenarbeit mit Jewish Care[5] und einem wachsenden Team von Musikern. Seit 2009 wird das Projekt unterstützt von der Londoner Wigmore Hall, einem weltberühmten Aufführungsort für Kammerkonzerte, in Kooperation mit Dementia UK, der bedeutendsten Förderinstanz für neue Formen des Umgangs mit Demenz in Großbritannien.

Die Praxis

Das Projekt repräsentiert eine Reihe von interaktiven und kreativen Musik-Workshops in Pflegeheimen und Tagespflegezentren für Menschen mit Demenz. Während eines Zeitraums von acht Wochen arbeiten drei Musiker mit acht Demenzkranken und fünf Mitgliedern des Pflegepersonals, indem sie musikalische Improvisation als Anregung für Kommunikationsformen nutzen – wechselseitige Kontakte im weitesten Sinn und auf verschiedenen Ebenen. Ziel des Projekts ist die Stärkung der Beziehung zwischen den Demenzpatienten und ihrem Pflegepersonal. Musiker und Pfleger arbeiten während der Sitzungen als gemeinsames Team.

Die Musiker nutzen eine weite Spanne verbaler und non-verbaler Strategien, um die einzelnen Demenzkranken und ihr Pflegepersonal *als Gruppe* zu erreichen. Sowohl die Lust an der Musik als auch die Reflexion der Pflegenden über den Einfluss der Wokshops sind dabei wichtig. Die Einsichten und die Motivation, die das Pflegepersonal gewinnt, können positive Langzeitwirkungen für ihre Arbeit mit den Demenzkranken haben.[6] Das liegt daran, dass während eines Projekts in der Regel eine professionelle Entwicklung der Pflegenden zu beobachten ist, moderiert durch die Pflegedienstleitung der beteiligten Jewish Care- oder Dementia UK-Einrichtung. Es ist eine Tatsache: »Wenn die Pflegenden aus dem Projekt zurückkommen, kennen sie jede ihrer Pflegepersonen besser. Dieses Wissen gründet sich nicht auf Fakten aus dem Leben der Personen, selbst wenn es das Interesse an den Lebensgeschichten erhöht, es bezieht sich vielmehr darauf, dass sie gesehen haben, wie die Betroffenen ihre Persönlichkeit ausdrücken.«[7]

Ein Projekt dauert acht Wochen. Drei Musiker, eine/r übernimmt die Funktion des Workshop-Leiters, arbeiten zusammen mit dem Personalmanager des Pflegepersonals und dem Pflegepersonal selbst. Während jeder wö-

5 Jewish Care, Betreiberin von ambitionierten Demenzpflegeheimen, ist seit 1993 an dem Projekt beteiligt – zunächst auf freiwilliger Basis, seit einigen Jahren jedoch auf langfristiger Vertragsbasis und als Kostenträger von jährlich drei Projekten.

6 Vgl. Rose/Schlingensiepen 2001.

7 Rose/De Martino 2008, 23 (Übersetzung v. d. Vf.).

chentlichen Sitzung, die eine Stunde dauert, sitzen Demenzkranke und Mitglieder des Pflegepersonals in einem Stuhlkreis gemeinsam mit den Musikern. In der Mitte des Kreises sind auf ansprechende Weise leicht zu spielende Musikinstrumente abgelegt. Zu Beginn jeder Sitzung spielen die Musiker ein kurzes Stück, das sie eigens für die Gruppe arrangiert haben. Dieses ›Rahmen-Stück‹ dient als Gerüst für die Improvisation; »es markiert den ›Eckpfeiler‹ eines jeden Workshops, indem es für einen sicheren und berechenbaren Start sowie ein Ende jeder Sitzung sorgt, zugleich aber die Möglichkeit einschließt, in Reaktion auf die Stimmung von einzelnen oder der ganzen Gruppe spontan umgestaltet zu werden«.[8] Das Öffnungsstück wird immer gefolgt von dem so genannten ›*Willkommenslied*‹, in welchem die Namen der Teilnehmer im Kreis gesungen werden mit dem Ziel, ein immer wiederkehrendes Instrument des wechselseitigen Erkennens in den Sitzungen zu haben. Dann folgt eine Stunde lang eine Phase aktiver sinnlicher und angewandter Improvisation kürzerer oder längerer Musikstücke, mit denen die Demenzkranken und ihre Pflegerinnen zum Mitmachen angeregt werden oder manchmal sogar, zusammen mit einem der Musiker, ihr eigenes Stück spielen.[9]

Die Musiker versuchen, die Demenzkranken zu erreichen, indem sie ihre ›Antennen‹ auf vollen ›Empfang‹ gestellt haben. Die kleinsten verbalen und non-verbalen Signale der Kranken können von den Musikern aufgenommen werden, und die Pflegenden nehmen zurückhaltend an diesem Prozess teil. Wenn die musikalische Kommunikation begonnen hat, z.B. wenn eine Demenzkranke einen Dirigentenstab hält und die Musiker auf ihre Bewegungen reagieren, kann oft für Augenblicke eine sehr spezielle Art von Kommunikation entstehen: »Der Raum des Workshops wird ein Ort für jede Art von Entdeckungen – Gefühlen, die von freudvoll und feierlich über ergötzlich und witzig bis hin zu tiefster Traurigkeit reichen können.«[10]

In den Workshops brauchen die Musiker einen ›360-Grad-Radar‹, damit jede/r in der Gruppe ein Gefühl der Sicherheit bekommt, um mit Unvorhergesehenem, mit Risiken und mit der Bereitschaft, etwas Neues auszuprobieren, umgehen zu können. Die Betroffenen müssen darauf vorbereitet sein, außerhalb ihrer gewohnten Tagesroutine zu geraten und doch gleichzeitig ein inspirierendes Vertrauen in die Gruppe zu gewinnen.[11] Die Sensibilität der Musiker in Bezug auf die Menschen mit Demenz ist von zentraler Bedeutung. Oft haben Demenzkranke ihre Sprachkompetenz verloren. Die Musiker betrachten

8 Rose in: Renshaw 2010, 223 (Übersetzung v. d. Vf.).
9 Vgl. Smilde 2011.
10 Rose in: Renshaw 2010, 221 (Übersetzung v. d. Vf.).
11 Ebd., 224.

das jedoch nicht als Problem; einer von ihnen, der in der Vorbereitungsphase der Studie interviewt wurde, nannte es *»hören auf etwas, das nicht an die Worte gebunden ist, die sie benutzen«*.

Nach jedem Workshop findet eine Auswertungsbesprechung zwischen Musikern und dem Pflegepersonal statt mit dem Ziel, Chancen für Reflexion, Diskussion und Lernprozesse zu schaffen. Die Teilnehmer lernen, entstandene Probleme anzusprechen, und das wachsende Vertrauen in das Team ermöglicht dem Pflegepersonal, den Trainern und den Musikern, Schwierigkeiten zu teilen, Fragen zu stellen, Einsichten zu entwickeln und Verletzungen auszudrücken, um weitere Möglichkeiten zu schaffen, an Veränderungen zu arbeiten.[12]

Die Forschung zeigt, dass das Engagement in musikalischer Kommunikation außergewöhnlich wohltuend sein kann für Menschen, die mit Demenz leben.[13] Die ›Music for Life‹-Projekte belegen aber auch ihre hohe Bedeutung für die Interaktion zwischen Demenzkranken und Pflegenden, häufig vertieft auf einer unbewussten und non-verbalen Ebene. Die Projekte haben daher ganz besonders viel mit *Identität* im weitesten Sinne zu tun, mit dem Entdecken – oder besser: dem ›Wiederentdecken‹ – der Person hinter der Demenz.[14]

Fokus der Forschung und Forschungsfragen

Neben der Kernfrage, nämlich welche Art von Lernen und welche Entwicklung findet in jedem der Projekte statt, war es der Fokus der vorliegenden Studie, etwas über die Praxis speziell aus der Perspektive der Musiker zu erfahren, um über die zukünftige Entwicklung musikalischer Praxis in solchen neuen Feldern Bescheid zu wissen. Ein weiteres Ziel war, ein genaueres Bild über den Pflegekontext von Menschen mit Demenz zu bekommen, in dem die Musiker hier tätig sind, um neue Einsichten zu gewinnen, wie sie ihre Professionalität im Blick auf diesen Kontext weiterentwickeln können. Die beiden pointierten Forschungsfragen lauten also:

- Was passiert eigentlich in den Musik-Workshops?
- Was wird gelernt, und was bedeutet das für die Entwicklung derer, die beteiligt sind?

Diese Fragen führten zu ›Unter-Fragen‹, die Probleme ansprachen wie z.B. die Verbesserungen der Organisation, der Zusammenarbeit, des gemeinsamen Verstehens, um die Qualität des Projekts zu stabilisieren sowie zusätzliche

12 Vgl. Rose/De Martino 2008, 21.
13 Vgl. etwa Sacks 2008.
14 Vgl. Kitwood 1997, 10ff.

Fragen bezüglich der Berücksichtigung von Problemen, die entstehen könnten, wenn die Erfahrungen des Projekts auf andere Praxisfelder übertragen werden sollten, z.B. in einem anderen Land.

Während der Vorbereitung auf die intensive Untersuchung eines einzelnen Acht-Wochen-Projekts wurde zunächst die Praxis von ›Music for Life‹ genauer betrachtet, indem vorliegende Materialien eingesehen und Interviews mit der Initiatorin Linda Rose und mit Padraic Garrett, dem Personalmanager von Jewish Care, geführt wurden. Hinzu kamen die Beobachtung einiger Workshops sowie Interviews mit verschiedenen Musikern, die sich seit Jahren in dem Projekt engagiert hatten.

Im Herbst 2010 wurde ein ausgewähltes ›Music for Life‹-Projekt untersucht, das in einem gerade eröffneten, von Jewish Care betriebenen Pflegeheim in London stattfand, das wir in der Studie *›Emanuel-Zeffert-Haus‹* genannt haben. Drei Musiker und Musikerinnen gehörten dazu: Matthew, der Workshop-Leiter und Oboist, und die unterstützenden Musikerinnen Anneliese (Harfenistin) und Fiona (Cellistin). Auch der Pflegedienstleiter Brian war in die Forschung eingebunden.

Es wurden Feldnotizen angelegt, die sich auf Beobachtungen in jedem Workshop bezogen; narrative Interviews[15] fanden statt, die sich aufgliederten in eher thematische Interviews mit den drei Musikern (als Gruppe) und in Experteninterviews mit dem Workshop-Leiter und dem Pflegedienstleiter – prinzipiell nach jedem Workshop. Zusätzlich wurden über die gesamte Projektzeit hinweg von den drei Musikern und vom Pflegedienstleiter ›Reflexionstagebücher‹ geführt.

Ziel war eine Art *›informierter Konsens‹*[16] von allen Teilnehmern, einschließlich der Familien der Demenzkranken, die an den Workshops teilnahmen. Um die Privatsphäre aller Teilnehmer des Projekts zu schützen, sind in diesem Buch anstelle ihrer realen Namen ›Tarnnamen‹ eingesetzt worden.[17]

Gliederung der Studie

Nach Vorwort und Einführung folgt *Kapitel 2*, das den konzeptionellen Rahmen vorstellt, der seinerseits die wichtigen Hintergrundinformationen bezüglich der untersuchten Praxis enthält. Das Kapitel besteht aus drei Teilen, die sich auf die drei Felder ›Musik und Demenz‹, ›Kommunikation und Partizipation‹ sowie ›Lernen und Leiten‹ beziehen. Wichtige Einsichten in die Demenz-

15 Zum *narrativen Interview* vgl. allgemein Schütze 1983; Alheit 1992; Rosenthal 1995.
16 Vgl. Garrett 2009.
17 Vgl. dazu *Anhang I.*

erkrankung sind die Voraussetzung, um künstlerisches Engagement mit Menschen, die mit Demenz leben, und ihrem Pflegepersonal im Ambiente eines Pflegeheims verantwortlich zu gestalten. Der *›personzentrierte Ansatz‹* unterstreicht diese Praxis gemeinsam mit wichtigen anderen Lernprozessen und Lernstilen, die beschrieben werden, und auch der Rolle von (angewandter) musikalischer Improvisation als Mittel verschiedenster Formen der Kommunikation.

Kapitel 3 macht die Forschungsmethodologie zum Gegenstand, indem sie das Konzept der *›Grounded Theory‹* als eine Praxis beschreibt, in welcher Theorie gleichsam durch einen ›kontinuierlichen Dialog‹ mit den Daten generiert wird – ein Vorgang, der praktisches (berufliches) Handeln aufklären und verbessern will. Dabei wird Grounded Theory sowohl historisch erklärt als auch als Methode entfaltet. Das vom ›klassischen‹ Ansatz abweichende Vorgehen in der vorliegenden Studie wird mit Verweis auf den besonderen Forschungsgegenstand begründet.

Der wichtigste Teil der Studie, *Kapitel 4*, besteht aus einer intensiven Analyse und Interpretation des vielfältigen Forschungsmaterials und ist als eine Art ›dichter Beschreibung‹ der Daten *(Clifford Geertz)* zu verstehen, die in den vier ›Kernkategorien‹ *Identität, Kommunikation, Partizipation* und *Entwicklung* ihre Zuspitzung findet. Es ist die ausdrückliche Absicht der Autorinnen, in diesem Kapitel eine Geschichte der Begegnung zwischen Musik und Demenz zu erzählen.

In *Kapitel 5* werden die Forschungsergebnisse zu einem theoretischen Konzept zusammengefügt, das nicht nur einen neuen Blick auf soziale Lernprozesse im Allgemeinen erlaubt, sondern auch für die Musikerausbildung im Besonderen relevante Anstöße geben kann.

Auf den umfangreichen Appendix der englischen Ausgabe[18], der auf die Geschichte des ›Music for Life‹-Projekts eingeht, ein Porträt von Linda Rose, der Initiatorin, enthält und weitere im englischen Kontext interessante Quellen dokumentiert, wird in der deutschen Ausgabe verzichtet. Zwei Anhänge wurden indessen beibehalten: ein Überblick über die ›Tarnnamen‹ der Teilnehmer aus den verschiedenen Gruppen und eine Liste der Instrumente, die in der Praxis der Workshops (auch von den Demenzkranken) benutzt wurden.

18 Vgl. Smilde/Page/Alheit 2014, 207ff.

Kapitel 2
Konzeptioneller Rahmen

›Once one has seen such responses,
one knows that there is still a self to be called upon,
even if music, and only music, can do the calling.‹
Oliver Sacks[1]

1. Musik und Demenz

Jedes ›Music for Life‹-Projekt ist eine einzigartige Spiegelung der Interaktionen und Identitäten von Teilnehmern einer zusammenwachsenden Gruppe, die mit der Umgebung und der Organisationskultur, in der es stattfindet, aufs Engste verwoben ist. Jedes Projekt ist die Summe der Menschen, die dazu gehören, und der Rahmenbedingungen, die es ausmachen. Projekte mögen ähnliche logistische und künstlerische Voraussetzungen haben, aber im Kern sind sie doch Projekte der konkreten Individuen, die beteiligt sind, ihrer Lerngeschichten und der Beziehungen, die sie untereinander aufbauen, wenn sie miteinander kommunizieren und gemeinsam an dem Ergebnis des Lernprozesses teilhaben. Jedes Projekt zeigt sich daran, so der Personalmanager des Pflegediestes von Jewish Care, Padraic Garrett, in einem Interview, *»wie du mit den Menschen umgehst, was du für die Menschen tust, wer du für die Menschen bist ... Jedes Music for Life-Projekt ist ein Projekt für sich; es ist unabhängig und es ist anders.«*

Das Profil von Pflegenden und Patienten bei den beteiligten Pflegeeinrichtungen in London spiegelte die kulturelle Unterschiedlichkeit der Metropole Groß-London. Das Emanuel-Zeffert-Haus, die Einrichtung, in der das Forschungsvorhaben stattfand, dokumentierte diese Diversität im Profil ihres Pflegepersonals. In diesem von Jewish Care verwalteten Heim gab es größere Gruppen aus Süd-Ost-Asien, aus Osteuropa und aus Afrika neben Pflegenden, die aus allen Regionen Großbritanniens kamen. Das Pflegepersonal bestand außerdem aus einer Mischung verschiedener Bildungsniveaus, unterschiedlicher sozialer Herkunft und religiöser Orientierungen. Diese Diversität war das genaue Gegenteil der Bewohner des Emanuel-Zeffert-Hauses, von denen viele

1 Sacks 2008, 385. (Übersetzung: *»Wenn man solche Reaktionen gesehen hat, weiß man, dass da noch ein Selbst ist, an das man appellieren kann, auch wenn es die Musik ist – und nur die Musik –, die diesen Appell realisieren kann.«*)

aus Europa stammten, lange Zeit in Großbritannien gelebt hatten, relativ vermögend und hoch gebildet waren und außerdem alle ihren jüdischen Glauben lebten. Eine weitere Gemeinsamkeit war das Geschlecht; alle Demenzkranken – übrigens auch die Mehrzahl der Pflegenden – waren Frauen.

In diesem besonderen Projekt waren ›Übergänge‹ ein Schlüsselmotiv. Das Emanuel-Zeffert-Haus war gerade eröffnet worden gleichsam als ›Flaggschiff‹ der Pflege in der jüdischen Gemeinde. Die meisten der Kranken und auch die meisten Pfleger kamen aus zwei Heimen, die vorübergehend geschlossen worden waren – Einrichtungen, in denen viele seit langer Zeit Beziehungen und gemeinsame Aktivitäten aufgebaut hatten. Die Verlegung war von Jewish Care sehr sensibel gehandhabt worden im Bewusstsein möglicher Auswirkungen auf die emotionale Situation, die durch den physischen Wechsel beeinträchtigt werden könnte: durch Abbruch von Beziehungen zwischen Patienten und Pflegepersonal, durch Unsicherheit oder Konfusion wegen des Verlusts der gewohnten Umgebung.

›Übergang‹ war auch ein Aspekt der Verwaltung des Heims. Einige der Pflegenden hatten die Organisation wegen der Verlegung verlassen, was dazu führte, dass ein Teil des Pflegepersonals relativ neu war oder sich gerade im Rekrutierungsprozess befand und das vorhandene Personal zu härterer Arbeit zwang, um den hohen Pflegestandard aufrecht zu erhalten. Das technische Arrangement des neuen Heims war deutlich unterschieden von den vorherigen Arbeitsumgebungen; es führte zu drastischen Veränderungen bisheriger Arbeitsteams und auch zum erzwungenen Abbruch persönlicher und beruflicher Beziehungen, die den Teamgeist ausgemacht hatten.

Zum Zeitpunkt unseres Projektes war der Eindruck entstanden, dass der unmittelbare Einfluss des Umzugs nachzulassen begann und sich ein wachsendes Gefühl von Sicherheit bei den Demenzpatienten einstellte. Freilich, das Projekt wurde auch als reale Chance betrachtet, die weitere Integration in das Heim und die Entwicklung sinnvoller Beziehungen voranzubringen, indem man auf die Möglichkeit hoffte, den Neueinzug auf feierliche Weise begehen zu können. Pflegedienstleiter Brian reflektierte die einzigartige Gelegenheit zu Verständigung und Engagement, die sich mit dem Start des ›Music for Life‹-Projekts verband, indem er sagte: *»Mein Eindruck vom Heim zum gegenwärtigen Zeitpunkt ist, dass es ziemlich unaufgeregt ist, was die Patienten angeht (...) Ich denke, sie haben es ruhig in diesem Moment, wenn man in Rechnung stellt, was sie durchgemacht haben. Ich denke, das ist eine gute Sache (...) Aber was vielleicht fehlt in diesem Augenblick, ist ein bißchen mehr Anregung (...) Und ich denke, genau das machen wir mit Music for Life.«*

Es erscheint wichtig, auch den Einfluss der Forschung auf das Projekt zu reflektieren. Teilnahme an der Forschung – vor und während des Projekts –

wurde von allen, die beteiligt waren, als eine positive Chance begriffen – als Möglichkeit, die vorhandene reflexive Praxis des verantwortlichen Teams zu erweitern (d.h. der Musiker, des Pflegedienstleiters und der Projektmanagerin), indem sie alle bereitwillig an Interviews teilnahmen und Reflexionstagebücher anlegten.

Der personzentrierte Ansatz

Demenz als Sammelbegriff wird üblicherweise gebraucht, um eine fortschreitende Beeinträchtigung von Struktur und Chemie des Gehirns zu beschreiben als Ergebnis einer Reihe von spezifischen Erkrankungen und Befindlichkeiten. Allgemeine Ausdrucksformen von Demenz sind Kommunikations- und Sprachschwierigkeiten sowie Einschränkungen der Produktion, Interpretation und Erinnerung von Informationen. Diese Probleme können sich auf sehr unterschiedliche Weise manifestieren: beim Sprechen selbst und bei der Deutung von Gesprochenem, bei verbalen Ausdrücken – z.B. falschen Worten für Objekte oder Namen –, bei der mangelnden Erinnerung an kürzlich zurückliegende Ereignisse, bei der Art, wie neue Informationen aufgenommen werden, bei der Erinnerung an und der Wiedererkennung von Personen, beim Erleben einer anderen Realität als die Gesprächspartner.[2]

Die Erfahrung von Demenz ist für jede Person verschieden, abhängig von der Natur und dem Entwicklungsstand ihrer neurologischen Beeinträchtigung, ihrem Gesundheitszustand, ihrer Lebensgeschichte, von Charakter und Identität und den Reaktionen und dem Verhalten von anderen in ihrer Umgebung. Deshalb überschreitet Demenz ihre Bedeutung als bloß medizinische Diagnose; sie ist eine komplexe Behinderung mit enormen Auswirkungen auf die emotionalen und sozialen Bedingungen des Lebens der Betroffenen.

In der Vergangenheit waren traditionelle Definitionen auf eine medizinisch orientierte, pathologisierende Perspektive der Bedingungen von Demenz konzentriert unter weitgehender Ignoranz der sozialen Aspekte und der Bedeutung der Krankheit für die Individuen selbst. Eine scheinbar ›moderne‹ Kultur der Altersdiskriminierung, verstärkt durch Konzepte von Fortschritt und der Dynamik von Produktivität in allen Bereichen des Lebens, hatten ein Klima der Stigmatisierung und des Missverstehens geschaffen.

Und selbst heute ist das Bild, das von der Demenz gezeichnet wird, oft das eines dramatischen Leidens – Szenarien, in denen Menschen mit Demenz jede Fähigkeit verloren haben, sich wohlzufühlen und für sich selbst zu sorgen, wo

2 Zur allgemeinen Einführung in die Krankheit vgl. die hervorragende Zusammenstellung bei Bruhns/Lakotta/Pieper 2010.

ihnen Identität und die Chance zu individuellem Wachstum prinzipiell abgesprochen wird, sind keine Seltenheit; »ein Tod, der den Körper zurücklässt«[3].

Die Realität der Demenz ist für andere nicht selten schwer zu ertragen, z.B. könnten Versuche, mit einer demenzkranken Person zu kommunizieren, als ›aggressives Verhalten‹ (der Betroffenen) missverstanden werden, statt es als Ausdruck gelebter Erfahrung einer Person mit Demenz zu interpretieren und als Chance für andere, die subjektive Realität eines Demenzkranken zu verstehen und eine sinnvolle Kommunikation mit ihm herzustellen, um sein Wohlbefinden zu stärken. Menschen, die mit Demenzkranken zu tun haben, könnten eine Vielzahl von Emotionen und Verhaltensweisen an sich entdecken, die, wenn sie im Kontakt zu den Betroffenen noch verstärkt werden, zur Entwicklung einer geradezu ›bösartigen‹ und klischeehaften sozialpsychologischen Disposition führen – einer Einstellung, in der Menschen mit Demenz entpersonalisiert, ausgeschlossen und unterdrückt werden und man ihr Menschsein infrage stellt.[4]

Pionier eines Paradigmenwechsels in Bezug auf die Art, wie Demenz wahrgenommen werden und wie Demenzpflege aussehen könnte, ist der englische Sozialpsychologe und Psychogerontologe Tom Kitwood mit seinem bahnbrechenden Buch *Dementia Reconsidered: The Person Comes First.*[5] Kitwoods Perspektiven verwandeln jenen düsteren Ausblick in eine positivere Gesinnung, in der das Personsein der Menschen mit Demenz im Vordergrund steht. Personsein bedeutet, dass Menschen, die mit Demenz leben, mehr sind als ihr vordergründiges Erscheinungsbild. Sie sind eine ›*Person* mit Demenz‹ und keine ›Person mit *Demenz*‹ – mit Bedürfnissen wie jede andere Person auch.[6] Das schließt die Einzigartigkeit aller Personen ein und betont, dass jede Person wertvoll ist, dass wir alle Anerkennung, Respekt und Vertrauen verdienen, selbstverständlich auch das Bedürfnis äußern können, geliebt zu werden. Es erkennt an, dass die psychologischen Bedürfnisse nach Annehmlichkeit, Zugehörigkeit, Einbeziehung, Aktivität und Identität wichtige Aspekte des Wohlbefindens einer Person sind.[7]

Diese Grundsätze bilden den Kern eines personzentrierten Pflegeansatzes, bei dem emotionales Wohlbefinden gestärkt wird und das einzigartige Personsein eines Menschen mit Demenz anerkannt und zelebriert wird. Im ›Music for Life‹-Projekt wird das Personsein aller Teilnehmer – der Menschen, die mit Demenz leben, der Pflegenden und der Musiker – als zentraler Grundsatz

3 Kitwood 1997, 37 (Übersetzung v. d. Vf.)
4 Vgl. ebd., 47.
5 Kitwood 1997.
6 Vgl. ebd., 7.
7 Vgl. ebd., 81–83.

akzeptiert, indem die Bedingungen für ein egalitäres Lernklima und die Gleichheit aller Beziehungen geschaffen werden.

Dadurch dass das Personsein eines Menschen mit Demenz gestärkt wird, öffnen sich Wege, wie Pflegende und Demenzkranke miteinander in Kontakt treten können – positive Arbeit an und mit der Person, die sich darauf konzentriert, ein sozial und psychologisch positives Umfeld für emotionales Wohlbefinden herzustellen. Kitwood umreißt die Wichtigkeit der Existenz, der Bestätigung und Anerkennung des Wertes der Person mit Demenz – Dimensionen, die gemeinsam dafür sorgen, dass ein Gefühl emotionaler Sicherheit und Zugehörigkeit entsteht. Er unterstreicht die Notwendigkeit, Gelegenheiten zu fördern, die vor allem nicht-kognitive, sinnliche Zustände herstellen, Entspannung und die Erfahrung von beruhigenden Ritualen, um so Demenzpatienten in die Lage zu versetzen, sich durch Entlastung, persönliches Ausprobieren und Zusammenarbeit sinnvoll zu engagieren.

Daneben muss ein Raum entstehen, wo Menschen mit Demenz ohne Zwang mit anderen kommunizieren können und auf ihre Weise durch die Chance, mitzumachen und sich gleichsam selbst zu schenken, an der Interaktion teilnehmen.[8] Brian, der Pflegedienstleiter, hebt die Bedeutung einer Art spirituellen Gefühls in dieser Hinsicht hervor. Um jene positiven Kommunikationsformen hervorzubringen, muss eine Einstellung des Vertrauens in das Potenzial der Menschen mit Demenz da sein: *»Es ist wichtig. Dinge zu zelebrieren. Music for Life pflanzt einen Samen des Vertrauens in unsere Fähigkeit, immer wieder auch Schönes zu feiern und uns über das Leben mit den Patienten im Emanuel-Zeffert-Haus zu freuen.«*

Um in diesem Sinne ›spirituell zu agieren‹, um wahrhaft personzentrierte Pflege zu praktizieren und intensiv mit den Demenzpatienten verbunden zu sein, muss die Beziehung zwischen Pflegenden und Patienten authentisch werden. Die Pflegenden müssen empathische Qualitäten, starke Motivation und einen Sinn für Neugier und Entdeckungslust besitzen.[9] Für das Pflegepersonal ist es wichtig, eine gewisse Art von ›Präsenz‹ zu erreichen in ihrer Sensibilität für die Wirklichkeit der Menschen mit Demenz, indem sie sich von einem ›Zustand des *Tuns*‹ zu einem ›Zustand des *Seins*‹ entwickeln, was bedeuten könnte, dass sie ihre Vorurteile und Ängste fahren lassen und stattdessen ihre unbewussten Erfahrungen und Intuitionen ernster nehmen.

Brian reflektiert die Bedeutung seiner Rolle als Pflegedienstleiter, wenn er die Wichtigkeit emotionaler Reflexion und der Schaffung von Möglichkeiten für diese Form des Nachdenkens betont: *»Für mich liegt der Wert eher in der*

8 Vgl. ebd., 90–92.
9 Vgl. Rogers 1961.

Fähigkeit, das Projekt und die Sessions emotional nachzuempfinden, und es geht nur auf diesem Wege, dass wir seine Arbeit fördern können. Wenn man etwas wirklich Machtvolles erlebt, hinterlässt das einen tiefen und nachhaltigen Eindruck. Als Pflegedienstleiter im Projekt möchte ich dafür Sorge tragen, dass die Mitglieder des Pflegepersonals Gelegenheit haben, ihre Erlebnisse tief in sich eindringen zu lassen. Worte sind oft nicht hilfreich dabei. Zeit, den Gefühlen zu erlauben, Teil von uns zu sein und uns zu motivieren, ist von außerordentlicher Bedeutung.«

Es gibt Herausforderungen in der Entwicklung der Bedingungen personzentrierter Pflege in Pflegeeinrichtungen auf der Makro-, Meso- und Mikro-Ebene, und es ist durchaus möglich, dass das Konzept personbezogener Pflege zur reinen Rhetorik wird. Soziale und politische Werte, menschliche und finanzielle Ressourcen, die Organisationskultur, die komplexe und höchsten Einsatz fordernde Natur der Arbeit und die persönlichen Eigenschaften, Kompetenzen, Erfahrungen und intrinsischen Motivationen des Pflegepersonals, all das hat Auswirkungen auf die Fähigkeit der Organisationen und der Individuen, sich auf dem Niveau personzentrierter Pflege zu engagieren.[10] Brian versteht diese Herausforderungen als unausweichliche Probleme, denen sich Pflegeeinrichtungen und Pflegeorganisationen in Großbritannien konfrontiert sehen, die die Komplexität der Pflege und die große Notwendigkeit für Veränderungen auf gesellschaftlicher Ebene erkannt haben, wenn er feststellt: *»Ich denke manchmal an die Erwartungen, die generell an das Pflegepersonal gestellt werden. Wir bereiten sie vor und erhöhen ihre Sensibilität für eine personbezogene Arbeit. Aber sie arbeiten unverändert in Heimsituationen, wo sie sich unter großem Druck fühlen, eine personzentrierte Pflege durchzuführen. Die größte Belastung bedeutet, sich auf das Tempo der Demenzkranken einzustellen. Das ist extrem schwierig in Heimen mit einem Pflegeschlüssel von einer Pflegeperson zu vier Demenzpatienten. Unsere Gesellschaft ist noch nicht darauf vorbereitet, Menschen mit Demenz einen solchen Wert zuzugestehen, dass sie ein günstigeres Pflegeverhälnis verdienen.«*

Brian hält eine deutliche Option für die Entwicklung einer anderen Haltung der Gesellschaft als ganzer für notwendig, wenn Pflege tatsächlich personzentriert werden soll. Die zentrale Voraussetzung einer personzentrierten Bewegung ist der Respekt vor dem Personsein des Menschen. Wenn wir auch bei den Menschen mit Demenz auf die Fähigkeit vertrauen, sinnvolle und von beiden Seiten getragene Beziehungen mit anderen zu entwickeln und aufrechtzuerhalten, wenn wir die Person hinter der Demenz annehmen und ernst nehmen können, dann wird eine Vision gegenseitigen Respekts, großer Liebe,

---

10 Vgl. Kitwood 1997, 103–116.

geteilten Mitgefühls und gemeinsamen Verstehens konkret werden als hoch besetzte Orientierung für alle Beteiligten.

Vom personzentrierten zum biographisch-partizipativen Ansatz

Der Begriff des Personseins wird nach Kitwood gestützt durch drei Diskurstypen: jenen der ›*Transzendenz*‹, der das Leben gleichsam als ›heilig‹ betrachtet, jenen der ›*Ethik*‹, der unterstellt, dass jeder das Recht hat, wertgeschätzt zu werden, und jenen in der *Sozialpsychologie*. Der letzte bezieht sich auf Phänomene wie Selbstwertgefühl, den Platz, den ein Individuum in einer sozialen Gruppe einnimmt, die Akzeptanz bestimmter Rollen sowie die »Integrität, Kontinuität und Stabilität eines Selbstgefühls«[11]. Die Definition von Personsein, die sich aus diesen Diskursen ableiten lässt, lautet: »ein Rang oder Status, der einem menschlichen Wesen von anderen im Kontext von Beziehungen und sozialer Existenz zugestanden wird. Das schließt Anerkennung ein, Respekt und Vertrauen. Sowohl die Akzeptanz von Personsein wie ihre Verweigerung haben Konsequenzen, die man empirisch überprüfen kann.«[12]

In diesem Kontext von Personsein erwähnt Kitwood auch die Bedeutung verschiedener Weisen, mit denen biographisches Wissen in Pflegeplanung und -praxis eingebaut werden kann: z.B. bezogen auf die Lebensgeschichten von Demenzpatienten im Rahmen der Beratung von Familienmitgliedern durch das Pflegepersonal.[13] Er stellt weiter fest: »In der Demenz mag der Sinn für eine Identität, die sich auf eine erzählbare Lebensgeschichte gründet, vielleicht abnehmen (...) Wenn dies aber geschieht, wird biographisches Wissen über eine Person hochrelevant, falls jene Identität noch erhalten werden soll.«[14] Kitwood schlägt vor, dass es entscheidend ist, Personsein im Blick auf Beziehungen zu betrachten, wenn wir Demenz verstehen wollen: »Selbst wenn die kognitive Beeinträchtigung sehr weit vorangeschritten ist, bleibt oft eine Ich-Du-Form von Begegnung und Beziehung möglich.«[15]

Vielleicht ist hier sogar ein Rückgriff auf den Klassiker der soziologischen Identitätskonzeption, George Herbert Mead, gerechtfertigt. Mead hat nämlich in seiner hochinteressanten Identitätstheorie den qualitativen Wechsel zwischen zwei »Bewusstseinslagen« zum Thema gemacht. Er unterscheidet »Bewußtsein als Erfahrung von Schmerz oder Freude« von einem »Selbst-Be-

11 Ebd., 8. (Übersetzung v. d. Vf.)
12 Ebd. (Übersetzung v. d. Vf.)
13 Vgl. ebd., 56.
14 Ebd. (Übersetzung v. d. Vf.)
15 Ebd., 12. (Übersetzung v. d. Vf.)

wußtsein als Erkenntnis oder Auftreten einer Identität[16] als Objekt«[17]. Ihm liegt daran zu betonen, dass das »Wesen der Identität« *kognitiv* ist[18] und als gesellschaftlicher Prozess verstanden werden muss: »selbst-bewußt, identitätsbewußt sein heißt im Grunde, dank der gesellschaftlichen Beziehungen zu anderen für seine eigene Identität zum Objekt werden«[19]. Wir brauchen den Blick der anderen auf uns, die Übernahme ihrer »Haltungen«, um uns selbst zum Objekt zu werden. Erst dieses *Me*, so Mead im amerikanischen Originaltext, ermöglicht ein kontingentes *I* – ein ›Ich‹, das (re)agiert, das ich ›bin‹, aber niemals ›habe‹:

»Wenn man also fragt, wo das ›Ich‹ (= *I*, Vf.) in der eigenen Erfahrung direkt auftritt, lautet die Antwort: als historische Figur. Was man eine Sekunde vorher war, ist das ›Ich‹ des ›ICH‹ (= *Me*, Vf.). Es ist ein anderes ›ICH‹, das diese Rolle übernehmen muß. Man kann die unmittelbare Reaktion des ›Ich‹ nicht in den Prozeß hereinbekommen. Das ›Ich‹ ist in gewissem Sinne das, womit wir uns identifizieren; es in unsere Erfahrung hereinzubekommen, ist eines der Probleme fast unserer ganzen bewußten Erfahrung; es ist in der Erfahrung nicht direkt gegeben.« [20]

Das Faszinierende an dieser Position für unseren Forschungsgegenstand sind zwei gleichsam ›versteckte‹ Ideen, die für eine Neuinterpretation der Demenz genutzt werden können: (a) Es bleibt nach Mead auch dann ein ›Ich‹ zurück, wenn die kognitive Kompetenz, für sich selbst »zum Objekt (zu) werden«, eingeschränkt ist. (b) Selbst wenn das »Me« – die Fähigkeit, ›mich mit den Augen der anderen zu sehen‹ – geschwunden ist, sind die Augen der anderen noch auf mich gerichtet und ersetzen, indem sie ›mir‹ meine Würde zuerkennen, meine reflexiven Kompetenzen, ein *bewusstes* Selbst zu leben. ›Ich‹ kann mich selbst nicht mehr annehmen, aber ›ich‹ kann das Angenommensein durch die anderen fühlen und genießen.

Und die Würde, die ›mir‹ die anderen zugestehen, hat ihre Basis in ›meiner‹ Biographie, in ›meiner‹ Lebensgeschichte.[21] Denn sie ist eine Geschichte von Beziehungen, die nicht aufhören, wenn ›meine‹ bewusste Gestaltungsfähigkeit dieser Beziehungen eingeschränkt ist oder schwindet. Das ›Ich‹ bleibt da, wie Meads Überlegungen deutlich machen, aber auch die lebendigen Erinnerungen an das *›Ich-in-Beziehungen‹*, das nun durch die anderen neu verstanden werden muss.

---

16 »Identität« ist die nicht unproblematische Übersetzung von »Self« im amerikanischen Originaltext.

17 Mead 1973 [1934], 212.

18 Ebd., 216.

19 Ebd., 215.

20 Ebd., 218.

21 Vgl. dazu Alheit 1999, 224f.

Diese Überlegungen gehen über Kitwoods Konzept der *personhood* hinaus. Aus einer zweifellos bemerkenswerten ethischen Option für die Demenzpflege wird eine soziologisch aufgeklärte Einsicht in den biographisch-sozialen Kontext der konkreten Demenzpatienten. Aus dem personzentrierten Ansatz wird über die Brücke konkreter Lebensgeschichten eine gesellschaftspolitische Neubesinnung. Aus einer beinahe überfordernden Aufgabe für alle, die mit Menschen zu tun haben, die an Demenz leiden, wird eine *gesellschaftliche* Herausforderung, die jeden von uns betrifft. Dass bei dieser wichtigen und unverzichtbaren Neudefinition der Würde von Menschen die Musik eine zentrale Rolle spielt, ist durchaus nicht überraschend.

Projekte wie das hier vorgestellte sind daran interessiert, so Kitwood[22], die Person hinter der Demenz zu finden oder wiederzufinden. Musiker, die mit Demenzpatienten und ihren Pflegerinnen arbeiten, tun dies durch Musik. Für Musikerinnen und Musiker selbst ist das oft ein Prozess biographischen Lernens. Daniel, ein ›Music for Life‹-Akteur, der sich für den Beginn der Forschung interessiert hatte, fasst das so zusammen: *»Wenn ich diese Arbeit getan habe, war das ein Weg für mich, meine Existenz als Musiker mit der Vertiefung eines Gefühls, wer ich bin in dieser Welt, zu verbinden, bedingt durch außergewöhnliche Begegnungen mit außergewöhnlichen Menschen (...) Diese Arbeit lehrt mich immer wieder, wer ich bin und ist ein Korrektiv gegen Entscheidungen, die mich davon abbringen. Es ist schon wahnsinnig, wie die Arbeit mit Leuten, deren Version von Wirklichkeit derart unklar ist, tatsächlich der ultimative Realitätscheck sein kann!«*

Für alle, die in die Praxis involviert sind – Musiker, Patienten und Pflegende gleichermaßen – ist das Konzept des *Empowerment* lebenswichtig. Empowerment bezieht sich auf »eine Erfahrung, die das Selbst- und Weltverständnis eines Individuums verändert«[23]. Es stärkt das Gefühl, ›Akteur‹ zu sein.[24] Der Kern des Empowerment kann in einem *partizipativen* Ansatz gesehen werden, der zwei miteinander verbundene Aspekte einschließt: eine Transformation des individuellen Selbstverständnisses und gleichzeitig eine Transformation der umgebenden sozialen Bedingungen – durch aktive Teilhabe.[25]

›Disempowerment‹ (Entmutigung) in partizipativen Prozessen kommt in dieser Praxis allerdings keineswegs selten vor: Menschen mit Demenz können sich wegen des fortgeschrittenen Stadiums ihrer Demenz leicht entmutigt fühlen, und auch die Pflegenden können frustriert werden, weil sie glauben,

22 Vgl. Kitwood 1997, 10ff.
23 Vgl. Antikainen et al. 1996, 91.
24 Vgl. Antikainen 1998, 228.
25 Vgl. ebd.; ebenso Alheit 2010.

nicht genug über Musik zu wissen, was zu Gefühlen von Angst und Verletzlichkeit führen kann. Wir erleben aber auch Entmutigung unter den Musikern, wenn geringes Selbstwertgefühl sich mit großem Perfektionismus der musikalischen Ausführung paart.[26]

Musik als neuer Weg der Kommunikation

Musik gehört zu einer spirituellen Sphäre, sie ist eine zeitlose Kunst, die sich in einer metaphysischen Sprache ausdrückt. Worte können nur eine Dimension ihrer vergänglichen und spirituell nachklingenden Natur erfassen. Musik kann Kontakt herstellen, wo Worte nichts mehr bewirken, indem sie Gesten Ausdruck verleiht, die niemals vollständig mit Worten ausgedrückt werden können. Der niederländische Musikwissenschaftler Marcel Cobussen stellt fest:

»Die Welt, in der Musik existiert, ist eine spirituelle Welt. Musik ist eine Kunst in der Zeit, die in eine körperlose Welt übergeht. Sie überschreitet die Grenzen der Körperwelt. Wir können Musik nicht auf dieselbe Weise ergreifen, wie wir Dinge in unserer Welt berühren. Wie die Luft kann man Musik nicht sehen (...) Wir brauchen nicht nur unsere Ohren, um Musik zu hören. Der Musiker braucht seinen Körper als Instrument, um Musik zum Leben zu erwecken. Ohren, trommelnde Hände, stampfende Füße, der Bogen, der die Saiten des Cellos zum Schwingen bringt, sie alle sind Teil einer Körperwelt. Musik ist in einem Raum entstanden, der eine spirituelle und eine Körperwelt verbindet.«[27]

Musik wird oft als transzendentale Sprache wahrgenommen, in die wir eintreten können durch Hören und Musik Machen, indem wir zum Medium werden, durch das Musik fließt, spirituelle und der Trance vergleichbare Stadien eingeschlossen. In solchen Zuständen, die durch musikalische Kommunikation erreicht werden können, ist es möglich, sich auf einem spirituellen Niveau zutiefst verbunden zu fühlen mit den Erfahrungen und Gefühlen anderer. Matthew, der Workshop-Leiter, beschreibt, wie bei Improvisationen eine Idee kollektiven Bewusstseins und wechselseitiger Wahrnehmung als geteilter menschlicher Erfahrung entstehen kann: *»Ich denke gerade wieder über Rebecca nach und wie ich mit Rebecca gesungen habe. Ich kann mich an nichts in meinem Leben erinnern, das dem ähnlich war. Weißt du, eine Art, mich zu verlieren in das Wesen einer anderen Person (...) es war eine reale Verbindung mit ihrem Geist, denke ich.«*

Musikalische Sprache ist ihrem Wesen nach inklusiv, eine Sprache, zu der wir alle Zugang haben und die wir verstehen, eine Sprache jenseits unserer

26 Vgl. Smilde 2009a.

27 Cobussen 2008, 45. (Übersetzung v. d. Vf.)

materiellen Welt. Sie stellt keine Ansprüche an uns außer zu hören. Hören bedingt allerdings nicht nur, die Ohren zu öffnen in ganz praktischem Sinn, sondern auch Bedeutung aus der Musik zu ziehen, die Reinheit dessen zu verstehen, was die Musik zu kommunizieren versucht.

Musik ist wirklich eine Feier des Lebens in seinem Kern, indem sie widerspiegelt, wer wir sind gerade so, wie wir sind, vollständig mit all unseren Unzulänglichkeiten und Angreifbarkeiten. Musik erlaubt uns, nicht nur Aspekte unseres tiefsten emotionalen und spirituellen Selbst auszudrücken, sondern erhellt auch unser Selbst, unser ›Ich‹ – ein reines, echtes Selbst, getrennt von unserem sozialen Selbst, jenes *Meadsche ›I‹*, das nicht in unseren kognitiven Überlegungen aufgeht (s.o.). Der philosophisch ambitionierte Musiktheoretiker Gary Peters sagt:

»Kunst drückt nicht das Selbst aus, sie konfiguriert es auf sinnvolle Weise. Während autonome Ästhetik (populär unter Improvisatoren) eine Tendenz hat, das Selbst, das zumindest im ästhetischen Bereich frei agieren kann, in Beschlag zu legen, verstehen sowohl das Hegelsche als auch das Heideggersche Modell Kunst als eine Situation, ein Dilemma, eine ›Bereinigung‹, bei der das Selbst sich aus dem Dunkel des Missverständnisses in den ›lichten Raum‹ der Erkenntnis erhebt.« [28]

Dies ist besonders relevant für ›Music for Life‹, wo gemeinschaftliche Teilnahme an der Kreation von Musik die Person hinter der Demenz auf schöne, bedeutungsvolle und angemessene Weise zum Ausdruck bringen kann, wie Fiona, eine der Musikerinnen, beschreibt: *»Ich fühlte mich sehr bewegt, als ich für Gabriella spielte, ihr auf bestimmte Weise sehr nahe war. Und nach der Session hatte ich eine wirklich besondere Konversation mit ihr (...) Sie sagte wiederholt: ›Ich hab' gespielt, ich hab' gespielt‹; und ich beendete den Satz mit ›wunderschön‹. Worauf sie sagte: ›wirklich‹ und ›großartig‹ (...) Sie hatte ihr störendes Zählen*[29] *ganz vergessen, und ich sah eine ausgesprochen freundliche, zugewandte Lady (...) Es war die Musik, die eine Verbindung hergestellt und den Weg bereitet hatte für einen persönlichen Kontakt.«*

Diese Beziehung zwischen musikalischem Engagement und dem Bewusstsein der eigenen Identität ist hervorragend erforscht in Oliver Sacks' Studie über Musik und Gehirn.[30] Er spricht von einer Verbesserung kognitiver Funktionen, von Stimmung und Verhalten bei Demenzpatienten, die – nachdem sie durch Musik aktiviert worden sind – für Stunden oder sogar für Tage anhalten kann. Sacks stellt fest:

---

28 Peters 2009, 14. (Übersetzung v. d. Vf.)

29 ›Gabriella‹ pflegte sonst – häufig während der gesamten Workshop-Session – unentwegt zu zählen: ›*19, 20 ... 19, 20 ...*‹.

30 Vgl. Sacks 2008.

»Die Wahrnehmung von Musik und der Gefühle, die sie auslösen kann, ist nicht nur von der Erinnerung abhängig, und Musik muss nicht vertraut sein, um ihre emotionale Macht zu entfalten (...) Ich denke, dass sie *[die Demenzpatienten, Vf.]* die gesamte Spanne von Gefühlen erleben können wie der Rest von uns, und dass Demenz, zumindest in solchen Situationen, keineswegs losgelöst ist von emotialer Tiefe. Wenn man solche Reaktionen gesehen hat, weiß man, dass da noch ein *Selbst* ist, an das man appellieren kann, auch wenn es die Musik ist – und nur die Musik –, die diesen Appell realisieren kann.«[31]

Sacks bezieht sich hier auf das Potenzial musikalischer Improvisation, die Menschen mit Demenz zu erreichen vermag. Sie ist, so der amerikanische Pianist und Musikpädagoge Christopher Azzarra, »die Kunst, Musik simultan zu denken und zu performen«[32] – in ›Realzeit‹ kreierte Musik und buchstäblich »unvorhergesehen«[33], bis sie hervorgebracht ist.

Genau diese Improvisation bildet die Basis musikalischer Kommunikation in der Praxis von ›Music for Life‹. Weil Musik im Kern eine soziale Sprache ist, ist auch der kreative Prozess bei der musikalischen Improvisation sozial und interaktiv. Er ist das Produkt eines aktiven und auf wechselseitiger Erfahrung beruhenden kommunikativen Prozesses. Eine musikalische Kreation kann deshalb nicht reduziert werden auf die Inspiration einer einzelnen Person. Sie entfaltet ihre eigene Identität, in gewisser Weise sowohl verbunden mit wie auch getrennt von ihrem Schöpfer, eher einer Gemeinschaft zugehörig wie ein geteilter Besitz.[34]

Wenn wir Improvisation als Metapher für sinnvolle soziale Kommunikation einsetzen, ist es entscheidend, dass jeder Augenblick beim Improvisieren durch eine gewisse Spontaneität des Reagierens und eine Offenheit für den Dialog, die Zusammenarbeit und für Aufrichtigkeit ausgezeichnet ist.[35] Wie die Improvisation ist auch die Entwicklung sozialer Beziehungen zwischen Menschen ein interaktiver Prozess. Beziehungen brauchen Zeit, um sich auf organische, nicht lineare Weise zu entwickeln und zu wachsen. Sie setzen echten, sich ständig ändernden Dialog sowie Aushandlungen zwischen Individuen voraus. Deshalb sind Authentizität und ein Gefühl von Verbundenheit in der musikalischen Kommunikation ein wesentlicher Wert in der Praxis. Fiona drückt dies so aus: *»Ich weiß, dass ich oft den Wunsch habe, etwas zu spielen, was für die Person, für die ich es spiele, genau richtig ist. Und ich frage mich immer wieder: ›Wie kann ich verstehen, wer ›du‹ bist und wie ›du‹ in der Musik vor-*

31 Ebd., 385. (Übersetzung v. d. Vf.)
32 Azzarra 1999, 22. (Übersetzung v. d. Vf.)
33 Benson 2003, 24.
34 Vgl. Sawyer 2000.
35 Vgl. Peters 2009, 17.

kommst, die ich für ›dich‹ spiele? Wie kann ich eine Musik spielen, die ›du‹ dir zueigen machen kannst?‹«

Wenn man den Kontext einbezieht, braucht es große Fähigkeiten und auch Mut auf Seiten der Musiker, den ›richtigen‹ Typus von Musik zu finden, vor allem wenn sie mit gefährdeten Menschen arbeiten, die nur ein schwaches Gespür für ihre Selbstidentität haben und die vielleicht nicht einmal explizit mitteilen können, was der ›richtige‹ Typus von Musik für sie ist. Authentizität der musikalischen Kommunikation in diesem Kontext zu erreichen – verbunden mit der schon an sich schwebenden und unsicheren Natur der Improvisation – enthält deshalb ein hohes Risiko der Kommunikation und Partizipation, ein Gefühl der ›Preisgabe‹ an ein rückhaltlos kreatives ›Spiel‹ im Moment.[36] Vertrauen ist der Schlüssel, sich zu riskieren und einen echten Dialog zu beginnen. Freilich, uns selbst und anderen zu vertrauen, ist nur in einem Umfeld möglich, wo wir ein tiefes Gefühl von Sicherheit haben.

›Hingabe‹ an die Improvisation auf einem Niveau, an dem andere teilhaben können, setzt Aushandeln, Hören und Zusammenarbeiten im Kommunikationsprozess voraus. Es verlangt von den Musikern, sich als Team zu finden, als Akteure, die den ›richtigen‹ Typus musikalischer Kommunikation entdecken. Es setzt voraus, dass alle Teilnehmer eine klare Vorstellung davon haben, dass ein Milieu von Vertrauen aufgebaut werden muss, ein offener ›Spiel-Raum‹, der sicher ist vor schnellen Urteilen und vorgefassten Meinungen.[37] ›Hingabe‹ an die Improvisation verlangt auf individueller Ebene emotionale Stärke – Vertrauen und Mut, um aus der individuellen Begrenzung einen Schritt zur Gemeinschaft hin zu tun.[38]

Musiker als ›Experten‹ im Bereich musikalischer Improvisation haben eine große Verantwortung, wenn sie in kreativer musikalischer Leitung in diesem Kontext Musik machen. Das kann ein beträchtliches persönliches Risiko einschließen, einen Vertrauensvorschuss. ›Hingabe‹ kann zu einer Flut von Emotionen führen. Sie kann Selbsterkenntnis zur Folge haben, ein Gefühl für Gemeinschaft und Kreativität, aber sie kann auch Verletzlichkeit hervorrufen, falsche Erwartungen, Vorurteile und zu Selbstzensur führen.[39] Matthew, der Workshop-Leiter, beschreibt die entscheidende Bedeutung musikalischer Kommunikation als eine Chance der Wertschätzung kreativer ›Hingabe‹: *»Wenn man ein tolles Team hat, das mitbekommt, was passiert und da ist mit solidem, bestätigendem Spiel, dann ist das möglich – fast als ob die anderen ein*

36 Vgl. Nachmanowitch 1990, 142.
37 Vgl. ebd., 69.
38 Vgl. ebd., 51, 142, 155.
39 Vgl. ebd., 23.

sicheres Netz sind oder die Leute, die auf dich aufpassen. Sie fühlen die richtige Situation und haben keine Angst vor Nähe: ›Ja‹, sagt ihr Spielen, ›mach' weiter so!‹«

2. Kommunikation und Partizipation

Musiker, Pflegepersonal und Menschen mit Demenz

Musiker, Pflegepersonal und Demenzpatienten sind im Vorfeld des Projekts mit großer Sorgfalt ausgewählt worden. Die drei Musiker – Matthew (Oboist und Workshop-Leiter), Anneliese (Harfenistin) und Fiona (Cellistin) – hatten beträchtliche Erfahrung mit der Praxis von ›Music for Life‹, genau genommen zwischen fünf und vierzehn Jahren. Ein vierter Musiker, Harry (Flötist), nahm als Vertreter von Fiona etwa in der Mitte der Projektlaufzeit an einer Session teil. Alle Musiker haben sehr verschiedene Ausbildungs- und Erfahrungshintergründe, was ihre gesamte Praxis angeht. Sie wurden ausgewählt wegen ihrer sich ergänzenden Persönlichkeiten und weil die Zusammenstellung der Instrumente in einem kammermusikalischen Kontext außerordentlich gut passte.

Matthew ist seit 2002 in der Praxis von ›Music for Life‹ engagiert, zunächst als unterstützender Musiker, dann jedoch allmählich in der Rolle des Workshop-Leiters. Seine Praxis basiert auf seiner Arbeit als freier Leiter von kreativen Musik-Workshops für eine Reihe von künstlerischen Organisationen, wo er mit sehr unterschiedlichen Menschen zu tun hat. Aber er arbeitet auch mit Kammerensembles und mit zeitgenössischen Bands und ist außerdem als Kunstmanager an einer Musikakademie tätig. Schließlich engagiert er sich ehrenamtlich bei der Vorbereitung interaktiver Musikveranstaltungen im Rahmen eines Londoner Stadt-Festivals.

Anneliese ist besonders erfahren im ›Music for Life‹-Projekt. Sie macht bereits seit 1997 mit, geworben durch ein Kooperationsprogramm mit dem heute nicht mehr existenten Kammerensemble ›*Sinfonia 21*‹. Ursprünglich aus Österreich hat sie ihren Wohnsitz nach Großbritannien verlegt, um Musik zu studieren. Sie ist professionelle Harfenistin und spielt als Freelancer zumeist in Opernorchestern, gibt aber auch Instrumentalunterricht und engagiert sich eben im ›Music for Life‹-Projekt, was die Basis ihrer Erfahrungen mit kreativen Musik-Workshops bildet. Annelieses Mitarbeit in der Praxis, die hier vorgestellt wird, ist der Tatsache geschuldet, dass sie zur rechten Zeit am rechten Ort war: *»Ich bin da einfach hineingeraten (...) Ich bin hängengeblieben, weil da* *was war, was ich wirklich, wirklich kriegen wollte und was ich nirgendwo anders bekommen hätte.«*

Die dritte Musikerin, Fiona, ist als freie Cellistin vor allem in Kammerensembles tätig. Neben Instrumentalunterricht und ihrer Arbeit im ›Music for Life‹-Projekt engagiert sie sich außerdem in anderen Kunst-und-Gesundheits-Initiativen. Ihre Aufnahme in das ›Music for Life‹-Projekt hat mit einem Trainings-Programm zum Thema ›Demenz‹ zu tun, das sie 2007 absolviert hat. Fiona beschreibt die wachsende Motivation in ihrer Praxis, wenn sie feststellt: *»Ich denke ganz für mich, dass ich – seit ich ein Kind war – wusste, dass ich Musik liebe. Ich wusste, dass ich Musik machen wollte, aber ich hatte auch diesen Konflikt, dass ich mit Menschen arbeiten und Menschen helfen wollte. Als ich zwölf war, ging ich zur Musikschule, aber bevor ich ging, hatte ich dieses große Problem, ob ich, wenn ich Musik machen würde, auch noch Menschen helfen könnte oder wenigstens mit Menschen arbeiten (...) Und während meiner Zeit dort hatte ich das Gefühl, eine andere Lösung finden zu müssen. Denn ich wusste, ich war eine Musikerin, ich konnte fühlen, dass es das war. Aber da war zugleich diese andere Seite von mir, weißt du. Ich glaube an Musik und ich liebe das Spiel, weil ich es gern habe, wenn es jemanden berührt. Ich liebe es, wenn man etwas kommunizieren kann.«*

Schließlich Harry, der Fiona in einer Session vertreten hat, er ist ein professioneller Flötist. Wie Anneliese wurde er 1997 Mitglied im Projekt über ›*Sinfonia 21*‹ und das Trainingsprogramm. Wie Matthew ist er eigentlich als Workshop-Leiter im ›Music for Life‹-Projekt tätig, eine Rolle, die er seit 2009 übernommen hat. Auch er arbeitet neben seinem ›Music for Life‹-Engagement als Freelancer in Kammerorchestern, in Musicals und zeitgenössischen Tanzbands und gibt Instrumentalunterricht.

Matthew, Anneliese und Fiona hatten alle vorher in ›Music for Life‹-Projekten gearbeitet, aber nicht gleichzeitig in denselben Projekten. Fiona denkt sehr positiv über die neue Zusammensetzung im Team, wenn sie sagt: *»Ich habe definitiv ein Gefühl von Unterstützung gehabt, aber ich freue mich auch zu lernen, wie wirkliche Unterstützung und Zusammenarbeit besser wird mit der Zeit.«*

Das Musikerteam wurde unterstützt durch die Projektmanagerin Deborah, die in einer Reihe von verantwortlichen Positionen engagiert war: als Verbindungsexpertin, als Managerin in Logistikfragen, als Mentorin des Gesamtteams, als Person, die immer eine Auswertung der Sessions ermöglichte. Brian, der Pflegedienstleiter, garantierte, dass eine Reflexion der Sessions auch mit dem Pflegepersonal stattfand. Er komplettierte die Arbeit von Deborah und agierte außerdem als Verbindungsperson zum Pflegeheim. Beide übernahmen während der Musik-Sessions zusätzlich wichtige Beobachterfunktionen.

Vier Mitglieder des Pflegepersonals und eine Ehrenamtliche des ›Emanuel-Zeffert-Hauses‹ nahmen während der gesamten Projektlaufzeit an den Sessions teil. Diallo, der Pflegeassistent, ist gleichsam an der ›Front‹, im direkten sozialen Kontakt zu den Patientinnen. Das geschieht manchmal auf sehr praktische Weise – z.B. das Kennenlernen der Patientinnen beim Essen – und bei anderen Gelegenheiten mehr sozial – wenn persönliche Pflege geleistet wird, Hilfe beim Anziehen und beim Baden. Anne, eine Krankenschwester, unterstützt die Arbeit der Pflegeassistenten, indem sie für die Krankenpflege der Patientinnen sorgt und als Teammanager agiert. In dieser Rolle ist sie dafür verantwortlich, die Aktivitäten der Pflegeassistenten in ihrer Einheit zu organisieren. Das Projekt schließt außerdem zwei erfahrene Pflegemanagerinnen ein: Helena, ein neues Teammitglied, verantwortlich für Personalentwicklung mit Schwergewicht auf einer Verbesserung der Pflege, und Samantha, die Koordinatorin sozialer Aktivitäten mit und für die Patientinnen, das übrige Personal und Ehrenamtliche eingeschlossen. Sowohl Helena als auch Samantha haben bereits an anderen ›Music for Life‹-Projekten in anderen Heimen der Jewish Care teilgenommen, und Helena war im vorliegenden Projekt vor allem für Fragen der Logistik zuständig. Obwohl die Integration von Ehrenamtlichen zur Strategie von Jewish Care gehört, schon um den Zusammenhalt der jüdischen Gemeinde zu stärken, war es ungewöhnlich, eine Ehrenamtliche am Projekt teilnehmen zu lassen. Aber Rachel hat seit vielen Jahren ihre Zeit Jewish Care-Heimen zur Verfügung gestellt und konnte deshalb mit ihren unterstützenden Aktivitäten im sozialen Bereich problemlos integriert werden.

Das gesamte Pflegepersonal war hervorragend qualifiziert. Z.B. waren Helena und Samantha seit vielen Jahren in der Demenzpflege tätig – im Gegensatz zu Diallo, dem Assistenten, der erst ganz kurz in diesem Bereich engagiert ist. Zusätzlich gab es Mitarbeit an der ›Peripherie‹ des Projekts. So war Carrie, der Geschäftsführer des Heims, an der Einrichtung des Projekts beteiligt und auch Beobachter der ersten Workshop-Session. Einige weitere Sessions wurden von einem wichtigen Verantwortlichen von Jewish Care besucht, der damit zeigen wollte, wie wertvoll das Projekt auch für andere Organisationsbereiche der Dachorganisation war.

Brian, der Pflegedienstleiter, macht sich noch einmal prinzipielle Gedanken über die Bedeutung der Mitarbeit der Pflegenden im ›Music for Life‹-Projekt, unabhängig von ihrer Position im Heim selbst: *»Ich sehe, dass es für jeden dieser Leute gleich wichtig ist, in der Gruppe zu sein. Unabhängig von der Rolle, die jemand im Heim hat. Das Entscheidende für mich ist, dass jede Person sich selbst kennenlernt und außerdem entdeckt, jedenfalls denke ich das, was sie geben will und was sie zu geben hat. Und ich sehe nicht, dass es da große Unterschiede gibt, ob du der Manager des Heims bist oder die Person, die die Schlafräume saubermacht,* *wirklich ... Für Helena ist es eine große Chance als neue Mitarbeiterin, eine kleine Gruppe von Patientinnen sehr intim kennenzulernen und eine kleine Gruppe von Kolleginnen ebenso. Es ist auch eine große Sache für Samantha als Zuständiger für soziale Belange. In dieser Rolle, herauszubekommen, wie man mit Leuten umgeht, ist es absolut wichtig, mit jemand zu tun zu haben, der kreativ ist. Und für eine neue Ehrenamtliche im Heim ist es großartig, Teil des Teams zu sein und neue Fähigkeiten auszubilden. Das ist anders für die beiden Altgedienten und die Musiker, die vielleicht mehr darauf hören und verstehen sollten, warum sie mit den anderen zu tun haben, was sich oft reibt mit der Spannung zwischen Aufgaben und ›mit-den-Leuten-Sein‹. Ist es nicht so, dass es darum geht, was du tust oder wer du bist mit den Leuten?«*

Zehn Demenzpatienten, zwei davon als Reserve, wurden in einem Auswahlprozess rekrutiert, der acht Pflegende einschloss, fünf davon Projektteilnehmer, außerdem Matthew, den Workshop-Leiter, Deborah, die Projektmanagerin und Brian, den Pflegedienstleiter. Diese Auswahl entsprach der üblichen Prozedur bei ›Music for Life‹. Ursprünglich waren 23 Patientennamen in einer langen Liste potenzieller Kandidaten identifiziert worden, vorbereitet vom Pflegepersonal im Vorfeld der Auswahlprozedur – eine größere Zahl als in anderen Projekten, die belegte, dass ein starker Wunsch und eine gewisse Notwendigkeit bestand, Patienten des Emanuel-Zeffert-Heims zu beteiligen. Die Kriterien für die Patientenauswahl richteten sich nach dem spezifischen Einfluss, den das Projekt potenziell für ihr Wohlbefinden haben könnte mit der Schlüsselfrage, die Deborah stellte: *»Was würde dieses Projekt einer Person geben, was andere Aktivitäten nicht geben können?«* Dazu gehörte die Frage nach Möglichkeiten, Beziehungen zu den Demenzpatienten zu entwickeln und mehr von ihnen zu verstehen.

Konkrete Patientenschicksale wurden mit dieser Option konfrontiert. Pflegende übernahmen auf einem Meeting die aktive Rolle, den Fall von bestimmten Individuen einzubringen, indem sie zu erfassen versuchten, welchen Einfluss der Stand ihrer Demenz auf ihr soziales und emotionales Wohlbefinden und auf das Stadium ihrer physischen Gesundheit tatsächlich hat. Das Pflegepersonal war darauf vorbereitet, vor allem auf Problemzonen zu achten und die Kandidaten und Kandidatinnen vorzuziehen, die besonderen Bedarf nach Unterstützung hatten. Dabei wurde sofort ein hoher Anteil von Frauen identifiziert, sogar eine denkbare Gruppe, die nur aus Frauen bestand und aus unterschiedlichen Bereichen kommen sollte. Es gab dabei bestehende Beziehungen zwischen einigen Patientinnen und am Projekt teilnehmenden Pflegern, z.B. zwischen Diallo, dem Pflegeassistenten, und zwei Patientinnen, Abigail und Jessica.

Viele der ausgewählten Patientinnen zeigten Symptome fortgeschrittener Demenz mit wachsender Schwäche und völliger Abhängigkeit von anderen, was die meisten Aspekte ihrer persönlichen Pflege betraf. Jede von ihnen war verschlossen auf je ihre Weise, voller Verwirrtheit und einem Gefühl der Isolation angesichts ihres Gedächtnisverlustes und der Schwierigkeit, mit anderen in Kontakt zu kommen. Jede brauchte Anregung und intensive soziale Nähe. Zwei der Patientinnen schienen Bewegung zu brauchen und liefen herum, zeigten dabei allerdings, dass sie Angst hatten. Auch Zerbrechlichkeit war gegenwärtig, wenn man den körperlichen Zustand der Gruppe betrachtete. Sechs der acht Patientinnen waren an den Rollstuhl gebunden und mussten von Pflegern auf andere Stühle gesetzt werden, in einigen Fällen sogar mit einer mechanischen Hebevorrichtung. Eine Patientin, Hannah, war sehbehindert, und die meisten anderen waren schwerhörig. Einige waren oft sehr schläfrig in den Sessions, während andere dazu neigten, wiederholt laut zu rufen und sich aggressiv zu verhalten. In den Auswertungsmeetings wurde nicht selten über die Balance in der Gruppendynamik diskutiert, und Matthew stellte dabei fest, dass eine Gruppe mit *»Extremen (...) heikel sein kann, wenn keine Bandbreite* [von Verhaltensweisen, Vf.] *da ist; sehr unterschiedliche Bedürfnisse können dann die Gruppe in zwei Richtungen drängen«*. Dieses Balanceproblem war eine zentrale Erfahrung im Projekt, wie Matthew im Verlauf festhielt: *»Obwohl wir eine Gruppe sind und ein Gefühl für die Gruppe da ist, ist dieses Gefühl brüchig; es kommt und geht, wie die Patientinnen in den Rahmen, der für sie gemacht ist, hineinschlüpfen, aber auch wieder hinausgleiten.«*

Veränderung professioneller und alltäglicher Wahrnehmungshorizonte

Das Charakteristikum des hier diskutierten Forschungsprojekts ist allerdings, dass die Musik-Sessions ganz bewusst aus verschiedenen professionellen Perspektiven betrachtet wurden. Teilnehmende Forschung sucht nicht nach irgendeiner simplen ›Wahrheit‹, sondern nach Forschungsergebnissen, die gemeinsam entdeckt werden. Da gibt es die Erfahrung von Musikern, die mit subtiler musikalischer Sensibilität der Interaktionssituation mit den Demenzkranken nachspüren. Da ist das Wissen des Pflegepersonals, das die Patientinnen und ihre Idiosynkrasien kennt. Da ist der bemerkenswerte Überblick des Pflegedienstleiters Brian, dessen institutionelle Erfahrung und dessen Lebensklugheit unverzichtbar sind. Und schließlich ist da die Perspektive der Forscherinnen, deren Aufgabe es ist, diese verschiedenen professionellen Sichtweisen zu verknüpfen und den Horizont jeder einzelnen Perspektive auszuweiten. Kooperation und Kommunikation zwischen verschiedenen Wegen, soziale

Situationen zu beobachten und ihren Sinn zu deuten – und das heißt, gemeinsam zu lernen –, ist die Basis unseres Projektes.

3. Lernen und Leiten

Lernen im Übergang:
Transformatives Lernen, biographisches Lernen, ›situatives Lernen‹

Der polnisch-britische Soziologe und Philosoph Zygmund Baumann betont, dass noch niemals zuvor in der Geschichte die Notwendigkeit, *Wahlen* zu treffen, so bedeutend war, und dass dies vor allem darauf zurückzuführen sei, dass die Menschen Angst haben, vergessen oder ausgeschlossen zu werden, weil sie den neuen Herausforderungen nicht gewachsen sind.[40] Das hat massive Auswirkungen auf Erziehung und Lernen – auch in der Musik. Lernen, sagt Baumann, muss in der Tat lebenslang sein, denn nur lebenslanges Lernen versetzt uns in die Lage, immer wieder neue Wahlen zu treffen, und es hilft uns besonders, »die Bedingungen herzustellen, die Wahlen möglich machen und die dann in unserer Macht stehen«[41]. Lebenslanges Lernen und seine Implikationen reichen von der *Makro*-Ebene der Gesellschaft als ganzer über die *Meso*-Ebene der Institutionen und Lernumgebungen bis hin zur individuellen *Mikro*-Ebene jedes einzelnen Menschen.

Die Idee des Lernens verändert sich offensichtlich, und in diesem Prozess können wir beobachten, dass biographisches Wissen und Lernen eine wichtige Rolle spielen. Biographisches Lernen schließt Erfahrung, Wissen und Selbstreflexion der Menschen ein, auch die Lernprozesse angesichts von Übergängen und Krisen in ihrem Leben, kurzum: alles, was Menschen in ihrem Leben gelernt und in ihre Biographien aufgenommen haben. Biographisches Lernen hat ein neues Verständnis von Lernprozessen ermöglicht – sowohl was die emotionale als auch die kognitive Seite des Lernens angeht. Wir sprechen deshalb nicht nur von lebenslangem, sondern auch von *›lebensumgreifendem Lernen‹*[42], d.h. wir sprechen sowohl die *horizontale* Dimension an, Lernen über den gesamten Lebensverlauf hinweg, als auch die *vertikale*, bezüglich der ver-

40 Vgl. Baumann 2005, 128.

41 Ebd. (Übersetzung v. d. Vf.)

42 Der englische Begriff des *lifewide learning* ist außerordentlich schwer zu übersetzen – auch weil er im Englischen selbst ein Kunstwort ist.

schiedenen Ebenen und Dimensionen des Lernens.[43] Biographisches Lernen bezieht sich auf die Gesamtheit unserer Erfahrungsdimensionen.

So kann tatsächlich aus der Beziehung von Lernen und Leben ein neues Konzept von Lernen gewonnen werden. Es geht nicht mehr nur um kognitive oder auch emotionale Prozesse in *isolierten individuellen Gehirnen*; es geht um die enge *Verknüpfung von Lebens- und Lernprozessen*, von sozialen Kontexten und individuellem Lernen. Der biographische Ansatz integriert gleichsam innere Disposition und äußere Bedingungen des Lernens. Das bedeutet aber, dass biographisch lernende Individuen auch ihre Kontexte nicht unberührt lassen, dass biographisches Lernen gleichsam *›transitorisch‹* ist, dass es Übergänge schaffen kann, die beide, das Subjekt und sein soziales Umfeld, verändern.[44]

Wenn wir diese Grundidee auf unser Projekt übertragen, z.B. auf Musiker, die sich für neue Zielgruppen engagieren – wie in unserem Fall für Menschen, die mit Demenz leben –, dann sind es transitorische bzw. *transformative Prozesse*, die sie durchlaufen, gestützt auf eine zunehmende Einsicht, die aus reflektierter Praxis erwächst. Transitorisches Lernen gründet sich auf ein neues Verständnis des Selbst und der Welt, das auf einer kritischen Reflexion der eigenen Anschauungen und Vorurteile beruht[45] – oder, wie es der amerikanische Erwachsenenpädagoge und Entwicklungspsychologe Robert Kegan ein wenig provozierend formuliert hat: auf der Fähigkeit, nicht ›mehr‹, sondern *»anders* zu wissen« (*»knowing differently«*[46]). Jack Mezirow, der Erfinder des Begriffs »transformatives Lernen«, einem Konzept, das den bisherigen Überlegungen sehr verwandt ist, argumentiert, dass verstehendes und seine eigene Wirkungspraxis kritisch reflektierendes Lernen die Voraussetzung für effektive soziale Aktion sei.[47]

Catherine, eine Musikerin, die viele Jahre für ›Music for Life‹ gearbeitet hat, sagt in einem Interview im Vorfeld des Projekts: *»Ich nehme auf, was ich gelernt habe, und bringe es dann in den nächsten Kontext ein, und dann wird der Kreis größer (...) Offensichtlich habe ich als Musikerin durch diese Arbeit eine Entwicklung gemacht: Sie hat mich zu der werden lassen, die ich bin. Ich mache Schulmusik, eine Menge Singerei. Ich denke, dass ich die Fähigkeiten, die ich bei Music for Life mitbekommen habe, auch hier gut einbringen kann. Eben weil man auf verschiedene Dinge achtet. Du achtest auf Signale, die ein Engagement andeu-*

43 Im EU-Memorandum zum lebenslangen Lernen von Lissabon 2000 werden die Dimensionen *formalen, non-formalen* und *informellen* Lernens unterschieden.

44 Vgl. dazu Alheit 1994, 2009; auch Alheit/Dausien 2002.

45 Vgl. Mezirow 1990.

46 Kegan 2009, 45.

47 Vgl. Mezirow 2009, 96.

ten, das persönliche Engagement eines Kindes. Selbst im Kontext einer ganzen Schulklasse versuchst du noch, auf jene klitzekleinen Signale zu achten, die das einzelne Kind ausmachen und was du für dieses Kind tun könntest. Die Beteiligung dieser Kinder anzuregen, ihre musikalische Entwicklung zu fördern, das mag vielleicht nicht so wichtig sein für den Augenblick, aber es ist wichtig für ihr Leben. Für eine nie endende Entwicklung in der Zukunft.«

Transformatives Lernen bezieht sich in der Regel auf das Lernen einer individuellen Person, aber was Catherine hier beschreibt, geht weit darüber hinaus, weil es auch Veränderungen auf lange Sicht im Blick hat – in einem Prozess zwischen ihr und ihren Schülerinnen durch intensive Interaktion und Kommunikation. Deshalb können wir hier über einen transformativen Prozess sprechen und das Lernen, um das es geht, wie oben bereits angedeutet, *»transitorisch«* nennen.[48]

Für Musiker und Pflegende gleichermaßen trifft *›Lernen im Übergang‹* genau ihre Praxis. Diese Art von Lernen hat durchaus mit ihrer eigenen persönlichen und beruflichen Biographie zu tun. Sie bringen sich in die Interaktion mit Demenzpatienten ein, machen neue Erfahrungen und verändern sich dabei. In solchen Lernprozessen können sich aber auch andere ändern, gegebenenfalls auch Organisationen oder sogar strukturelle Bedingungen. Selbst Menschen mit Demenz können neue Erfahrungen mit ihrer Umgebung machen. Wenn eine Pflegeperson durch die Musik eine andere Idee von den Patienten bekommt, wenn sie die Person hinter der Demenz erkennt und auf neue Weise mit ihr kommuniziert, wird auch das Leben der Patientin verändert und es findet transitorisches Lernen statt.

Wenn wir die Entwicklung von Musikern im ›Music for Life‹-Projekt betrachten, können wir feststellen, dass sie darin besteht, Lernprozesse der Demenzpatienten und des Pflegepersonals gleichsam mit ihren Fähigkeiten zu ›spiegeln‹, um mit dieser komplizierten Zuhörerschaft auf sinnvolle Weise in Kontakt zu treten. Gerade deshalb müssen die Musiker in der Lage sein, ihre Praxis zu reflektieren, ihre Rollen wahrzunehmen und auf das zu reagieren, was sie bei ihren Zuhörern als Bedürfnisse erkennen. ›Kritische Reflexion‹, wie sie der amerikanische Berufspädagoge und ausgebildete Musiker Donald A. Schön definiert hat[49], ist entscheidend für den Weg, wie Praktiker mit verschiedenen Situationen in ihrer Praxis umzugehen lernen, wo sie eine Verbindung zum sozialen und institutionellen Kontext ihrer Arbeit herstellen müssen. Nach Schön kann kritische Reflexion dem Praktiker die Möglichkeit geben, Situati-

48 Vgl. Alheit 1995.

49 Vgl. Schön 1983, 1987.

onen mit einem neuen Sinn zu versehen.[50] Eine Haltung ›reflektierter Nachforschung‹ *(reflective inquiry)* – vielleicht könnte man auch sagen: ›forschenden Lernens‹ –, ist für Musiker von großer Wichtigkeit. Sie sollten *reflektierte Praktiker* sein, die imstande sind, grundsätzlich *über* ihr Musizieren, aber auch *beim* Musizieren selbst nachzudenken[51] – im letzteren Fall, indem sie sich auf *implizites Wissen* beziehen[52]. Schön gibt das Beispiel eines Jazzmusikers, der weniger mit Worten als »durch ein *Gefühl* für Musik«[53] reflektiert.

Wenn Musiker diese Art von Reflexion praktizieren, wird aus ihrem impliziten Wissen sukzessive explizites Wissen, das zu wichtigen Einsichten, zur Entwicklung von Lernstrategien und zu bestimmten Trainingstechniken führen kann. Nur durch eine wachsende Sensibilität für emotionale und implizite Praxis kann sich die bewusste und explizite Performance entwickeln. Es erscheint unmittelbar evident, dass dabei ein Lernprozess im Blick ist, der Zeit braucht, wenn man so will: ein lebenslanger *(lifelong)* Lernprozess, der die Biographie des Musikers ausmacht. Aber es geht zugleich um einen lebensumgreifenden *(lifewide)* Lernprozess, weil Dimensionen berührt sind, die emotionales und kognitives, implizites und explizites Wissen gleichermaßen einschließen.

Fionas Reflexion am Ende des Projekts markiert den Beginn ihres ›Lernens im Übergang‹: *»Ich denke, wir haben einen Ort der Geborgenheit geschaffen, der den Patientinnen die Chance gab, sich sicher zu fühlen. Und ich glaube, diese Augenblicke des Wohlbefindens haben dazu beigetragen, dass Veränderung möglich war – für ein paar Momente oder vielleicht auch für länger. Es war hart und herausfordernd und ich habe mich ziemlich betroffen gefühlt als Teilnehmerin des Projekts, die ihre Zeit dafür hergegeben hat und damit zu tun hatte, Kontakt zur Gruppe herzustellen. Ich fühle mich auch wie jemand, der zurückgelassen wurde mit einer unberechenbaren Erfahrung auf menschlich-spriritueller Ebene. Ich fühle auch, als habe das Projekt eine wichtige Spur auf dem Flickenteppich meines Lebens hinterlassen, und ich mag den Gedanken, ob es bei den Patientinnen ›erinnert‹ wird oder nicht, dass es vielleicht einen ähnlichen Eindruck bei ihnen hinterlassen hat. Ich fühle dies eigentlich am Ende eines jeden Projekts und finde mich sehr bereichert durch die Erfahrungen, die mir Music for Life ermöglicht.«*

Dieser ›Ort der Geborgenheit‹, auf den sich Fiona bezieht, hat durchaus mit dem Konzept der *Community of Practice*[54] zu tun, der ganz entscheidend ist für den Lernprozess einer Gruppe und der neben den Dimensionen des

50 Vgl. Schön 1983, 63.
51 Vgl. Schön 1987.
52 Vgl. Polanyi 1966.
53 Schön 1983, 56. (Übersetzung v. d. Vf.)
54 Vgl. Lave/Wenger 1991.

Biographischen und des *Übergangs* den dritten Aspekt unseres lerntheoretischen Rahmenkonzepts berührt: den des ›situierten Lernens‹, des ›Lernens im Kontext‹ *(situated learning)*[55]. Dieser Ansatz, der sich auf die Arbeiten der amerikanischen Soziologin und Anthropologin Jean Lave und des schweizer Sozialforschers Etienne Wenger bezieht, betrachtet Lernen als »integralen und nicht isolierbaren Aspekt sozialer Praxis«[56]. Wengers Untersuchungen konzentrieren sich auf Lernen als soziale Teilhabe, wobei er vier aufeinander bezogene Komponenten unterscheidet: *Bedeutung* (Lernen als Erfahrung), *Praxis* (Lernen als Tun), *Gemeinschaft* (Lernen als Zugehörigkeit) und *Identität* (Lernen als Werden).[57] Eine ›Community of Pratice‹ integriert diese Komponenten.

Zentral bei dieser Idee des ›Lernens im Kontext‹ ist das Konzept der »legitimen randständigen Beteiligung« *(legitimate peripheral participation),* bei der der Lerner durch Beteiligung lernt, indem er in einer randständigen Position beginnt, allmählich in eine zentralere Position rückt und schließlich die volle Mitgliedschaft der Gemeinschaft erwirbt. Lave und Wenger machen deutlich, dass dies nicht immer der Fall ist[58], aber auch, dass ›zentrale Beteiligung‹ in einer Community of Practice eigentlich nicht existiert: »Peripheralität impliziert, dass es vielfältige, variierende, mehr oder weniger engagierte, mehr oder weniger integrative Wege gibt, sich in den Feldern der Beteiligung, die die Gemeinschaft definiert, zu verorten (...) *Wechsel* der Orte und Perspektiven sind Teil des Lernweges eines Akteurs, sie entfalten Identitäten und Formen von Mitgliedschaft.«[59] Lave und Wenger warnen deshalb vor der Idee linearer Entwicklung in einer Community of Practice, wo es dann prinzipiell keine Peripherie mehr gäbe. Peripheralität als Möglichkeit, eine Lernentwicklung zu beginnen, ist ermutigend; Randständigkeit als Status dagegen entmutigt.[60]

Wenger führt weiter aus, dass Lernen verändert, wer wir sind und was wir tun, und spricht in diesem Kontext über die »transformative Praxis einer Lerngemeinschaft« als einem Phänomen, das ideale Voraussetzungen zur Entwicklung neuer Einsichten bietet[61]. »Es ist eine Tatsache, dass Lernen – welche Form es auch annimmt – verändert, wer wir sind, weil es unsere Fähigkeit, uns zu beteiligen, dazuzugehören, unsere Meinung zu sagen, beeinflusst. Und diese

55 Vgl. Wenger 1998.
56 Lave/Wenger 1991, 31. (Übersetzung v. d. Vf.)
57 Vgl. Wenger 1998.
58 Vgl. Lave/Wenger 1991, 35f.
59 Ebd., 36. (Übersetzung v. d. Vf.)
60 Vgl. ebd.
61 Vgl. Wenger 1998, 215.

Fähigkeit ist sozial konfiguriert von Praktiken, Gemeinschaften und Diskursökonomien, die unsere Identitäten formen.«[62]

Die soziale Perspektive auf Lernen wird von Wenger in den folgenden Prinzipien zusammengefasst: »Lernen gehört zur menschlichen Natur; es ist zuerst und vor allem die Fähigkeit, neue Bedeutungen auszuhandeln; es schafft neu entstehende Strukturen; es ist grundlegend erfahrungsbezogen und grundlegend sozial; es verändert unsere Identitäten; es konstituiert Beteiligungkarrieren; es bedeutet, mit Grenzen umzugehen; es ist eine Form von sozialer Energie und Macht; von Engagement; von Imagination; auch von Anpassung; und es bedingt ein Zusammenspiel zwischen dem Lokalen und dem Globalen.«[63]

Kreative Musik-Workshops und künstlerische Leitung

Die Dimensionen des Lernens, die zuvor beschrieben wurden, spielen eine Rolle in Bezug auf einen wichtigen Tatbestand, der für aktuelle Musiker, die sich mit einem neuen Publikum beschäftigen, unbedingt beachtet werden muss: die Fähigkeit, künstlerisch auf veränderte soziale Kontexte zu reagieren.

›Community-Musiker‹, so werden solche Musiker gelegentlich genannt, entwickeln und leiten kreative Musik-Worshops im Bereich der Gesundheitspflege, der sozialen Arbeit, in Schulen, in Gefängnissen und ähnlichen Einrichtungen. Diese kreativen Workshops beziehen die Teilnehmer ein – gestützt durch die Idee, dass der improvisierte Charakter des gemeinschaftlichen Zugangs in den Workshops die Chance bietet, dass Teilnehmer sich kreativ ausdrücken können und ein Gefühl gemeinschaftlichen Eigentums und geteilter Verantwortung entsteht sowohl im *Prozess* als auch im *Endprodukt* des kreativen Workshops.[64] Austausch von Ideen und Fertigkeiten zwischen den Teilnehmern (›teilnehmendes Lernen‹) ist ein integraler Bestandteil des Prozesses. Wie Sean Gregory formuliert: »Das Prinzip ist die Vorstellung, dass du mit einer Gruppe von Leuten zusammen bist, dass du sie ermutigst, ihre eigenen Ideen zu äußern (...) Der entscheidende Teil ist, dass du zusammen mit ihnen etwas in etwas anderes verwandelst.«[65]

Wenn man sich als Musiker für ein neues Publikum – z.B. für Menschen mit Demenz und ihre Pflegerinnen – engagieren will, ist es notwendig, Führungsqualitäten einzuüben. Führung kann eine Bedeutung auf individueller Ebene haben. Wenn wir uns z.B. auf die klassischen Aussagen in Max Webers

62 Ebd., 226. (Übersetzung v. d. Vf.)
63 Ebd., 226-227. (Übersetzung v. d. Vf.)
64 Vgl. Gregory 2005.
65 Gregory, in: Smilde 2009b, 279.

Werk[66] beziehen, können wir sagen, dass Führungseigenschaften an Autorität gebunden sind und an die Fähigkeit, Autorität auszuüben. Unter Musikern sprechen wir eher von ›geteilter Autorität‹ durch gemeinschaftliche künstlerische Praxis, die gestützt wird durch Qualifikationen wie ›informierte Entscheidungsfindung‹ (gelegentlich auf implizite Weise), Anpassungsfähigkeit, Flexibilität sowie Werte und Verhaltensweisen, auf die sich alle verlassen können.[67] Die Fähigkeit, durch eigenes Beispiel und Verhalten zu führen, indem man übertragbare soziale Fähigkeiten entwickelt und anwendet, ist extrem relevant, wenn ein Musiker als Künstler mit anderen sozialen Kontexten Kontakt aufnehmen will. Man kann das ›allgemeine Führungsqualität‹ nennen. Es verlangt eine Menge reflexiver Praxis und die Fähigkeit, im Augenblick mit impliziter reflexiver Einstellung zu reagieren, d.h. in einem *tieferen Sinn* ›reflexiv‹ zu sein.

Beim kreativen Musik-Workshop spielt sowohl künstlerische als auch allgemeine Führungsfähigkeit eine Rolle. *Künstlerische Führungsfähigkeit* heißt, »die Fertigkeit und die Urteilsfähigkeit zu haben, ein Projekt zu kreieren und zu rahmen, das funktioniert – wohl wissend, wie man die Teilnehmer darauf vorbereiten kann, die Zusammenhänge, die für den kreativen Prozess wesentlich sind, zu hören, zu sehen, zu fühlen und zu verstehen«[68]. *Allgemeine Führungsfähigkeit* bedeutet, »ein inspirierendes und aktivierendes Ambiente zu schaffen, das die Teilnehmer ermutigt, ihre Stärken auszubauen und Vertrauen und Fähigkeiten zu erwerben, neue Herausforderungen zu erkunden und ihre musikalischen Skills auszuweiten«[69].

Das schließt ein praktisches Verstehen der Bedeutung und des Einflusses von Lernstilen und Lernumgebungen ein, bei denen die Konzepte ›Raum‹ und ›Tempo‹ eine Schlüsselrolle spielen. Von herausragender Bedeutung ist die Aufmerksamkeit für das gesamte Timing der Aktivitäten und Aufgaben und die Vorbereitung und nachhaltige Bestandssorge für einen ›kreativen Raum‹ – die physikalische Umgebung eingeschlossen. Man begegnet dieser Kombination von künstlerischer und allgemeiner Führungs- und Leitungsfähigkeit regelmäßig in kreativen Workshops oder bei den ambitionierten »Labor-Environments in den auf Beteiligung orientierten Künsten«[70]. Vielleicht lassen sich alle diese Aspekte mit einem Zitat von Sean Gregory pointiert zusammenfassen: »Der Schlüssel (...) ist, zu führen, indem man folgt, und zu folgen, indem

66 Vgl. Weber 1947.
67 Vgl. Smilde 2009a.
68 Renshaw 2007, 33. (Übersetzung v. d. Vf.)
69 Ebd., 34. (Übersetzung v. d. Vf.)
70 Vgl. Gregory 2005.

man führt. Führungsfähigkeit hat mit sensiblem Hören und Reagieren zu tun, ohne das eigene Wissen und die eigene Erfahrung auszublenden.«[71]

Damit wird die Idee des ›künstlerischen Labors‹ klarer. In einem künstlerischen Labor muss der Workshop-Leiter zwischen verschiedenen Rollen hin- und herspringen; er muss wissen, wie eine Gruppe zu ›lesen‹ ist, muss eine ›Antenne‹ dafür entwickeln, was in einem bestimmten Moment notwendig ist, um gemeinschaftliches Lernen zu ermöglichen und den Austausch von Fertigkeiten und Ideen unter den Teilnehmern anzuregen. In solchen künstlerischen Labors verschwinden die Grenzen zwischen Darstellen und Komponieren, und wir können folgerichtig *›geteilte Führungsqualität‹* beobachten sowohl in künstlerischem wie in sozialem Sinn.[72]

Geteilte Leitung im Kontext einer musikalischen Praxis mit Menschen, die mit Demenz leben, braucht freilich mehr, als eine Gruppe zu ›lesen‹ und ein Gefühl für das, was in einem bestimmten Augenblick notwendig ist. Daniel, der ›Music for Life‹-Akteur, der schon einmal zu Wort kam, sagt dazu: *»... es braucht individuelle Freiheit und nicht dieses Fixiertsein auf das, was du tust, sondern die Flexibilität, mit den Ideen von anderen weiterzumachen. Denn die Balance ist sehr fragil. Und bei den Proben und in der Vorbereitungsstunde machen wir immer einige Übungen, wo wir unsere Sensibilität gegenüber jedem anderen entwickeln müssen und eine Art Verantwortung, wie die Musik weitergeht. Es ist ziemlich einfach, ganz frei zu improvisieren und die Musik gerade so gehen zu lassen, wohin sie will. Aber wenn du eine bestimmte Aufgabe hast, z.B. wenn du diese Musik für und mit einem bestimmten Patienten spielst, dann musst du ihn mit hineinnehmen in das, was du tust. Deshalb kannst du nicht einfach denken: ›Okay, ich spiel' das jetzt mal so‹. Weil, das ist dann* dein *Ding, weißt du? So ist es mehr ein Schwimmen, wir schwimmen in gewisser Weise umeinander, und das tun wir, weil die Menschen im Projekt so speziell sind.«*

Workshop-Leiter sind verantwortlich für die anfängliche Führung. Sie können dabei allerdings ihre Rolle auf verschiedene Weise wahrnehmen, wie Linda Rose, die Initiatorin von ›Music for Life‹, in einem eiführenden Interview gesagt hat: *»Einige Workshop-Leiter sind sehr geradeheraus, andere werden die Entscheidung treffen, sehr demokratisch zu sein und darüber zu reden, wer was tut. Aber sie haben die Verantwortung für das Team und auch für die Entwicklung des Teams.«* Ein Workshop-Leiter in diesem speziellen Demenz-Kontext zu sein, ist allerdings sehr verschieden von anderen Community-Settings und braucht eine Menge allgemeiner Fähigkeiten, zumal Einsicht und Erfahrung. Noch einmal Linda: *»... wenn sie nicht zuvor mit Demenzpatienten gearbeitet hätten,*

71 Ebd., 293. (Übersetzung v. d. Vf.)

72 Vgl. Smilde 2009a.

würden sie nicht die besonderen Anforderungen verstehen, mit denen sie konfrontiert werden in dieser Art von Gruppe. Nehmen wir nur den Gebrauch der Sprache, die Notwendigkeit von Wiederholungen auf eine Art, die ›nicht von oben herab‹ passieren darf, die Art, wie die Menschen angesprochen werden, das Verhalten des Pflegepersonals, selbst die Schwierigkeiten, die Patienten in den Raum zu bringen – Was ist zu tun, wenn jemand aggressiv ist oder aufgebracht oder über etwas spricht, was sie überhaupt nicht einordnen können? Sie sagen z.B.: ›Oh, es ist so schön, meinen Sohn wiederzusehen‹, wenn sie zu einem Musiker sprechen. Und die Musiker wissen nicht, wie sie damit umgehen sollen – ›Was soll ich tun?‹ Ich glaube nicht, dass man jemanden direkt damit konfrontieren kann. Es ist zu verstörend.«

Angewandte musikalische Improvisation

Improvisation als Prozess kann in verschiedenen Kontexten ›angewandt‹ werden, z.B. in dem besonderen Kontext von ›Music for Life‹ in einem Demenzpflege-Setting, in welchem Musiker Improvisation auf eine Art zu nutzen versuchen, die nicht nur sinnvoll mit ihrem Publikum kommuniziert – in diesem Fall Menschen mit Demenz und ihren Pflegerinnen –, sondern sich auch bemüht, sie in den Prozess des Musikmachens mit hineinzunehmen. Angewandte Improvisation inspiriert eine Reihe von Ansätzen, sich auf die Gruppe ›einzustellen‹, um eine Musik zu kreieren, die diese Gruppe und ihre einzelnen Mitglieder authentisch repräsentiert. Dafür braucht es Musiker, die sich auf das Fundament eines gemeinsam geteilten Repertoires beziehen können: Zugänge, Diskurse und Konzepte, die über eine Geschichte wechselseitigen Engagements und stetiger Aushandlung in diesem von allen getragenen Unternehmen entwickelt wurden.

Die Musikerin Catherine reflektiert in ihrem Interview während der Vorbereitungsphase des Projekts über die Bedeutung von ›Aufmerksamkeit‹ im kreativen Prozess, wenn sie betont, dass der eigentliche Fokus der Improvisation die unmittelbare Verbindung zum aktuellen Moment ist. Sie sagt: *»Es ist meistens intuitiv. Ich denke nicht wirklich, dass wir irgendeine definitive Regel haben, Dinge nicht zu tun oder Dinge zu tun (...) Manschmal ist es möglich für uns und sogar leicht, zu unsrer Musik abzudriften (...) und das kann dann etwas werden, was vom Kontext getrennt ist. Ich glaube, die einzige Regel ist, die Sache real, stabil in der Gegenwart, im absolut gegenwärtigen Augenblick jener Leute zu verankern.«*

Um eine kommunikative Wirkung zu erreichen oder diesen Status der ›Aufmerksamkeit‹ zu entfalten, ist es für die Ziele der Improvisation wichtig, klar zu sein, obwohl die Realisierung selbst intuitiv vor sich geht: »Beim Planen konzentrieren wir unsere Aufmerksamkeit auf das Feld, in das wir eintreten wollen, dann realisieren wir den Plan und entdecken die Realität im Zeitverlauf. So hören wir auf eine lebendige Synchronizität.«[73]

Die Überzeugungen, Verhaltensweisen und das Ethos der Musiker, die durch vorherige Lernprozesse geformt und beeinflusst sind, können die Art und Weise prägen, mit der sie die Kommunikation und Partizipation anderer Personen interpretieren. Diese ›Referenzrahmen‹ sind gegenwärtig sowohl bei reflexivem wie bei intuitivem Vorgehen wie auch bei kritischer Reflexion und bei explizitem gemeinschaftlichem Planen. Zwei Probleme sollten noch gesondert angesprochen werden: die Frage, ob es bei ›Music for Life‹ um einen therapeutischen Ansatz geht, und ob es so etwas wie Leitprinzipien für die Praxis gibt.

Musiktherapie oder nicht? Obwohl es von einem musikalischen Standpunkt aus eine Reihe von Vergleichbarkeiten mit den Prinzipien der Musiktherapie gibt, ist es wichtig festzuhalten, dass die Praxis von ›Music for Life‹ unterschieden ist von Musiktherapie, der es darauf ankommt, durch die Anwendung therapiebasierter Methoden spezifische klinische und therapeutische Resultate zu erzielen. In der Musiktherapie ist die Musik ein Vehikel, der therapeutischen Interaktion deutlich nachgeordnet. Klinische Erfolge sind das Ziel, und ein ausgebildeter Therapeut führt die Intervention durch und bewertet sie. Die Aktion ist vor allem fokussiert auf die Menschen, die die Therapie erhalten. Der Fokus eines ›Music for Life‹-Projekts ist dem Vorgehen in kreativen Workshops sehr ähnlich, was das künstlerische Ethos und was die Resultate angeht. Es geht nicht nur um ›Klienten‹ oder ›Patienten‹, sondern um die Lernprozesse *aller Beteiligten* im Projekt.

In der Praxis von ›Music for Life‹ ist *Musik* der zentrale Punkt, von dem Kommunikation, Partizipation und ein Sinn für Gemeinschaft ausgehen – unterstützt durch ein Lernen in Aktion und Reflexion. Die improvisierte Musik ist eine kreative, intuitive und spontane Reaktion auf die Persönlichkeiten und Charaktere in der Gruppe, wenn man so will: eine künstlerische Antwort. Professionelle Musiker agieren als kreative Ressource in den Sessions: Kunsthandwerker sozusagen – befähigt, andere an einer gemeinsam geteilten künstlerischen Erfahrung zu beteiligen mit starker beruflicher Identität als Darsteller, Vermittler und Pädagogen. Diese Musiker haben spezifisches Wissen in diesem Kontext aufgebaut – neben einer hohen Diversität des musikalischen Hintergrunds und einer Summe von Fähigkeiten, die vorwiegend in ihrem Engage-

73 Nachmanowitch 1990, 21.

ment für ›Music for Life‹ entwickelt worden sind im Gegensatz zu Skills, die in einer Therapieausbildung erworben werden.

Von besonderer Bedeutung bleibt, dass das Projekt Gemeinschaft kreiert, indem es einen wechselseitigen Sinn für Entdeckungen und ein Gefühl der Inklusion und der Zugehörigkeit schafft – in einer von allen getragenen musikalischen und sozialen Erfahrung, von der die Gruppe als ganze profitiert. Die Praxis beabsichtigt, eine nichthierarchische Gemeinschaft von Gleichen zu begründen, in der Menschen mit Demenz, Pflegekräfte und Musiker alle den gleichen Status und die gleiche Bedeutung haben. Die Praxis bezieht außerdem eine weitere Community mit ein, indem sie die Wichtigkeit der Pflegenden als lebendigen Anstiftern eines nachhaltigen und sich entfaltenden Lernprozesses anerkennt, als diejenigen, die mit Beziehungen und Engagement durch Beteiligung im Projekt eine *gesellschaftliche*[74] Dimension einbringen.

Leitprinzipien der Praxis? Obwohl Identität und Inhalt einer jeden Improvisation in ihrem Charakter einzigartig sind, gibt es doch einige Leitprinzipien, die in ›Music for Life‹ häufig angewandt werden und die den Improvisationen eine Idee von Gestalt, Form und Zusammenhalt verleihen. Diese Prinzipien haben viel gemeinsam mit musikalischen Prinzipien, wie sie in der Musiktherapie verwendet werden, obgleich sie in der Praxis entstanden sind und nicht durch eine Theorie oder eine formale Ausbildung gestützt werden. Sie sind allerings begrifflich mit Methoden entwickelt und ausgewertet worden, die sich von solchen in der Musiktherapie unterscheiden.

Die Musiker verwenden *musikalische Rahmungen* in den Sessions, um zu Kommunikation und Achtung vor den anderen auf Gruppenebene aufzufordern und zu inspirieren, während gleichzeitig – auf individueller Ebene – ambitioniert auf ein inklusives Ambiente hingearbeitet wird, bei dem das Tempo der Kommunikation personalisiert und auf jedes einzelne Individuum abgestimmt ist. Durch musikalische Rahmungen kann eine Ahnung musikalischer Struktur entstehen – einer Struktur, die einen Grad an Flexibilität in Inhalt und Ausführung zulässt, so dass sie weitere musikalische Entwicklungen fördern kann. Einige Rahmungen sind vielleicht lose, halb entwickelte Rahmungen – z.B. solche, die in der Planungs- und Vorbereitungsphase eines Projekts entwickelt werden und dann ein wichtiger Bestandteil jeder Session sind, oder solche, die natürlich und spontan als Ergebnis von (musikalischen) Interaktionen entstehen.

74 Tatsächlich hat ja die Integration des Pflegepersonals eine nicht zu unterschätzende professions- und gesundheitspolitische Konnotation.

In diesen Rahmungen nutzen die Musiker wirkmächtige Prozesse, um musikalische Dialoge anzuregen – etwa Spiegeln, Imitation, Rollenübernahme, Anpassung, Reflexion, Übersetzung und einen so genannten ›Hammer-Ansatz‹ (s.u.). All dies sind natürliche Schritte, die als Teil eines entstehenden Prozesses auf fließende Weise ineinander übergehen und die als Reaktion des Workshop-Leiters auf der Basis seiner Interpretation der Bedürfnisse der Individuen in der Gruppe und der Gruppe als ganzer zur Anwendung kommen. Deshalb verlangt das ›Rahmen‹ von Workshop-Sessions ein hohes Maß an Reaktionsfähigkeit: Die strukturelle Architektur des Rahmens entsteht in Realzeit als Reaktion auf den sich entfaltenden Charakter der musikalischen Elemente und des sozialen Szenarios. Diese Prozesse schließen ein, dass eine Animationsidee kreiert wird, dass es zu einem Zusammenhang, zu Verständigung und schließlich zu einer Gemeinschaft kommt.

Drei bestimmte vorentwickelte Rahmungen dienen durchgehend als ›Eckpfeiler‹ in den untersuchten ›Music for Life‹-Sessions: ein *›Rahmenstück‹*, das jede Session einführt und beginnt; ein *›Willkommenslied‹*, in welchem die Namen aller Teilnehmer gesungen werden, und eine Aktivität, bei der man *Handpercussion-Instrumente* einführt, indem sie von Teilnehmer zu Teilnehmer im Kreis verteilt werden. Diese Rahmungen variieren je nach dem, wie festgelegt sie sind – z.B. das Rahmenstück oder das Willkommenslied. Aber obwohl sie in der Ausführung sehr unterschiedlich sein können, enthalten sie doch durchgängig ähnliche Prozesse und schließen Improvisationen ein: freies Musizieren mit bekanntem musikalischem Material oder die Herausbildung eines sofort erkennbaren Stils oder Genres.

Dies weicht von der Rahmung der *Einführung der Instrumente* ab, die ebenfalls auf die gleiche Weise jede Woche beginnen kann, aber dann zunehmend auf die Erkundungsaktionen der Gruppe reagiert. Die *›Instrumentenverteilungsaktion‹* bildet eine Brücke zu fließenderen Rahmungen, die von der Kommunikation der Teilnehmer inspiriert sind. Während dieser Rahmungen werden die Reaktionen der Teilnehmer interpretiert und gewürdigt durch eine Reihe von kommunikativen Techniken wie Modellierung, Spiegeln, Imitation, Anpassung und Übersetzung, jede auf ihre Weise eine Hinführung zu musikalischer Kommunikation und Partizipation und zur Produktion von neu entstehenden musikalischen Formen.

Wiederholung ist oft der Schlüssel zur Stabilisierung eines entstehenden Rahmens, z.B. ein simples Motiv – melodisch, rhythmisch oder strukturell, d.h. Summen oder strukturierte Phrase – kann wiederholt werden, auch variiert und erweitert werden mit Raum für musikalischen Dialog und eine Entwicklung, die sich zeigt. Wiederholung ist in der Sprache der Musik eine entscheidende Strategie, das Tempo der Musik zu verlangsamen, indem sie den

Musikern Gelegenheit gibt, ihre Interpretationen auf die anderen zu beziehen. Wiederholung ist darüber hinaus gegenwärtig in der verbalen und non-verbalen Kommunikation in den Sessions. Häufig werden in verbaler Sprache Instruktionen gerahmt, verändert und modelliert, manchmal auch durch Körpersprache und Gesten, um verbale Kommunikation zu unterstützen. Ein Beispiel ist die Einführung eines Instruments. Musiker werden in der Regel das Instrument in seinen Kontext stellen, indem sie seinen Namen nennen, zeigen, welche Techniken es gibt, es zu spielen und dann eine überzeugende Performance anschließen.

Bei Aktivitäten, bei denen frühere Elemente wiederholt werden, aber dann allmählich erweitert durch die Hinzufügung eines anderen einfachen Entwicklungsschrittes, der wiederum wiederholt wird, entsteht eine Art *Gerüst*. In Ergänzung dazu ist das *Modellieren* ein bedeutsamer Prozess, musikalische und soziale Kommunikation und Partizipation zwischen Pflegenden und Patienten in den ›Music for Life‹-Sessions anzuregen. Non-verbale Gesten, die durch Wiederholung oft verstärkt werden, sowie einfache verbale Instruktionen bilden das Fundament dieser Technik. Modellierung findet auf einem Niveau statt, das viele Sinne anspricht, indem es visuelle, akustische und taktile Elemente verbindet und auf diese Weise auf kinästhetische, visuelle und akustische Lernstile einwirkt. Modellieren geht oft einer musikalischen Interaktion voraus, z.B. bei der Einführung eines Handpercussion-Instruments oder des Dirigentenstabs, indem ein bestimmter Musiker beauftragt und angeleitet wird zu spielen. Es wird sowohl explizit wie implizit bedeutsam, wenn Instrumente zum ersten Mal ausgewählt werden oder von einem zum anderen gehen. Oft werden Musiker und Pflegepersonal das Instrument verbal einführen und dann Vorschläge machen, wie man es spielen könnte – gefolgt von einer physischen Aktion, in der dies dargestellt wird. Dies wird freilich zum ›impliziten Modellieren‹ während der wiederholten Rahmenaktivitäten, wenn die Instrumente wieder im Kreis verteilt werden. In dem Maße, wie die Aktivität sich wiederholt, werden Erwartungen in Bezug auf künftige Aktionen aufgebaut. Die vorangegangenen Modellierungen werden sukzessive internalisiert und führen zu größerer Experimentierbereitschaft mit den Instrumenten und zur Entstehung und Entwicklung einer komplexeren musikalischen Sprache.

Musikalische Texturen sind häufig homophon – z.B. die Kombination einer Melodie und ihrer Begleitung – oder enthalten eine Interaktion zwischen wenigen einfachen melodischen und rhythmischen Ideen. Ruhe hat einen starken Einfluss auf Improvisationen und kann als Gerüst vor und nach Improvisationen dienen, als Raum für die Anerkennung von Leistung und Engagement. Eng verknüpft mit Ruhe sind Konzepte von *Tempo* und *Raum*. Die Projektgründerin Linda Rose erinnert sich an Lernprozesse der Musiker in der

Frühphase des Projekts: *»Es war sehr herausfordernd für die Musiker. Eine Sache, die sie verstehen mussten, war das Tempo, mit dem sie arbeiten sollten, weil es viel, viel langsamer war (...) Außerdem war es sehr wichtig sicherzustellen, dass das musikalische Programm nicht zu vollgestopft war, wenn drei oder mehr Musiker spielten. Die Leute konnten sich auf ein oder vielleicht zwei Musiker konzentrieren, die spielten. Die Musiker mussten umsichtig sein, was die Dynamik betraf, sie mussten aufpassen, weil die Leute womöglich schlecht hörten. Sie mussten verstehen, wie sie den Raum nutzen durften, und achtsam sein, wie nahe man einer Person kommen durfte, ohne sie unangenehm zu berühren; man brauchte eine Menge Augenkontakt.«*

Verschiedene Techniken versuchen, den Kontakt mit Teilnehmern herzustellen – in diesem Fall mit Demenzpatienten und ihren Pflegerinnen – durch genaue Beobachtung ihrer Körpersprache und durch Abschätzen, wie dies zu ihrem musikalischen Beitrag in Beziehung steht. Hier kann *Spiegeln* als Technik genutzt werden – das gleichzeitige Kopieren des gewählten musikalischen Motivs eines Teilnehmers und auch das Spiegeln seiner Körpersprache als einen Weg, der Person auf einfühlsame Weise zu begegnen.[75] Eine ähnliche Technik wie Spiegeln ist die *Imitation* – wo der Musiker nachfolgend den Beitrag des Teilnehmers wiederholt.[76] Matthew beschreibt, warum er das Spiegeln in einer Session einsetzt: *»Spiegel ist, wenn – okay, besonders wenn jemand etwas tut, was anders ist, weißt du, wenn er eine andere Seite von sich zeigt. Genau dann ist Spiegeln eine große Sache, ein prima Weg, um zu verstärken, was er macht.«*

Dem Spiegeln und der Imitation verwandt ist das Konzept der *Anpassung* – eine entsprechende Musik zu kreieren, mag technisch nicht exakt den musikalischen Beitrag des Teilnehmers spiegeln oder imitieren, aber es kann ihn fördern und verbessern durch eine nach Stil und Qualität passende Ergänzung. *Reflexion* ist ebenfalls eine wichtige Komponente der angewandten Improvisation. Hier ›liest‹ der Musiker die Stimmung des Teilnehmers und konzentriert die Musik, die er kreiert, auf diese Stimmung oder die zugrundeliegende Kommunikation, selbst wenn dies anderen Aspekten der Kommunikation des Teilnehmers widersprechen sollte.[77] Darüberhinaus werden zwei andere Konzepte von den Musikern diskutiert: ›Übersetzung‹ und der so genannte ›Hammer‹. *Übersetzung* schließt die Validierung der Kommunikation eines Individuums ein – inklusive der musikalischen Kommunikation –, aber es geht um den Übergang in einen anderen Typ der musikalischen Kommunikation und darum, diesem neuen Typus zum Durchbruch zu verhelfen. Der *Hammer* geht

75 Vgl. Wigram 2004, 82.
76 Vgl. ebd., 83.
77 Vgl. ebd., 90.

deutlich weiter als die Übersetzung. Er bezieht sich auf einen direkten ›Bruch‹ der herrschenden kommunikativen Atmosphäre, um eine andere Sensibilität für die allgemeine Energie und Dynamik in der Gruppe herzustellen.

Improvisation in einer ›Music for Life‹-Session kann Übergänge durch eine Reihe von Rahmungen bedeuten, z.B. von einem *Rollenübernahme-Dialog*, wo es die Idee eines Frage-Antwort-Spiels gibt, zu einem *frei fließenden Dialog*, wo gleichzeitig sich überlappende musikalische Konversationen möglich sind.[78] In diesen sich entwickelnden Rahmungen sind alle diese Prozesse des Spiegelns, der Imitation, der Anpassung und der Reflexion fließend, weil sie miteinander interagieren und manchmal sogar gleichzeitig auftreten.

Darüber hinaus kann Musik die Kraft haben, etwas festzuhalten und zu stabilisieren, wie Fiona es nennt: ein *»Anker«* zu sein, der den Beiträgen der Teilnehmer das Gefühl von Form und Gestalt verleihen kann – durch die Verankerung der Musik im Rhythmus (z.B. Takt und Rhythmenfolge) oder durch Unterlegung einer tonalen Bassstimme bzw. bestimmter Harmonien.[79] Fiona reflektiert diesen Prozess und macht deutlich, wie schwierig es manchmal für Musiker sein kann, vielleicht ein anderes Gefühl für Tempo und Form als die Teilnehmer zu empfinden: *»Das Willkommenslied wurde auch ganz oft wiederholt, so oft, dass ich gedacht habe, es wäre zu oft. Ich fühlte mich ziemlich angestrengt, was – wenn ich zurückdenke – die Energie der Gruppe widerzuspiegeln schien. Allerdings, ich denke tatsächlich, das war so wichtig, um die Gruppe zu verankern. Sie brauchten die Wiederholung, um den Prozess zu verstehen, und es half wirklich, ein Gruppengefühl herzustellen.«*

Alle diese Formen musikalischer Interaktion finden in ›Music for Life‹ statt, aber mehr oder weniger auf intuive, responsive und fließende, eben organische Weise – mit einer gewissen Betonung musikalischer Kommunikation und Partizipation. Die Einbindung der Teilnehmer im Zentrum der Improvisation und das Engagement in einer musikalischen Erfahrung durch Kommunikation und Teilhabe sind die motivierenden Kräfte hinter diesen Ansätzen, nicht ein klinisches Ergebnis wie in der Musiktherapie.

Reflexivität und Sensibilität, geleitet durch Intuition und Erfahrung, sind das Gütesiegel angewandter musikalischer Improvisation der Musiker in dieser Praxis. Das Medium der Improvisation – gebunden an den Kontext seiner Anwendung – verlangt sofortige Entscheidungen und ein entscheidungsfreudiges Grundverhalten. Die Kohärenz von Form und Entscheidungspraxis ist nur zu erkennen auf der Basis retrospektiver Reflexion. Dies freilich setzt intensive

78 Vgl. ebd.

79 Vgl. ebd.

qualitative Forschung voraus, deren Methodologie im folgenden Kapitel vorgestellt wird.

Kapitel 3
Zur Methodologie der Grounded Theory

›... one thing more is needful: first-hand observations‹
Robert Ezra Park[1]

1. Einführung

Wenn wir nun den methodologischen Ansatz vorstellen, den wir in unserer Analyse gewählt haben, ist es nützlich – wie bei einer Reihe von Einsichten in diesem Buch –, eine kleine Geschichte zu erzählen. Oder genauer: die Geschichte dieser Methode. Es geht eigentlich nicht um eine einfache ›Methode‹, sondern um einen neuen *Forschungsstil*, wie einer seiner Erfinder, der amerikanische Soziologe Anselm Strauss, sich ausdrückt. Er und sein Koautor Barney Glaser haben diesen Forschungsstil seinerzeit ›(empirisch) begründete Theorie‹ *(grounded theory)* genannt und sie wollten damit einen neuen und innovativen Anfang in der sozialwissenschaftlichen Forschung markieren.

Als die beiden nämlich 1967 das Konzept in ihrem Buch *The Discovery of Grounded Theory*[2] zum ersten Mal vorstellten, hatten sie durchaus polemische Interessen. Sie wollten der herrschenden amerikanischen soziologischen Forschung der Nachkriegsperiode ein alternatives Forschungsmodell entgegensetzen. Die Mainstream-Forschung basierte nämlich auf einer prekären Arbeitsteilung von so genannten ›großen Theorien‹ *(grand theories)* auf der einen Seite – am einflussreichsten war der Systemfunktionalismus von Talcott Parsons – und von zumeist ›harter‹ quantitativer Sozialforschung auf der anderen. Empirische Forschung erledigte vor allem Handlangerdienste, sozusagen »Proletarierarbeit«, für die Produzenten von Großtheorien, die sich, so Glaser und Strauss ironisch, wie »theoretische Kapitalisten« verhielten. Das Ergebnis war ausgesprochen desillusionierend. Die Großtheorien entfernten sich immer weiter von der Realität. Aber auch die empirische Forschung verlor den Kontakt zur Wirklichkeit, weil sie in der Regel Hypothesen überprüfte, die aus den *grand theories* deduktiv gewonnen waren, d.h. sie untersuchten künstlich iso-

1 Zitiert nach Burgess 1982, 6. (Übersetzung: *»... eine weitere Sache ist angesagt: Beobachtungen aus erster Hand«*)
2 Glaser/Strauss 1967.

lierte Variablen, die mit wirklichen Vorgängen u.U. gar nichts mehr zu tun hatten.

Vergessen schien, was einer der führenden Programmatiker der Chicago School, Robert Ezra Park, der amerikanischen Soziologie in den 1920er Jahren ins Stammbuch geschrieben hatte: »Beobachtungen aus erster Hand sind angesagt: Setzen Sie sich in die Empfangshallen der Luxushotels und auf die Treppenstufen von Abrisshäusern, machen Sie es sich auf den Polstergarnituren der Reichen ebenso bequem wie auf den Holzpritschen im Obdachlosenasyl ... Mit einem Wort, machen Sie sich die Hände schmutzig mit realer Forschung!«[3]

An diese Tradition, die von den Arbeiten der bedeutenden amerikanischen Pragmatisten profitierte – von dem großen Philosophen und Pädagogen John Dewey[4], von George Herbert Meads[5] bis heute aktueller Sozialpsychologie, auch von den innovativen Ideen des Logikers Charles Sanders Peirce[6] –, knüpften Strauss und Glaser an. Ihnen lag gerade nicht an der Überprüfung bekannter Hypothesen, denn die taugten nicht für das Verstehen sozialer Wandlungsprozesse und die Einsicht in bisher unerforschte Bereiche des Sozialen. Sie wollten stattdessen *neues theoretisches Wissen ›generieren‹*. Und solches Wissen ›entdeckten‹ sie durch intensive Auseinandersetzung mit der Empirie. Die lebendige Beziehung von Theorie und Empirie stand also im Zentrum ihrer Überlegungen.

Dabei ging es ihnen nicht um Theorie ›an und für sich‹, sondern um ihre Bedeutung für die Praxis. Ihre Entdeckungen wollten Leitkonzepte z.B. für professionelles Handeln sein – vor allem im Bereich der Medizin, aber auch in der Pädagogik oder der Politik. Deshalb waren ihre Forschungen immer sehr praxisnah: z.B. zur Interaktion mit Sterbenden, zum professionellen Handeln im Krankenhaus unter den Bedingungen moderner Apparatemedizin oder zu Handlungsstrategien bei Risikoschwangerschaften.

Trotz dieser Offenheit und Neugier der Einstellung ist die Grounded Theory kein beliebiges Vorgehen. Man kann sie als ein theoretisch begründetes ›Verfahren‹ verstehen, das seinen eigenen Lernprozess reflektiert und kontrolliert. Das konkrete Vorgehen selbst hat sich im Laufe seiner Praxis durchaus gewandelt[7], besonders bezogen auf die immer neuen Forschungsgegenstände. Allerdings, der grundsätzlich innovative Charakter bleibt bestehen. Zunächst wollen wir deshalb den theoretischen Hintergrund jenes ›Forschungsstils‹ *(Strauss)* noch einmal etwas genauer beschreiben.

---

3 Zitiert nach Burgess 1982, 6 (Übersetzung v. d. Vf.).
4 Vgl. Dewey 1896, 1917, 1938.
5 Vgl. Mead 1934.
6 Vgl. Peirce 1991 [1903].
7 Vgl. Kelle 1994.

2. Der pragmatistische Hintergrund der Grounded Theory

Glaser und Strauss entwickeln eine Idee des Forschungsprozesses, in der sich der Erkenntnis- und Entdeckungsvorgang nicht linear von einer Stufe zur anderen fortbewegt – Hypothesengenerierung, Methodenprüfung, Datenerhebung, Datenauswertung, Verifikation bzw. Falsifikation der Hypothese(n) –, sondern auch während des Forschungsprozesses ein kontinuierlicher Dialog zwischen theoretischen Vorannahmen und den gewonnenen Daten stattfindet, gleichsam »eine spiralförmige Hin- und Herbewegung zwischen theoretisch angeleiteter Empirie und empirisch gewonnener Theorie«[8].

Dieses eigenwillige Hin und Her, das auch als Beliebigkeit oder Unentschlossenheit missverstanden werden könnte, hat aber einen philosophisch und methodologisch interessanten Hintergrund in dem *Handlungskonzept* des amerikanischen Pragmatismus. Bereits zu Beginn des 20. Jahrhunderts hatten sich Dewey und Mead mit der damals entstehenden behavioristischen Psychologie kritisch über deren einfaches Verhaltensmodell auseinandergesetzt. In einem epochemachenden Aufsatz über das so genannte *»Reflexbogenmodell«* von 1896 konnte John Dewey plausibel zeigen, dass menschliches Handeln eben nicht nach dem simplen Schema funktionierte:

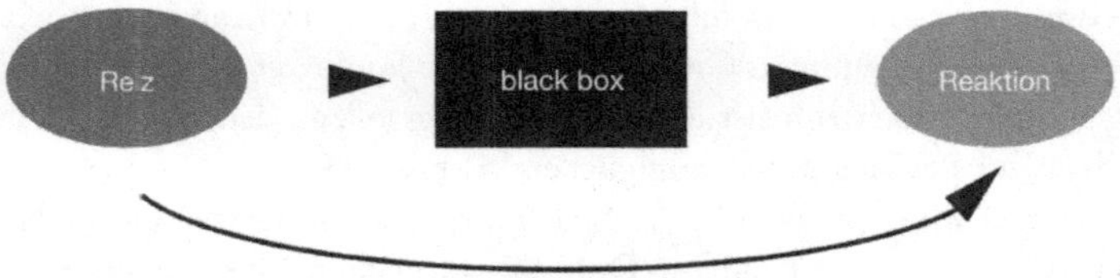

Fig. 1: Reflexbogenmodell

Vielmehr machte er deutlich, dass Handlung als »ganzheitlicher Prozess« verstanden werden muss, in welchem bestimmte »Reize« als solche überhaupt erst

8 Dausien 1996, 93.

wahrgenommen werden. Dass in der Regel nicht ein Auslösereiz die Handlung determiniert, sondern – umgekehrt – der ablaufende Handlungsprozess sich die für ihn wesentlichen Reize gleichsam ›auswählt‹, beschrieb auch George Herbert Mead 1903 in einem weniger bekannten Aufsatz über die *Definition des Psychischen.*

Wir können uns die Plausibilität dieses überraschenden Gedankens an vergleichsweise einfachen Alltagserfahrungen verdeutlichen: Wenn wir in einer bestimmten Situation mit einer Angelegenheit beschäftigt sind, z.B. unserem Kind zu erklären versuchen, warum es Sinn macht, das Kinderzimmer aufzuräumen, sind sein trotziges Aufstampfen mit dem Fuß oder sein Einwand, man selber pflege ja auch keine Ordnung auf dem eigenen Arbeitstisch, durchaus relevante Reize für die Folgehandlung. Das ›Tatü-tata‹ des Polizeiautos auf der Straße, der gerade entdeckte Fettfleck an der Wand oder das Radiogedudel in der Küche sind dagegen irrelevante Reize und spielen für den Fortgang der Handlung keine Rolle. D.h. die Handlung selbst als ganzheitlicher, also kontinuierlicher Prozess wählt sich die Reize, die für ihren Fortgang relevant sind. Nur wenn ein Reiz den gesamten Handlungszusammenhang in Frage stellt, mit dem wir gerade beschäftigt sind, wenn z.B. ein Erdbeben über uns hereinbricht, sind wir zu drastischen Umstellungen unseres Handelns gezwungen. Sobald dies jedoch geschehen ist, nehmen wir wieder nur diejenigen Reize selektiv wahr, die für die anstehenden Handlungen besonders bedeutsam sind.

Die Pragmatisten gehen aber noch einen Schritt weiter. Selbst die Vorstellung, dass Handeln gewöhnlich zweckvolles, also intentionales Handeln sei, halten sie für problematisch. Die Idee, dass gleichsam außerhalb des Handlungskontextes ein bestimmtes Handlungsziel vom Bewusstsein ›als solchem‹ gesetzt wird, ist mit empirischen Handlungsvollzügen nicht vereinbar. »Natürlicherweise ist Handeln nur diffus teleologisch«[9], d.h. im Regelfall handeln wir zwar mit einer bestimmten Grundintention, die konkreten Zwecke der Handlung werden jedoch zumeist erst im Handlungsvollzug deutlich und können durchaus zur Revision der ursprünglichen Intention führen.

Nehmen wir unser Beispiel der Erziehungssituation: Gewiss war es das Anliegen des Vaters, sein Kind zur Ordnung anzuhalten, aber das erzieherische Gespräch zeigt, dass es womöglich gute Gründe für eine ›durchschaute Unordnung‹ gibt, z.B. kann das Kind überzeugend belegen, dass es seine Sachen nach einem erzwungenen Ordnungsprozess regelmäßig vergeblich suche, während es sich in seiner Unordnung problemlos zurechtfinde. Der Erziehungsversuch hat im Handlungsvollzug eine ganz neue Richtung genommen. Idealtypisches Zweckhandeln ist also nicht der Regelfall und zumal in pädagogischen Prozes-

9 Joas 1988, 423.

sen auch nicht wünschenswert. Das pragmatistische Handlungskonzept unterscheidet sich damit deutlich vom behavioristischen:

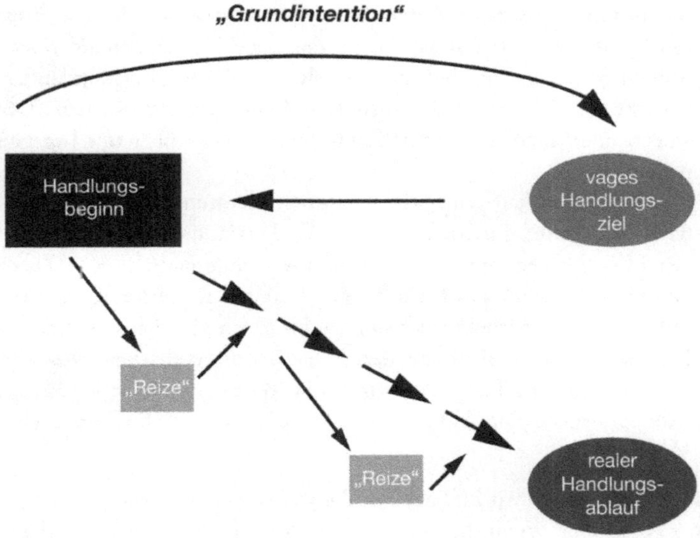

Fig. 2: **Das pragmatistische Handlungsmodell**

Eine sehr ähnliche Handlungsidee schwebt nun auch Glaser und Strauss für den *Forschungsprozess* vor. Wenn wir ein neues Forschungsfeld betreten, über das noch relativ wenig bekannt ist, oder wenn wir scheinbar vertraute Forschungslandschaften mit ›anderen Augen‹ betrachten wollen, weil wir den bekannten Ergebnissen nicht mehr trauen, ist unser Handlungsprozess auf eine durchaus vergleichbare Weise »diffus teleologisch« wie in ungewohnten Alltagssituationen. Wir haben eine vorsichtige Ahnung von dem, was uns erwarten könnte, aber wir wollen ja Entdeckungen machen und müssen deshalb offen sein für alles, was uns begegnet.

Freilich, wir sind Forscherinnen. Unser Handeln unterscheidet sich insofern vom gewöhnlichen Alltagshandeln, als wir uns jederzeit Rechenschaft geben müssen über unser Vorgehen. Unsere Forschungen, wie sehr sie sich im Ansatz auch von konventionellen Designs absetzen mögen, sollen ›reliabel‹, also *verlässlich* sein. Deshalb hat die ›Offenheit‹, mit der wir dem neuen Feld begegnen, eine methodische Grenze. Würden wir nämlich scheinbar gänzlich unvoreingenommen auf unser Feld zugehen, stellten sich für uns zwei schwerwiegende Probleme:

- Wir könnten leicht übersehen, dass unsere vorgebliche Offenheit praktisch nicht durchsetzbar ist. Zumindest unsere *Alltagserfahrungen* können wir auch in neuen Interaktionssituationen nicht einfach ausschalten. Und deren intuitive Wissensstrukturen sind so gebaut, dass sie jede neue Situation mit bereits bekannten Situationen vergleichen. Sie basieren auf einer ›Typisierung‹ der uns zugänglichen Sozialwelt.[10] Dieser Vorgang läuft nicht bewusst ab. Er vollzieht sich sozusagen ›hinter unserem Rücken‹. Ob wir wollen oder nicht, wir haben immer *›Vor-Urteile‹* über uns begegnende neue ›Welten‹.
- Das komplexe Neue seinerseits präsentiert sich nun in der Regel nicht so, dass wir es sofort durchschauen. Aus den Daten, die wir im Idealfall ›vorbehaltlos‹ erheben, ergeben sich keineswegs ›automatisch‹ neue Theorien. Gewiss besitzt auch das Fremde seine Regeln und Ordnungen. Wie aber sollten wir sie wahrnehmen, wenn sie uns doch gänzlich unvertraut sind? D.h. wir kommen gar nicht darum herum zu vergleichen. Wir können Fremdes nur verstehen, wenn wir es mit Vertrautem in Beziehung setzen. Jede empirische Forschung, jede Form der Theoriebildung braucht den *Vergleich*.

Im Grunde berühren wir hier ein beinahe philosophisches Basisproblem empirischer Forschung: Wenn sich wichtige neue Schlussfolgerungen über die soziale Wirklichkeit – logisch und alltagspraktisch – nicht durch unbeeinflusstes Beobachten gewinnen lassen (man nennt dieses logische Schlussverfahren üblicherweise *Induktion*), wenn es, wie wir an der Mainstream-Kritik von Glaser und Strauss gelernt haben, ebenso problematisch wäre, empirische Urteile über soziale Wirklichkeit durch die Überprüfung von Hypothesen zu erwarten, die aus bekannten Theorien gewonnen wurden (dieses logische Schlussverfahren heißt *Deduktion*), welche Alternative bleibt dann übrig?

Erinnern wir uns noch einmal an die Handlungsidee der Pragmatisten. Soziales Handeln ist im Regelfall, wie wir gesehen haben, »diffus teleologisch«, d.h. es besitzt durchaus eine vage Vorstellung von dem, was bei der Handlung herauskommen soll. Aber die Alltagserfahrung zeigt, dass der Handlungsprozess selbst die ursprüngliche Intention ändern, vielleicht sogar vollständig revidieren kann. Handeln, könnte man sagen, hat eine *›zielstrebige Offenheit‹*, eine ›gerichtete Flexibilität‹.

Genau diese Qualität strebt nun die Grounded Theory für die Forschung an: eine *geplante Flexibilität*. »Geplant« insofern, als gewisse hypothetische Vorannahmen auch über ein neues Forschungsfeld notwendig und sinnvoll sind;

10 Vgl. Schütz/Luckmann 1979.

»flexibel« und »offen«, weil sich im Forschungsprozess diese Vorannahmen ändern können. Vom ersten Kontakt mit dem Feld werden sie mit neuen Informationen angereichert, erweitern sich und postulieren am Ende womöglich das Gegenteil von dem, was sie ursprünglich angenommen hatten. Der Logiker der Pragmatisten, Charles Sanders Peirce, der diese Idee am Anfang des 20. Jahrhunderts bereits begründet und entwickelt hat, beschreibt sie als die überraschende Fähigkeit, etwas in Beziehung zu setzen, was »zusammenzubringen wir uns vorher nicht hätten träumen lassen«[11], und er nennt dieses logische Schlussverfahren *»Abduktion«*[12].

Die reizvolle Vorstellung, dass Forschung systematisch mit *Kreativität* zu tun haben könnte, muss nun allerdings ein wenig eingeschränkt werden. Jeder Künstler weiß, dass Kreativität auf äußerster Disziplin aufbaut. Erst wenn das Handwerkszeug der Klaviervirtuosin oder des Bildhauers, des Komponisten oder der Lyrikerin durch intensive Erfahrung wirklich entwickelt und entfaltet ist, kann eine neue ästhetische Qualität entstehen. Ganz ähnlich bietet auch die Grounded Theory mit ihrem praktischen Vorgehen ein sorgfältig zu handhabendes und intensiv einzuübendes *Instrument* an, jenes abduktive ›Entdecken‹ von Theorien zu erleichtern. Dieses Vorgehen ist kein striktes Verfahren und hat sich im Laufe seiner Anwendung verändert und verfeinert. Wir werden im Folgenden unseren eigenen Ansatz ein wenig konkreter beschreiben. Es ist unser Forschungsgegenstand – Musik und Demenz –, der einen speziellen Einfluss auf unser Vorgehen gehabt hat.

3. Der eigene methodologische Ansatz

Wie wir gesehen haben, ist die Entdeckung eines neuen Forschungsfeldes und die Entwicklung einer Theorie über dieses Feld ein komplizierter Prozess, der selten einen geraden Weg wählt und fast immer in ›Wissensspiralen‹ verläuft, in der kontinuierlichen Konfrontation von theoretischen Vorannahmen mit den erhobenen Daten. Einige Vorannahmen oder offene Hypothesen – die Grounded Theory nennt sie bekanntlich »sensibilisierende Konzepte« – haben wir bereits erwähnt: z.B. dass Musik *eine sehr spezielle Form von Kommunikation* ist, die Menschen mit Demenz möglicherweise leichter erreicht als sprachliche Kommunikation, oder dass es so etwas gibt wie *»die Person hinter der Demenz«*, die durch Musik entdeckt und lebendig werden kann; auch die neuen Perspektiven auf das Lernen, von denen wir in *Kapitel 2* gesprochen haben.

11 Vgl. Peirce 1991 [1903], 404.

12 Vgl. Kelle 1994, 143ff.

Genau um dies herauszufinden, müssen wir Daten generieren, die uns Hinweise darauf geben, ob unsere vorsichtigen Hypothesen plausibel sind oder ob völlig andere Ergebnisse mehr überzeugen. Wir haben deshalb zwei Vorentscheidungen getroffen, die mit der Tradition der Grounded Theory übereinstimmen:

a. Wir haben einen *qualitativen* Methodenzugang gewählt. Qualitative Methoden fußen – anders als quantitative – nicht auf numerischer Genauigkeit. Es geht nicht um eine ›Objektivität‹, die auf einer messbaren Verteilung von Unterscheidungsmerkmalen beruht.[13] Uns interessieren vielmehr die *subjektiven* Wahrnehmungen sozialer Situationen[14]: die Aufmerksamkeit der Musiker, die mit demenzkranken Menschen arbeiten oder die Einschätzung des Pflegepersonals, das die Interaktionen zwischen Musikern und Demenzkranken beobachtet, aber auch das Verhalten der betroffenen Kranken selbst, die ihre Gefühle ausdrücken.
b. Wir haben bewusst mit einer Vielzahl methodischer Arrangements gearbeitet, z.B. mit Feldnotizen, mit fokussierten Interviews, Lern- und Reflexionstagebüchern (der Musiker und des Pflegedienstleiters) und mit Gruppendiskussionen.[15] Die Interviews waren eher narrativ und setzten an biographischen Erfahrungen an. Sie hatten die Absicht, die Erzähler zu bewegen, *ihre* Geschichten zu erzählen, indem wir uns als Forscher zurückhielten und ihnen die Chance gaben, über ihre ganz persönlichen Erlebnisse nachzudenken und nicht in eine bestimmte Richtung gelenkt zu werden.[16] Die generierten Daten wurden dann *›trianguliert‹*, wie Methodenexperten sagen[17], d.h. wir haben das Datenmaterial systematisch dokumentiert und eine Art *›Dialog‹* zwischen den verschiedenen Datenarten hergestellt, um nach Deutungsmustern zu suchen, die die komplexe Situation verständlicher machten.

Für die weitere Auswertung haben wir uns dann für jenes pragmatische Vorgehen entschieden, das in der Tradition der Grounded Theory als *»Kodieren«*[18] beschrieben wird. Strauss und Corbin schlagen einen Dreischritt von *»offenem«, »axialem«* und *»selektivem Kodieren«* vor. Bei genauerer Betrachtung geht es jedoch nicht wirklich um Kodierprozeduren, die strikt voneinander getrennt werden können, sondern um unterschiedliche Wege der Annäherung an die

13 Vgl. Flick 2009, 383ff.
14 Vgl. Alheit 2010, 40ff.
15 Vgl. Flick 2009, 333ff.
16 Vgl. Alheit 1993, 4ff.
17 Vgl. Flick 2009, 443ff.
18 Vgl. Strauss 1987; Strauss/Corbin 1990.

Daten, um verschiedene Analyseperspektiven, die schließlich eine *›dichte Beschreibung‹* (Clifford Geertz) ermöglichen.

Während des *offenen Kodierens,* dem ersten Schritt, ist es wichtig, die Daten »aufzubrechen«, um Schlüsselbegriffe *(concepts)* zu finden und erste *»Codes«* oder *»Kategorien«* zu identifizieren. Strauss und Corbin schreiben: »Allgemein gesagt werden während des offenen Kodierens Daten in einzelne Teile aufgebrochen, genau geprüft und auf Ähnlichkeiten und Unterschiede untersucht. Vorfälle, Ereignisse, Objekte und Aktivitäten, die in begrifflicher Hinsicht ähnlich sind und in ihrer Bedeutung Zusammenhänge aufweisen, werden unter abstrakteren Begriffen zusammengefasst, die man ›Kategorien‹ nennt.«[19]

Axiales Kodieren als nächster Schritt ist eine systematischere Form des Kodierens. Hier werden Sub-Kategorien identifiziert, die mit höherrangigen Kategorien assoziiert sind. Dieser Vorgang nutzt eine Art *›Kodierparadigma‹* (s.u.). Dieses Modell ist relativ unkompliziert, aber generalisierbar: Nicht nur Phänomene werden verglichen und systematisch gegeneinander abgegrenzt, auch die Gründe, die zu Phänomenen geführt haben, die umgebenden Bedingungen und die Konsequenzen, die sich aus den Phänomenen ergeben, werden in der Analyse berücksichtigt:

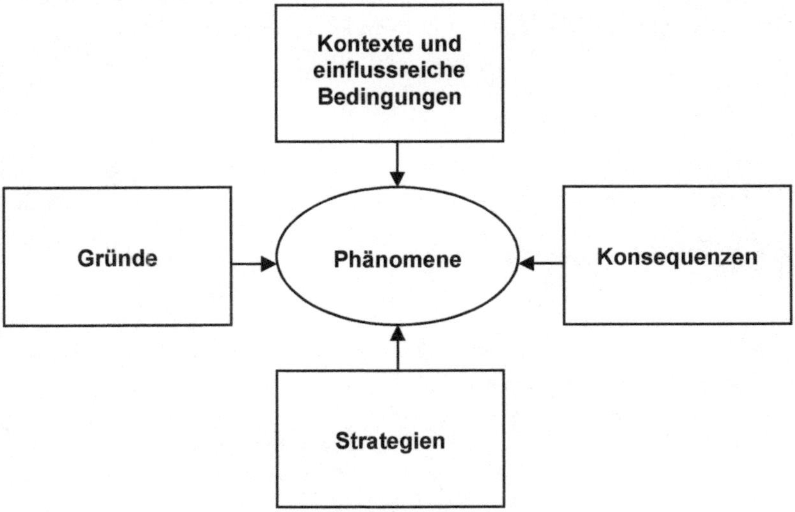

Fig. 3: Das paradigmatische Modell des Kodierens (nach Flick 2009, 311)

19 Vgl. Strauss/Corbin 1990a, 102 (Übersetzung v. d. Vf.).

Strauss und Corbin halten fest: »Axiales Kodieren ist der Prozess, bei dem Sub-Kategorien auf Kategorien bezogen werden. Es ist ein komplexer Prozess induktiver und deduktiver Einfälle, der verschiene Schritte enthält. Das alles ist wie beim offenen Kodieren begleitet von Vergleichen und systematischen Fragestellungen. Allerdings ist beim axialen Kodieren dieses Vorgehen deutlich fokussierter und ausgelegt auf die Entdeckung und Relationierung von Kategorien im Sinne des Paradigma-Modells.«[20]

Selektives Kodieren als dritter Schritt führt das axiale Kodieren gleichsam auf einer höheren Abstraktionsebene fort. Es konzentriert sich auf die Identifikation so genannter ›*Kernkategorien*‹ und gewissermaßen auf die Erzählung der ›*Fall-Story*‹. Das Ergebnis ist eine theoretische Idee über das, was (im untersuchten Feld) ›der Fall ist‹.

In unserer Analyse gerieten vier Kernkategorien überraschend schnell in den Fokus unserer Untersuchungen – Kategorien, in denen die Interaktion zwischen den Musikern und den Menschen mit Demenz unmittelbar deutlich wurde: ›*Identität*‹, ›*Kommunikation*‹, ›*Partizipation*‹ und ›*Entwicklung*‹.[21] Die Beziehung zwischen diesen vier ›Schlüsselcodes‹ legte einen (Lern-)Prozess offen, der die Ereignisse in dem untersuchten Feld hochinteressant machte: für die Musiker, für das beteiligte Pflegepersonal, aber auch für Ideen, wie unsere Gesellschaft mit Menschen, die mit Demenz leben, umgehen könnte.

---

20 Ebd., 114 (Übersetzung v. d. Vf.).

21 Vgl. das folgende *Kapitel 4*.

Kapitel 4
Analyse und Kodierung der qualitativen Daten

»›Papa, weißt du überhaupt, wer ich bin?‹
Die Frage machte ihn verlegen,
er wandte sich zu Katharina und sagte scherzend (...):
›Als ob das so interessant wäre.‹«
Arno Geiger[1]

Diese Feststellung des *›alte(n) König(s) in seinem Exil‹*[2] ist eines der herausforderndsten Probleme, die sich bei der Begegnung mit der Demenz stellen: Ist *›Identität‹* wirklich so interessant? – Wir haben bereits im zweiten Kapitel am Beispiel der wichtigen Überlegungen von George Herbert Mead[3] die Frage diskutiert, dass ›Identität‹ eine Reihe sehr unterschiedlicher Konnotationen besitzt. Das ›Ich‹ ist keineswegs nur eine kognitive Figur. Dies trifft auf Meads geniale Entdeckung des *›Me‹* zu – der Beobachtung, dass die bewusste Wahrnehmung des eigenen Selbst im wesentlichen die Perspektive eines *›generalisierten Anderen‹* voraussetzt, den Blick auf uns selbst mit den Augen der uns Umgebenden, Vertrauten und Fremden gleichermaßen. Aber es bleibt eben auch jenes ›Ich‹, das ganz und gar wir selbst sind, spontane Regung, Schmerz und Pein, reines Fühlen unserer selbst. Es bleibt das ›Ich‹, das auch den Menschen, die mit Demenz leben, nicht verloren geht.

Freilich, wie dieses ›Ich‹ uns bereits im wachen Zustand irritieren kann und unser jeweils bewusstes Selbstbild, eben jenes ›Me‹, in Unordnung bringt,[4] so verstört uns das fremde ›Ich‹ der Demenzkranken, weil wir es nicht ›haben‹, nicht kalkulieren, oft nicht einmal ansprechen können, weil es unsere bewussten Selbstkonstruktionen in Frage stellt – ob wir Söhne sind oder Töchter, Ärzte oder Pflegerinnen, Musikerinnen oder Forscher. Aber gerade deshalb ist ›Identität‹ ein *Schlüsselcode* dieser Studie, vielleicht sogar die wichtigste Kategorie, die uns bei unseren Interpretationen beschäftigt hat. ›Identität‹ richtet das Forschungsinteresse eben nicht nur auf die Menschen, die mit Demenz leben,

---

1 Geiger 2011, 74.
2 So der Titel des wunderbaren Buches, das Arno Geiger über seinen demenzkranken Vater schreibt (Geiger 2011).
3 Vgl. *Kapitel 2*, 23ff.
4 Vgl. dazu Mead 1973, 216ff.

sondern mit gleicher Intensität auch auf alle, die mit ihnen zu tun haben: Pflegerinnen, Organisatoren, Forscherinnen und vor allem die Musiker. Gerade bei ihnen wurden Lernprozesse angestoßen, die niemand vorher erwartet hatte und die ihre professionelle Entwicklung stark beeinflusst haben. Das Projekt hat das Verständnis der Musiker von der Bedeutung der Musik im Leben der Menschen verändert; es hat ihre Persönlichkeit berührt und tiefe Reflexionen über ihr Selbstbild angeregt. Und genau darum ist ›Identität‹ eine *Kernkategorie*[5].

1. Die Kernkategorie »Identität«

Identität ist also ein zentrales Thema für alle, die in die Praxis von ›Music for Life‹ eingebunden sind, Musiker, Pflegeteam und Pflegedienstleiter, aber eben auch die Demenzkranken selbst. Viele der Geschichten des Projekts können, wenn auch manchmal unsicher, auf Identität bezogen werden: Themen wie Angst, Selbstwertgefühl, Integrität, Verletzlichkeit, Personsein, Verantwortung, Anerkennung und Bestätigung spielen eine Rolle. Eine erstaunliche Einsicht in das Phänomen des ›Identitätskampfs‹ der drei sehr verschiedenen Musiker geben die Gruppeninterviews, die mit ihnen geführt wurden und in denen sie sich engagiert darüber austauschen. Matthew, der Musik-Workshop-Leiter, müht sich mit seiner Führungsposition ab, und eine der großen Herausforderungen während der Projektlaufzeit ist es, Vertrauen zu gewinnen und anderen, die beteiligt sind, genügend Raum zu lassen. Seine stille Kollegin Anneliese ist auf Zusammenarbeit und geteilte Leitung mit Matthew und Fiona fokussiert. Fiona ist eine sensible Musikerin mit der wundervoll intuitiven Gabe, Kontakt zu den Demenzpatientinnen herzustellen und über diese Erfahrung auch zu sich selbst. Schließlich ist da noch Brian, der Pflegedienstleiter, der gleichsam ›Kopf‹ und ›Herz‹ zusammenbringt. Er konfrontiert die Musiker auf zurückhaltende Weise mit der Wirklichkeit dessen, was es bedeutet, mit Demenz zu leben.

---

5 Um es noch einmal konkreter zu beschreiben: ›*Kernkategrorien*‹ werden nicht ›automatisch‹ gefunden, gleichsam in einem immer gleichen, standardisierten Verfahren. Sie werden interpretativ identifiziert aus einem Fundus von in den Daten entdeckten *Subcodes*, die allesamt auf die Kernkategorie verweisen. Im folgenden Text werden solche Subcodes vorgestellt (›*Bedrohte Identität*‹, ›*Anerkennung*‹, ›*Integrität*‹, ›*Verantwortung*‹ etc.), und der Zusammenhang mit der Kernkategorie wird interpretativ herausgearbeitet. Dabei liegt uns daran, diesen Prozess nicht bloß ›technisch‹ zu dokumentieren, sondern eine ›Geschichte‹ zu erzählen, in der die beteiligten Protagonisten lebendig werden.

Bedrohte Identität

In der Tat passieren eine Menge Dinge zwischen den Musikern, die als Dimensionen einer gelegentlich ›bedrohten Identität‹ gedeutet werden können. Der Lernprozess der Musiker im Projekt beginnt mit einer unsicheren und unvertrauten Situation. Während der Projektlaufzeit stellt sich oft das Gefühl von Isolierung und Angst ein, ganz besonders vor den wöchentlichen Workshops. Es scheint, als sei die Vorbereitungsstunde vor jeder Sitzung entscheidend für die Musiker, um Vertrauen und ein Gefühl der Kontrolle zu gewinnen. Sie wollen niemanden dabei haben in dieser Situation, weil sie diese Stunde brauchen, um das Gefühl loszuwerden, unter Druck zu stehen, und stattdessen Freiraum, Frieden und Ruhe zu gewinnen. Es ist sehr wichtig für die Musiker, in diesem Augenblick *›Musik ohne Plan‹* zu machen und sich zusammenzufinden, bevor sie die Sitzung beginnen. Gemeinsam Stühle aufstellen, die Instrumente für die Patienten ausprobieren, zusammen etwas tun, sich ›sortieren‹, sich bereit und sicher fühlen, das ist wesentlich, und manchmal scheint es fast wie eine ›magische‹ Bedingung, um das Gefühl zu erzeugen, hoffentlich erfolgreich zu sein. Wenn die Demenzpatienten zu früh hereingebracht werden und die Vorbereitung noch im Gange ist, kann das als massive Störung empfunden werden.

Das hier diskutierte Projekt war besonders kompliziert, weil das Heim ganz neu war und die Patienten sich manchmal noch nicht zu Hause fühlten, aber vielleicht auch, weil dieses Projekt wissenschaftlich untersucht werden sollte. Fiona war eine der ersten, die dieses Gefühl der Unsicherheit registrierte. Aber wir wollen Fiona zunächst ein wenig genauer vorstellen.[6] Sie verbindet die Arbeit bei ›Music for Life‹ oft mit ihrer ganz persönlichen Entwicklung: *»Du bist ununterbrochen herausgefordert und du suchst Kontakt mit den Leuten, mit denen du arbeitest, aber du kommst dabei auch in engeren Kontakt mit dir selbst, denke ich. Denn du beobachtest dich ständig selbst als Musikerin und als Person. D.h. es ist ein sehr interessanter Arbeitsplatz, denke ich.«* Fiona zeigt Mut, wenn sie ihre Gefühle von Verantwortung und Verletzlichkeit anspricht. Sie ist extrem sensibel, und oft schreibt sie in ihrem Reflexionstagebuch über das ›Wahrnehmen‹ von Gefühlen oder einer bestimmten Atmosphäre. Sie denkt – zumal vor und während der ersten Sitzung – über ein Gefühl der Angst nach: *»Ich glaube, da war ein allgemeines Gefühl von Angst, und jeder wünschte sich, dass es gut geht, und vielleicht war das sogar spürbar für die Patienten, so wie es für die Pflegerinnen und für uns als Musikerteam spürbar war.«* Sie kommentiert die Atmosphäre des Heims als ›unstet und unsicher‹, wenn sie sagt: *»...unsicher,*

6 Wie gesagt, wir wollen eine ›Geschichte‹ erzählen. Und dabei ist es wichtig, auch die Akteure persönlich kennenzulernen.

wieviel von dem ich auch selbst in mich aufgenommen habe.« Fiona betont, dass die Arbeit der Musiker umfassendere emotionale Themen der Demenzpatienten und des Pflegeteams aufnehmen und spiegeln kann.

Natürlich mussten die Musiker die Demenzpatienten erst kennenlernen. Gabriella war eine der ersten, die sie von Beginn an wahrnahmen. Gabriella ist – jeder Zoll – eine Lady, manchmal total klar, zu anderen Zeiten vollständig verschlossen in ihrer Demenz. Man kann sie immer wieder hören, und fast ohne Pause zählt sie *›neunzehn, zwanzig, neunzehn, zwanzig‹*. Wenn ein Mitglied des Pflegeteams sich an sie wendet, schaut sie in dessen Gesicht, lächelt für kurze Zeit, bevor sie sich abwendet und ihr Taschentuch im Schoß zusammenfaltet. Gabriella ist ganz verstört und ruhelos während der ersten Sitzung, und an einem bestimmten Punkt führt das zu einer dramatischen Störung. Dies bringt Matthew aus der Balance und lässt ihn die Wirkung der Musiker außerordentlich kritisch kommentieren: *»Der Sitzung fehlten klare, definierte Stücke mit guten Anfängen und Abschlüssen. Vielleicht hat das zu einem Gefühl von Unwohlsein bei den Demenzpatienten beigetragen, ein Ausbleiben von ›Befriedigung‹ – Gabriellas Frustration, ›Mach los, mach los, steh auf und sing.‹«* Matthew merkt, dass *»es möglicherweise ein Gefühl von Angst auch bei den Demenzpatienten hervorrufen kann, wenn keinerlei klare Idee da ist (...) Ich dachte, hey, wir spielen überhaupt nicht. Wir bleiben im Hintergrund und nichts passiert.«*

Diese Interpretation scheint Matthews geringes Vertrauen als Workshop-Leiter dieses Projekts wiederzugeben. Er realisiert die Tatsache, dass er dazu neigt, die Dinge unter Kontrolle zu halten, und er kann dies sogar mit biographischen Erfahrungen in Beziehung setzen, wo er immer derjenige war, der seinen rebellischen jüngeren Bruder kontrollieren sollte. Matthews große Herausforderung während des gesamten Projektverlaufs wird es sein, diesen Zwang zur Kontrolle loszulassen, anderen Beteiligten Raum zu geben und ihnen zuzutrauen, Dinge auf ihre eigene Weise zu tun. Er weiß ziemlich genau, dass vieles von dem sozusagen *›hinter seinem Rücken‹* abläuft, mehr mit implizitem statt bewusstem Wissen zu tun hat.

Allerdings ist es nicht leicht, solche Wahrnehmungen in die Praxis zu ›übersetzen‹. Gabriella ist nicht die einzige Patientin, die Matthew das Gefühl von Unsicherheit und Unbehagen vermittelt. Angst vor Menschen, die ihre Demenz auf verschiedene und manchmal unerwartete Weise äußern, spielt für ihn eine Rolle. Matthew ist sich der Unsicherheit gegenüber einer anderen Patientin, Rebecca, sehr bewusst, die vom Beginn des Projekts an eine Menge Aufmerksamkeit sucht. Rebecca ist – von Esther abgesehen, die später eingeführt wird – die einzige der teilnehmenden Demenzkranken, die in der Lage ist zu gehen. Sie rennt in den Korridoren des Heims in großer Eile auf und ab, endlos auf der Suche – so, als würde ein unartikuliertes Verlangen sie dazu zwingen. Wenn sie anderen begegnet, starrt sie wortlos in ihre Gesichter und nimmt sich lange Zeit, deren Ausdruck zu ›lesen‹. Manchmal nimmt sie eine ausgestreckte Hand und schüttelt sie kraftvoll und schnell. Dann wieder zeigt sie Freude durch nahen Augenkontakt, indem sie sanft mit der Stirn gegen die einer Pflegerin stößt. Oft scheint sie isoliert zu sein und empfindlich auf jede kleinste Veränderung ihrer physikalischen Umwelt zu reagieren – unfähig, einmal ruhig zu sein – so, als ob sie in einem ganz anderen Rhythmus leben würde als die Leute um sie herum. Matthew fühlt sich sehr unwohl bei Rebecca: *»Ich fühle ihre Frustration und ihren Ärger über dieses ›Eingeschlossensein‹ in der Demenz. Ich finde es ziemlich erschütternd, und ich habe tatsächlich Angst vor ihr – dass sie vielleicht ›ausflippt‹, mich oder jemanden sonst schlägt oder nach meiner Oboe grabscht.«*

In Wahrheit sind die Demenzpatientinnen sehr verschieden, die Situation ist neu und unsicher. Zusätzlich können viele Erwartungen da sein am Beginn eines solchen Projekts, und das kann Stress machen. Freilich, Wunder sind nicht zu erwarten, und es ist wichtig, auf realistische Erwartungen besonders des Pflegeteams hinzuarbeiten. Genau dieses ›Erwartungsmanagement‹ macht jedoch Matthew unsicher. An einem Punkt fühlt er sich kritisiert von Helena, einem neuen Mitglied des Personals im Heim. Sie ist verantwortlich für die Pflegequalität im Umgang mit den Demenzpatientinnen. Helena ist neu im Setting, allerdings sehr erfahren in der Demenzpflege und arbeitet nun als Kollegin. Ihre Bemerkung, dass man Rebecca nicht genügend Aufmerksamkeit gewidmet habe, empfindet Matthew als hartes Urteil, und er nimmt ihr das übel.

Hier ist der Punkt, wo die Bedeutung des Pflegedienstleiters sichtbar wird, weshalb Brian, der diese Funktion innehat, im Projekt eine zentrale Rolle spielt. Brian dient gleichsam als *›Katalysator‹* zwischen Musikern, Patientinnen und Pflegeteam und – ein wenig mehr aus der Distanz – auch dem Management des Heims gegenüber. Er ist extrem sachkundig bezüglich aller Arten von Demenz. Brian beschreibt sich selbst als *»jemanden, der in Ruhe herumgeht, um zu checken, was passiert und was nicht passiert.«* Er konfrontiert die Musiker mehr als einmal mit der Realität dessen, was es heißt, mit Demenz zu leben, und bringt damit einen Lernprozess bei den Musikern in Gang.

Brian betont oft die große Bedeutung kritischer Reflexion für die Pflegerinnen, die mit Demenzpatienten arbeiten. Sie brauchen unbedingt Zeit und Raum, um dies zu tun. Er unterstreicht, was Menschen mit Demenz anderen geben können durch wechselseitiges Engagement: *»Meine Idee für Menschen mit Demenz ist, dass diejenigen, die mit ihnen arbeiten, nicht genügend Möglichkeiten bekommen, darüber nachzudenken, wie die Arbeit auf sie selbst und ihren eigenen Lernprozess zurückwirkt. Sie bekommen nicht genügend Chancen zu ver-*

stehen, was die Menschen mit Demenz ihnen zurückgeben für ihr Leben. Und auf einer täglichen Basis sowohl darüber nachzudenken und hart zu arbeiten, ich glaube nicht, dass sie da genügend Anregungen haben. So versuche ich, etwas zu tun. Das ist es, was ich einbringen will (...) Ich versuche, die Stimme zu sein, die sagt, das ist so wichtig. Denn wenn du einen glücklichen, zufriedenen Pflegenden hast, hast du eine gute Chance, dass auch die Patienten glücklich und zufrieden sind. Und ich denke, das ist es, was Music for Life ausmacht (...) Das Personal hat die Gelegenheit, zu beobachten und zu sehen und bei den Patienten zu sein und die Leute zu erleben und sich an ihnen zu freuen und darüber nachzudenken.« Brian neigt dazu, eine Schlüsselrolle beim Managment der logistischen Probleme des Projekts zu übernehmen: *»Ich versuche, als Verbindungsmann zu agieren. Ich denke, ich habe immer eine gewisse Angst, dass verschiedene Aspekte der Geschichte dann doch nicht funktionieren.«*

Wir finden solch ein erhöhtes Gefühl der Angst vor der zweiten Sitzung, wo die Musiker in der Vorbereitung mehr oder weniger mit Deborah, der über viele Jahre sehr erfahrenen ›Music for Life‹-Projektmanagerin, aneinandergeraten. Zusammen mit Brian ist Deborah gewissermaßen die *›unersetzbare Spinne‹* im Netz des Projektes. Sie ist absolut sachkundig, was Musik und Demenz angeht – auch über den Pflegekontext –, und sie ist den Musikern eine Mentorin. In diesem Stadium des Projekts haben jedoch die Musiker und Deborah deutlich andere Prioritäten. Deborah ermutigt die Musiker, mit dem Spielen zu beginnen, während die Musiker finden, dass sie noch Zeit brauchen für eine gute Diskussion über die Sitzordnung im Stuhlkreis.

Natürlich war auch die zweite Sitzung herausfordernd – mehr oder weniger ›gekapert‹ von Sarah, einer Patientin, die laut nach ihrer Mutter rief. Sarah ist eine kleine Lady, die oft dasitzt mit dem Kopf in der Hand. Ihre Hände zittern, wenn sie sie in ihren Schoß legt und im Raum herumschaut. Dann hebt sie die zitternde Hand an ihren Kopf, während ihr Körper in den Stuhl rutscht, und schreit herzzerreißend *›Mammi, Mam!‹* Andere Patientinnen um sie herum wirken regelmäßig erschreckt durch ihr Schreien.

Solches Verhalten der Demenzpatientinnen führt unvermeidlich zu Unberechenbarkeit und verursacht bei den Musikern eine Menge Angst. An einem Punkt in derselben Sitzung schlug Rebecca Fionas Hand sehr fest. Fiona teilte danach in der Auswertung ihre Angst mit, indem sie zeigte, dass sie bewusst das Leid der Patientin zugelassen habe. Später dachte sie darüber nach: *»Ich hatte wirklich in meinem Bauch ein Gefühl von Verzweiflung, dass ich glaubte, ich löse mich von den Patientinnen. Ich glaube nicht, dass ich das in einer so nahe gehenden Weise früher schon einmal gefühlt habe. Das war total herausfordernd, aber zugleich wahnsinnig traurig. Ich denke, wir haben das als Team ziemlich gut bewältigt, und die Musik, die wir gemacht haben, ging auf einem schmalen Grad* *zwischen Reflexion und Verzweiflung und brachte die Gruppe zu einem Ort mit mehr Hoffnung.«* Matthew bewunderte sie und betonte nach der Sitzung: *»Da ist Mut, da ist wirklich Mut dabei, wenn man Dinge wie diese erlebt und trotzdem weiterspielt. Und das ist ein außerordentliches Ding, Fiona hat wirklich weitergespielt. Wie in aller Welt konntest du das tun? Weißt du, wenn du selbst einen realen Schmerz spürst und weiterspielst, um der Gruppe gut zu tun, dann ist das außerordentlich. Es ist total mutig.«*

Trotz dieses Gefühls von Verzweiflung, das von dem lauten Rufen von Sarah ausgelöst wurde, über das Fiona schreibt, hat Matthew den Eindruck, dass er bei Sarah erfolgreich war, weil er das Gefühl hatte, mit ihr Kontakt bekommen zu haben. Matthew bezieht das auf sein eigenes Problem, nach seelischer Hilfe zu fragen, wenn er sie braucht – wie z.B. nach dieser speziellen Sitzung. Er kann solche Hilfe nur dann akzeptieren, wenn sie von jemandem auf dessen Initiative hin angeboten wird. Ununterbrochen kämpft Matthew mit seinem Vertrauensdefizit und mit Themen wie Macht und Führungsfähigkeit. Er gerät zu Beginn der dritten Sitzung erneut in Konflikt mit Deborah, als sie deutlich unterschiedene Pläne und Prioritäten haben. In seinem Reflexionstagebuch schreibt er: *»Mir war heute Deborahs Angst über die Art, wie der Raum hergerichtet war etc., sehr bewusst, und das hatte Einfluss auf mein Gefühl während der Vorbereitungsstunde, dass ich um den Erhalt der Leitungsfunktion gekämpft habe und die Angst nicht weiterleiten wollte. Da war ein Konflikt der Pläne – ich wollte mit dem Musikerteam zusammensein und Deborah wollte die praktischen Dinge geregelt haben.«* Das Problem bleibt bestehen, weil Matthew den Eindruck hat, dass er und die anderen Musikerinnen nicht genügend Zeit und Raum zur Vorbereitung haben. Er fühlt sich behindert und hört auf zu spielen. Als Deborah ihm sagt, dies sei das Beste, was sie tun könnten, kann Matthew das nicht wirklich glauben, weil er zu spüren meint, dass das Bedürfnis der Musiker nach Intimität während der Vorbereitung nicht wirklich anerkannt wird: *»Mein Verdacht ist genau das ›oh, es ist doch wohl okay, wenn ich kurz reinkomme und das hole, oh, sie haben doch diese Abschirmung hingestellt, sodass sie nicht sehen, wenn wir vorbeigehen‹. Da ist einfach, es fühlt sich so an, ich weiß, Deborah hat gesagt, dies sei das Beste, was sie tun könnten, doch ich glaube es einfach nicht, ich denke, es ist ein Grundbedürfnis. Aber wenn es das ist, wo wir* [als Gesamtprojekt, Vf.] *sind, dann okay. Es ärgert mich einfach noch ein kleines bisschen, denke ich. Dieser Freiraum fühlt sich nicht sicher an für uns in dieser ersten Stunde, echt. Und ich denke, das hat Auswirkungen auf das Spielen.«*

Angst ist nicht nur ein Thema für die Musiker, sie ist auch bei den Pflegerinnen da. Ein Beispiel ist der Störfall, der zwischen Matthew und Rachel stattgefunden hat. Rachel ist eine Ehrenamtliche mit jüdisch-religiösem Hintergrund. Ihre Rolle als Freiwillige unterscheidet sich von der der anderen Mitglieder des Pflegeteams, die im Heim angestellt sind – vor allem weil sie ihre Zeit mit den Patientinnen in einem Eins-zu-eins-Verhältnis der Sorge und Pflege verbringt. Über sie wird nur Positives gesagt, und sie ist sehr sprachgewandt, durchsetzungsfähig und offensichtlich voller Leben, voller Neugier und hat großes Interesse und eine Liebe für klassische Musik. Beim Weitergeben der Instrumente während des Willkommensliedes einer Sitzung beginnt Rachel spontan, Instrumente zuzuteilen, aber Matthew sagt ihr, sie solle damit aufhören. Rachel berichtet in der Auswertung, dass sie sich dadurch sehr brüskiert gefühlt habe. Matthew jedoch ist überrascht während eines Interviews nach der Sitzung: »*Ich war so betroffen (...) jeder ist so verwundbar, das Pflegeteam, die Musiker genauso wie die Patientinnen. Du weißt, jemand, der so sicher und gewillt und intelligent ist wie Rachel, es fühlte sich an, als wollte sie sich einrollen und sterben deswegen. Sogar jemand wie sie ist persönlich so betroffen davon.*« In seinem Reflexionstagebuch schreibt Matthew: »*Ich möchte wirklich, dass die Musik ganz bald ›abhebt‹. Ich denke, das wird das nächste Stadium sein, das die Gruppe zusammenbringt und uns alle auf die nächste Stufe hebt, besonders die Pflegerinnen, die von ihren Ängsten zurückgehalten werden, ja ›das Richtige zu tun‹. Das wurde von Rachel geäußert, die sich darüber geärgert hatte, dass ich sie gebeten hatte, die Instrumente nicht auszuteilen. Ich dachte, ich hätte das so freundlich getan, ich dachte ich sagte: ›Vielleicht noch nicht jetzt‹. – Ich dachte, ich sei so vorsichtig gewesen, aber sie verstand es gerade umgekehrt, und es hat vollkommen ihr Vertrauen angeknackst.*«

In einem der Gruppeninterviews kommen die Musiker wieder auf den Vorfall mit Rachel zurück. Matthew betont: »*Und ich sagte wirklich ruhig zu ihr: ›Vielleicht noch nicht jetzt‹. Und sie war niedergeschmettert davon, jedenfalls was sie beim Feedback hinterher sagte: ›Oh Gott, ich mach das nicht wieder, ich werde warten und tun, was man mir sagt von jetzt an, ich werde definitiv warten.‹ Und ich war wie ... neiein! Und ich dachte, das ist jemand, der wirklich sicher ist, mit hohem Selbstvertrauen ...*« Offensichtlich sieht Matthew Rachels Selbstvertrauen als gegeben an, aber natürlich ist das möglicherweise nicht realistisch.

Angst während einer Sitzung kann zu vielfältigen Gefühlen der Verletztheit führen. Während der vierten Sitzung reflektiert Matthew eine Begenung zwischen Fionas Vertretung, dem Flötisten Harry, und der Demenzpatientin Abigail. Abigail ist oft schläfrig – von Perioden des Dösens zu Zeiten treibend, in denen sie geradezu alarmiert wirkt, plötzlich beseelt und voller Energie. Sie ist freundlich, höflich und nett zu anderen. Zeitweilig scheint es, als habe sie ein starkes Gefühl von Selbstbewusstsein, aber zu anderen Zeiten scheint sie sehr durcheinander zu sein, verwirrt und verängstigt durch das Verhalten von anderen um sie herum und zieht sich ganz aus dem Kontakt mit anderen zurück. Harry bekommt Kontakt zu ihr.

Aus den Feldnotizen: »Matthew spielt mit einer Art Glockenspiel (*soprano chime bar*[7]) in Abigails Nähe. Anneliese spielt in Abständen ein Echo, und es ist ein lebendiges Motiv. Matthew singt dann ›*Abigail*‹ und fragt sie, ob sie mit ihnen spielen wolle: ›*Kannst du versuchen, das zu spielen, kannst du mal einen Versuch machen?*‹ Er bittet sie, Helena ein Handglockenspiel zu geben. Abigail beginnt zu spielen, ein wenig langsamer als das Stück zuvor, aber Anneliese passt sich schnell ihrem Takt an. Allerdings wird sie immer langsamer, weil sie das Glockenspiel zu erforschen beginnt – Anneliese hört auf zu spielen. Matthew fragt nun Abigail, mit welchem Musiker sie ein Stück spielen wolle: ›*Abigail, möchtest du gern ein Stück spielen entweder mit Anneliese ... Harry ... oder es könnte auch mit mir sein?*‹ Sie macht ›*hmmm, ja*‹ nach jedem Namen, und es ist nicht klar, ob sie versteht. ›*Möchtest du jemanden von uns auswählen ... Anneliese oder Harry?*‹ Sie stimmt herzhaft zu und sagt ›*Harry*‹ und blickt zu ihm hin. Harry fragt, ob er kommen und sich Abigail gegenüber setzen darf und sagt: ›*Möchtest du anfangen?*‹ Sie beginnt, indem sie Töne wiederholt. Harry sitzt auf dem Boden vor ihr und fängt an, sehr sanft zu ihren Tönen zu improvisieren. Fast sofort spielt er mit ihr zusammen. Es ist ein lebendiges Stück in D-Dur, ein Duo zwischen Harry und Abigail, das Anneliese langsam zu untermalen beginnt, genauso sanft und einige Harmonien ergänzend. Die Improvisation beginnt zu versanden, deshalb hören Harry und Anneliese auf zu spielen. Harry fragt Abigail, ob sie einen anderen Ton versuchen wolle und sagt ihr, dass sie damit eine Menge anderer Klänge erzeugen könne: ›*Abigail, kannst du versuchen, einen der anderen Töne zu spielen, was ist mit dem hier ... du hast wahnsinnig viele Möglichkeiten, Klang zu erzeugen ... Ja, das ist toll!*‹ Abigail nimmt das auf und produziert augenblicklich verschiedene Töne. Er lässt sie ein wenig ausprobieren und begleitet sie dann wieder, indem er darüber improvisiert. Harry fährt fort, Anneliese zupft dazu sanft die Harfe. Das Stück bewegt sich durch eine Vielzahl von Tonarten – G-Dur, e-moll, D-Dur. Das Stück wird harmonisch dann weniger stabil, und das Duo wird musikalisch zunehmend undurchschaubar, bis Harry eine lebendige Tonfigur in einem höheren Register spielt, bei dem Anneliese problemlos wieder einsteigen kann mit einer sich wiederholenden Begleitfigur in D-Dur. Als Harry den Rhythmus zu beschleunigen beginnt, wird auch Annelieses Begleitung stärker. Sofort antwortet auch Abigail durch stärkeres Engagement. Am Ende sagt Harry: ›*Danke, Abigail, das war wunderschön.*‹ Und Matthew ergänzt: ›*Gut gespielt.*‹ Harry merkt an: ›*Da war eine Menge Energie in dem Stück.*‹ (lacht). Matthew sagt: ›*Hey, da war – du hast gemacht, dass es gut gelaufen ist*‹, worauf Abigail antwortet: ›*Ja*‹. Matthew: ›*Du hast bewirkt, dass er was dazu getan hat.*‹ Harry stimmt überein: ›*Ich habe eine Menge Töne gespielt*‹, und Abigail antwortet: ›*Gut!*‹ Es entsteht ein Gelächter zwischen ihr, Helena und den Musikern. Harry sagt: ›*Kann ich jetzt den Rest haben?*‹ Und Abigail sagt: ›*Sicher.*‹ Matthew fragt, ob er das Glockenspiel aus ihrem Schoß nehmen darf: ›*Nicht so bequem, oder?*‹«

Harry versucht, Abigail zu ermutigen, indem er sie einlädt, andere Töne zu gebrauchen und ihr Zeit lässt auszuprobieren, bevor er sie improvisierend be-

7 Eine ausführliche Darstellung der benutzten Instrumente findet sich in *Anhang 2.*

gleitet. Er hat ein gutes Gesprür für das langsame Tempo, das Abigail braucht, und gleichzeitig kommt er dem als Künstler nahe. Das hilft, ein musikalisches Stück zu entwickeln, das sich durch verschiedene Tonarten bewegt. Abigails Stück ist das Beispiel einer Episode, die sich entfaltet mit klarem Anfang und deutlichem Ende. Es gibt zwei Momente der möglichen Loslösung, die von den Musikern aber aufgefangen werden: durch wörtliche Nachfragen, die zum Weitermachen anregen, und durch Harrys starke physische und mentale Unterstützungsaktion, als er sich vor Abigail auf den Boden setzte und so eine intime Atmosphäre herstellte, die dazu führte, dass Abigail vertrauen konnte.

Matthew spürt die Verletzbarkeit, die in solchen Interaktionen berührt werden kann, und setzt sich an Harrys Stelle, wenn er sagt: *»Wenn du dann wirklich da draußen bist wie Harry, als er heute das Stück mit Abigail gemacht hat, dann weißt du nicht, was passieren wird. Sie könnte phantastisch reagieren und ein tolles Duett mit ihm spielen, aber sie könnte ihn auch schlagen mit dem Klöpfel. Alles ist möglich. Sie könnte sehr aufgebracht sein. Und er bekommt garnichts, keine Musik, hinter der er sich verstecken könnte. Er ist nur einfach da mit seiner Flöte.«* Harry ist nur da mit seiner Flöte. Die Patientin ist nicht die einzige, die verwundbar ist und sich bloßgestellt fühlt, wie Matthew weiter feststellt: *»Ich glaube, da ist eine Art Anstieg der Aufmerksamkeit für die Person, mit der du arbeitest. Du machst sie und dich selbst verletzbarer, denke ich. Hoffentlich wirst du einen engen Kontakt mit ihr herstellen, sodass es von allen anderen gesehen werden kann. Jeder wird das sehen. Und deshalb ist es sehr entblößend, das zu tun. Auf Knien jemand gegenüberzutreten, jemandem nahezukommen und ein Stück mit ihm oder für ihn zu spielen. Hey, das ist sehr entblößend.«*

Anneliese spürt das. Sie fühlt, dass *»Harrys Stück mit Abigail irgendwie eigenartig war. Hatte sie sich spontan in die Musik hineinbegeben oder nur auf seine Musik geantwortet? Sie überraschte uns alle mit dieser Geste ›wir haben es getan‹ am Ende. Wir lachten alle.«* Harry ist ein großartiger Musiker und sehr erfahren in der Praxis von ›Music for Life‹, wo er seit langem als Workshop-Leiter tätig ist. Er ist vertrauenswürdig, heiter und voller Humor und pflegt eine freundliche Atmosphäre zu verbreiten.

Obwohl sie ruhig und still erscheint, kann Anneliese sich sehr unsicher fühlen. Sie ist eine wirkliche Kollegin und wünscht sich eine von allen geteilte Leitung mit Matthew und Fiona. In ihrem Reflexionstagebuch zeigt sie ihre Ängste, wenn sie Konflikte zwischen Matthew und ihr selbst anspricht. Für Anneliese sind Sicherheit und Risikobereitschaft unter den Musikern große Themen, wie sich mehr als einmal zeigt, etwa in der folgenden Gruppendiskussion unter den Musikern:

> Anneliese: *»Du musst als Gruppe funktionieren, und ich denke, dass der Wunsch nach Sicherheit praktisch überragend ist, oder? Weil du ja nicht einfach ein Risiko eingehst,*

> *denn diese Arbeit ist voller Risiken – musikalisch und in jeder anderen Hinsicht –, und wenn du nicht dieses nette, du weißt, Polster um dich hättest, ich wäre dann niemals mehr zurückgekommen zu dieser Arbeit.«*
> Matthew: »*Nein. Es ist möglicherweise viel zu …* «
> Fiona: »*Ja, arbeitsintensiv.*«

Das ist eine Schlüsselaussage für eine hervorragend funktionierende *Community of Practice*, in der Sicherheit eine soziale Tatsache darstellt und kein individuelles Gefühl. Es betrifft die gesamte Gruppe. ›*Arbeitsintensiv*‹ wird von Fiona gebraucht wie ein Wort mit ironischer Konnotation, dessen riskante Bedeutung erst realisiert würde, wenn Sicherheit eben nicht mehr gegeben wäre.

Trotz der Tatsache, dass Improvisation eine zentrale Kompetenz für diese Praxis ist, kann sie doch auch tiefe Verunsicherung erzeugen. Improvisation ist aufs Engste verknüpft mit individueller und Gruppenidentität. Sie ist immer ein offener Prozess und kann für die beteiligten Musiker mit viel Risiko verbunden sein. Es gibt – um dies zu verdeutlichen – beträchtliche Unsicherheit und Selbstkritik auf Seiten von Anneliese, wenn sie sagt: »*Ich finde das Bestreben, etwas musikalisch Sinnvolles zu sagen, ich finde das hart. Und wir fanden wieder und wieder, dass wenn wir etwas mit unserer Musik sagen, dann fügen sich die Dinge zusammen. Ganz oft konnten wir Situationen mit Musik retten. Es kommt immer wieder zur Musik zurück. Die anderen Dinge müssen gewiss auch da sein, wir müssen eine Menge Fähigkeiten haben, aber wenn die Musik – wenn man's von der anderen Seite her betrachtet – irgendwie oberflächlich ist, manchmal ›eiern wir rum‹ und wir wissen irgendwie nicht genau, wo es hingeht, ich bestimmt nicht, und dann ist ganz oft der Fokus weg, es gibt keine Richtung, ja, und ich finde, die beiden spielen zusammen und ich persönlich finde die musikalische Seite hart. Ja, das ist tatsächlich meine Herausforderung.*« In gewisser Weise spricht Anneliese ganz intensiv die Beziehung von Improvisation und Identität an, wenn sie sagt: »*Wenn die Musik nicht funktioniert, dann fängst du auch als Person an, nicht mehr zu funktionieren in dieser Gruppe.*«

Ein wichtiger Lernprozess für die Musiker, um ihre Ängste loszuwerden, ist, die Dinge nicht zu persönlich zu nehmen. Musiker neigen oft dazu, wahrgenommene Fehler beim Performen mit einem niedrigen Selbstwertgefühl zu verbinden. Matthew, Anneliese und Fiona sind da keine Ausnahme, wie wir der folgenden Diskussion entnehmen können:

> Matthew: »*(…) Und so identifizieren wir uns mit unserem Spiel.*«
> Anneliese: »*Ich hab' ganz gut gespielt, ich fühle mich gut.*«
> Matthew: »*Ich habe gut gespielt, ich bin ein guter Musiker, ich bin eine gute Person.*«
> Fiona: »*Ich bin okay.*«
> Matthew: »*Ich bin okay.*«
> Fiona: »*Ich spiele schlecht, ich bin ein Desaster.*«

Matthew: *»Ja, mit unserer Identität ist das so.«*
Fiona: *»Irgendwie hängt alles zusammen, oder? «*
Matthew: *»Und wir beurteilen Menschen, und die Leute beurteilen uns dafür. Naja, wie ›er ist ein miserabler Spieler, er spielt unsauber, dadada‹, und das schmälert dann unsere Stellung als menschliche Wesen.«*

Die Musiker neigen dazu, ein ähnlich negatives Gefühl zu bekommen, sobald sie spüren, dass ihre Beziehung zu einem Patienten scheitert. Hohe Erwartungen müssen deshalb bearbeitet und der Realität angepasst werden. Ein Patient kann weggehen seiner Demenz wegen, und das hat nichts zu tun mit der Qualität der musikalischen Darstellung.

Fiona wirft in ihrem Reflexionstagebuch die Frage nach der Beziehung zwischen einem Gefühl fehlerhafter Performance und niedrigem Selbstwertgefühl auf, wenn sie kommentiert, dass eine ›Music for Life‹-Sitzung erkennen lässt, wie du dich selbst fühlst. Sie hat die Erfahrung gemacht, dass sie eine harte Zeit hatte, als die Patienten einige Instrumente zurückgewiesen haben, selbst in der allerersten Sitzung. Sie sagt: *»Ich war mir durchaus bewusst, wie unsicher man sich fühlen kann, wenn man etwas anbietet und wie man damit vernünftig umgehen kann. Wie persönlich kann sich das anfühlen!«* Der letzte Satz ist aussagekräftig. Dies ist nicht nur ein Job. Fiona erlebt es tatsächlich als persönlichen Fehler, wenn Patienten ein Instrument ablehnen, während das von deren Seite ›Abkehr‹ bedeuten kann, also in Wahrheit eine Reaktion ist, die mit der Demenz selbst zu tun hat. Dies macht die Arbeit des Pflegedienstleiters so wichtig.

Ein anderes Beispiel der Angst vor dem Versagen ist der Moment, in dem Fiona Matthew versehentlich falsch interpretiert: An einem bestimmten Punkt in einem Workshop hat sie das Gefühl, dass die Melodie des Rahmenstücks begonnen hat, womit die Sitzung geschlossen werden soll, und sie fährt fort, dies musikalisch weiter zu entwickeln, aber Matthew stoppt sie. Es ist ähnlich wie bei Rachels Verteilung der Instrumente, was zuvor diskutiert wurde. Unterschiedliche Interpretationen dieses Missverständnisses sind die Folge: Fiona selbst denkt, dass diese Fehlinterpretation mit der Tatsache zu tun hat, dass sie sich während der gesamten Sitzung unwohl gefühlt habe, und dies, so ihr Gefühl, sei darauf zurückzuführen, dass die Sitzung die ›größeren Probleme‹ im Heim widergespiegelt habe. Fionas hohe Sensibilität nimmt die Gefühle der ›Unbehaustheit‹ im Heim auf. Anneliese dagegen zeigt Verdruss über die Art, wie Matthew das Problem behandelt hat und führt es auf einen Mangel an Führungseigenschaften zurück. Sie schreibt in ihrem Reflexionstagebuch: *»Wenn ich noch einmal über die Situation nachdenke, fällt mir die alte Frage der Führungsqualität wieder ein. Wir sind immer wieder daran gescheitert, diese Sitzungen auf ›demokratische‹ Weise zu managen. In dieser besonderen Situation,* *denke ich, hätte Matthew offener und anderen Ideen und Hinweisen gegenüber aufgeschlossener sein müssen, wo er als Leiter doch sonst nicht so viel zu beachten hat. Fiona wurde mit dem Gefühl zurückgelassen, sie habe einen Fehler gemacht .«* Anneliese hat das Gefühl, dass Matthews Führungsstil sich wandeln sollte in eine von allen geteilte Form des Leitens. Sie geht davon aus, dass dieser Vorfall Fionas Selbstwertgefühl beschädigt hat.

Matthew hat den Eindruck, sehr genau zu wissen, wie die Dinge zusammenhängen. Er reflektiert in dem Interview nach der Sitzung, dass für die Musiker die Definition von ›Erfolg‹ im Kontext dieses Projektes Folgendes ist: *»dass eine Patientin ein Instrument nimmt, dass ein Stück gespielt wird und die Musiker spüren, dass sie einen guten Job getan haben. Und so kann der Wunsch* [der Patienten, Vf.], *ein Instrument zu spielen, eng zusammenhängen mit unserem eigenen Gefühl, Erfolg zu haben oder eben nicht.«*

In einem vergleichbaren Fall finden es die Musiker mühsam, mit der Demenzpatientin Esther umzugehen. Esther ist eine sehr aktive und stattliche Lady, die ganz lebhaft, dynamisch und sozial zu sein scheint. Sie redet viel und engagiert sich auf sehr freie und fast nervöse Weise mit dem Pflegeteam und mit Besuchern. Sie spricht oft davon, dass sie ihre Mutter besucht und pflegt und dass sie dies tun müsse, und scheint auf Pflichten, Berufe und Aktionen fixiert zu sein, die aus einer erinnerten Vergangenheit stammen. Beziehungen zu anderen Demenzpatientinnen sind problematisch; einigen gegenüber ist sogar ein Element der verbalen und physischen Bedrohung dabei, obgleich dies immer nur von kurzer Dauer ist. Gemeinsam mit Rebecca ist sie die einzige der acht Patientinnen, die gehen kann. Esther ist auch sehr musikalisch. Ihr ständiges Herausgehen aus den Sitzungen wird von Matthew als ›Mangel an Fortschritt‹ interpretiert, d.h. da ist tatsächlich das Gefühl eines persönlichen Fehlers, wenn eine Patientin hinausgeht. Matthew realisiert allerdings an einem bestimmten Punkt, dass vieles von dem mit Gefühlen von Selbstwert und Selbstbild zu tun hat.

Brian denkt ebenfalls darüber nach, dass Musiker dazu neigen, die Dinge persönlich zu nehmen. Er beobachtet, dass Kritik, die vom Pflegeteam kommt und sich auf Prozesse bezieht, die während der Sitzungen passieren oder eben nicht passieren, solche Effekte haben kann. Allerdings hat er auch den Eindruck, dass die Musiker ein wenig zu sensibel sein könnten. Er meint: *»Ich glaube, die Beziehungen der Leute zueinander sind sehr einfühlsam in der Gruppe. Ich denke, es ist eine ziemlich exponierte Stellung für alle, Musiker, Pflegende und Patientinnen. Ich denke, die Leute können sich ein wenig bloßgestellt fühlen oder sehr sensibel in Bezug auf die Art, wie andere auf sie reagieren.«* Brian kann dabei eine wichtige Rolle für die Musiker spielen, mit dieser Situation umzugehen.

Aber da gibt es auch Augenblicke, wo auch er das Gefühl hat zu irren oder wo er fühlt, dass ›das System‹ irrt.

Die sechste Sitzung wurde von den Musikern als eine Art ›Durchbruch‹ erlebt, wo es gelang, eine wirkliche Beziehung zwischen Rebecca und Matthew herzustellen. Das war sehr ermutigend für Matthew.

> *Aus den Feldnotizen:* »Rebecca ist sehr still (...) Während des Willkommensliedes singt Matthew zunächst in Richtung Rebecca und lächelt nach ihrem Namen. Er wartet auf ihre Reaktion und Bestätigung (...) Sie sieht ihn intensiv an und schickt nach wenigen Sekunden ein Lächeln zu ihm hin. Sie scheint während des ganzen Stücks engagiert zu sein. Matthew spielt auf einem tiefen Metallophon (*bass chime bar*[8]) am Ende des Willkommensliedes und fragt dann Rebecca: ›*Würdest du auch gern ...?*‹ Er sieht zu Rebecca hinüber und zeigt an, sie solle es spielen. Sie tut es – und schlägt das Metallophon ziemlich rasant. Er wartet und zeigt wieder an, sie solle es tun. Als sie es nicht tut, sagt er: ›*Können wir diesen Klang noch einmal hören, Rebecca?*‹ Sie spielt wieder schnell, aber diesmal länger als zuvor. Matthew imitiert die Intensität dieser Aktion sofort durch Gesang, und Fiona beantwortet seine Interpretation mit einer kurzen Kadenz. Dann schlägt Rebecca die Bass Bar einmal und ist ununterbrochen ganz auf Matthew konzentriert und ihr Körper wölbt sich ihm entgegen. Matthew singt sehr intensiv – es klingt sehr gewagt, dramatisch und feurig. Die Situation könnte an diesem Punkt fast als die eines ›Torrero‹ gedeutet werden. Matthew findet die Tonart d-moll. Er wartet erneut – sie spielt nicht, so singt er ein wenig weiter, während er einen sehr starken, fast starren Augenkontakt hält. Matthews Gesang wird sensibel untermalt von einem eintönigen Summen von Fiona und gelegentlichen Einwürfen von Anneliese auf der Harfe. Sein Gesang wird ein wenig weicher, es ist eine sehr dunkle Tonqualität, fast wie ein jüdischer Kantor manchmal in der Ausführung. Er hält Rebecca das Metallophon hin und richtet es aus, um ihr zu ermöglichen, es fest zu schlagen. Sie sieht ihn unentwegt an, außer wenn sie auf das Metallophon herunterblickt um zu spielen. Die Musik wird sehr gestisch – Phrasen voll von Atem und Raum, auf eine Antwort wartend. Fiona fährt fort, einen tiefen Ton zu spielen, und Anneliese spielt eigenartige Sechstakkorde. Rebecca spielt gelegentlich die Bass Bar – immer sehr intensiv und meist nur einen Schlag. Kurz vor dem Ende spielt sie einige schnelle Töne, Matthew imitiert das sofort in seinem Gesang. Dieses Stück vermittelt eine jüdische Atmosphäre. Es entsteht eine Schlusssequenz, bei der Fiona und Anneliese dynamisch spielen. Als es endet, wartet Matthew wenigstens fünfzehn Sekunden, bevor er sagt: ›*Danke, Rebecca ... danke für dein Spiel ... wirklich ein wunderschönes Stück. Ich liebe dein starkes Spiel, sehr kraftvoll. Du hast uns inspiriert, wirklich wichtige Musik zu machen.*‹ Rebecca schüttelt Matthew die Hand und lächelt breit. Die anderen in der Gruppe sind in dieses Stück einbezogen.«

8 Eine ausführliche Darstellung der benutzten Instrumente findet sich in *Anhang 2.*

Transkript 1: Rebeccas Stück (Sitzung 6)

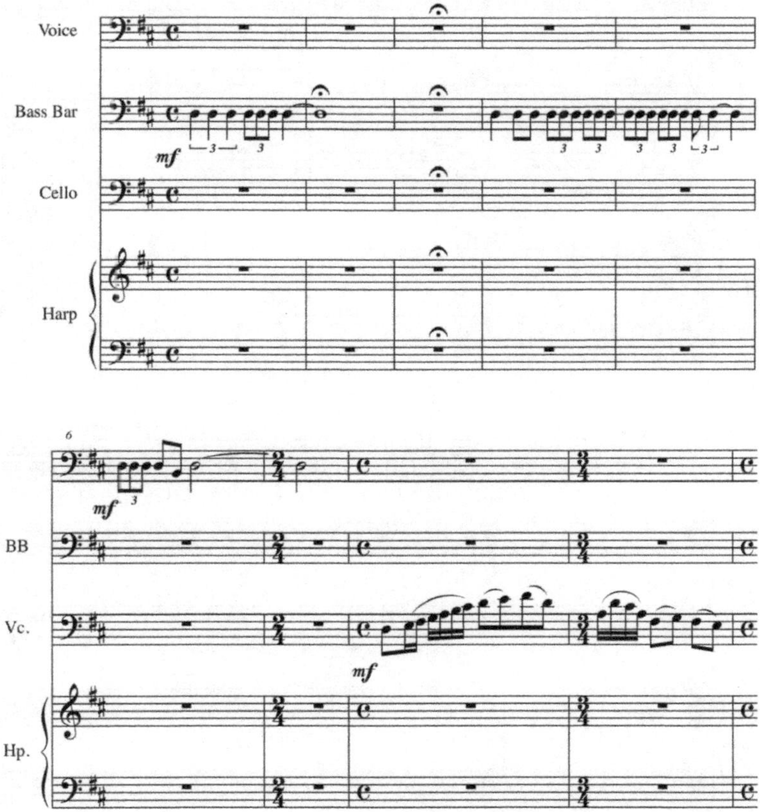

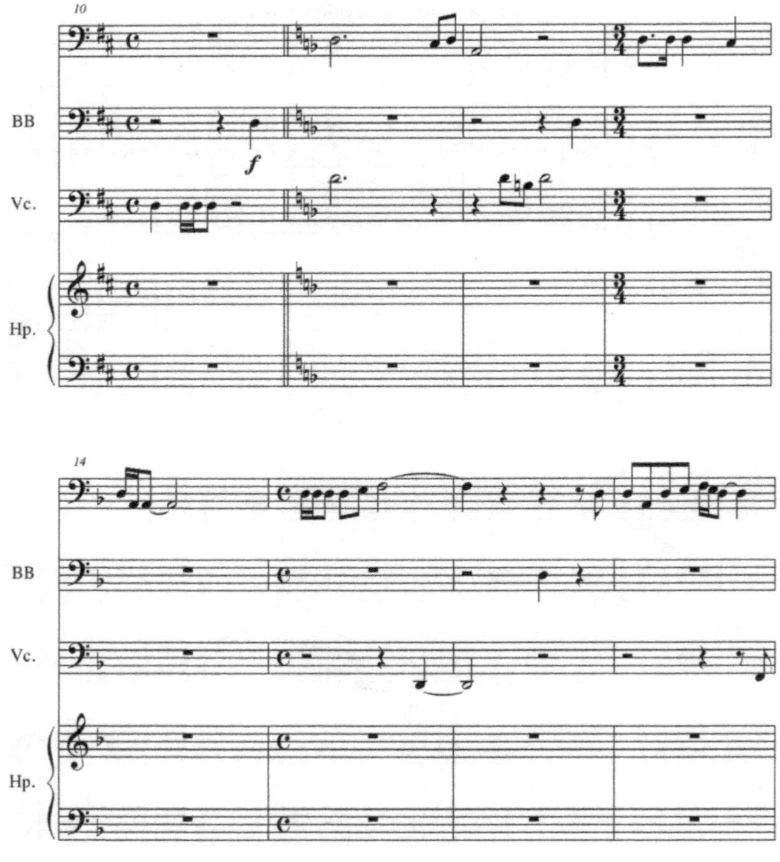
10
BB
f
Vc.
Hp.
14
BB
Vc.
Hp.

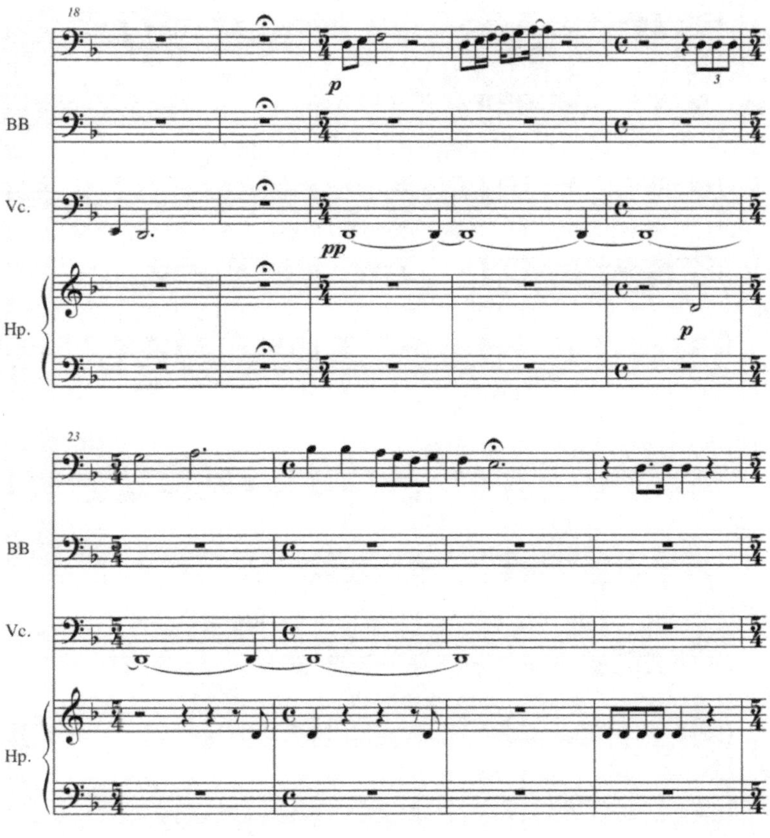
18
p
3
BB
Vc.
pp
Hp.
p
23
BB
Vc.
Hp.

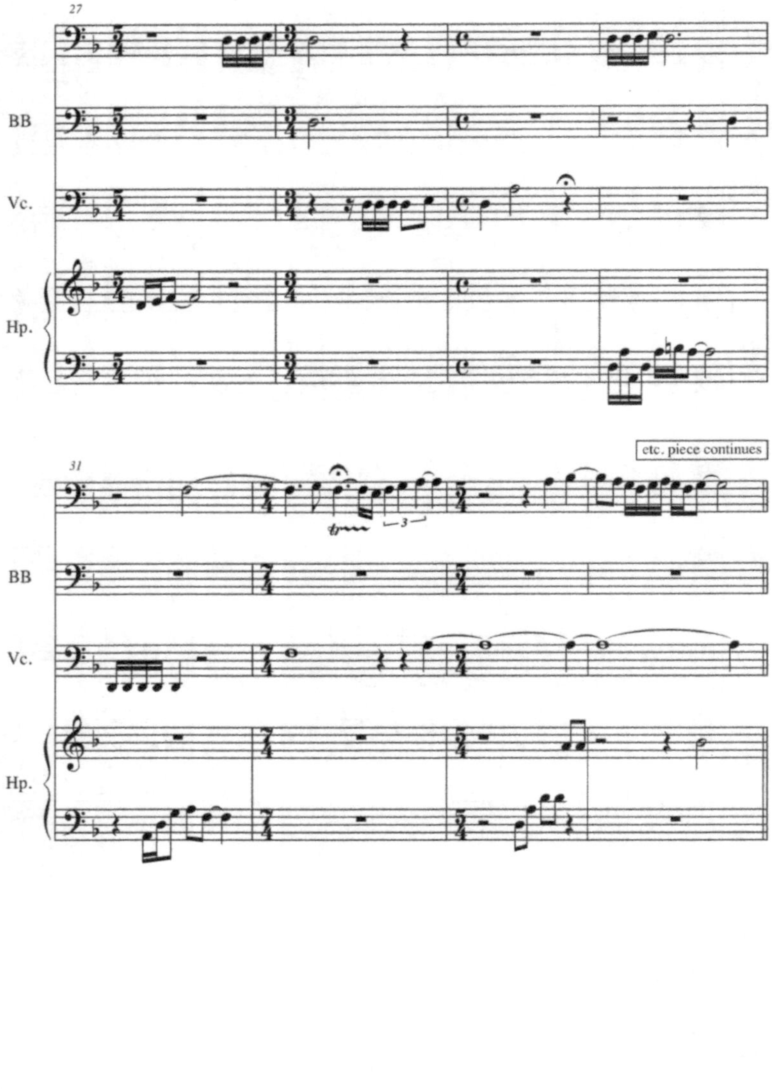
27
BB
Vc.
Hp.
31
etc. piece continues
BB
Vc.
Hp.

Matthew kommentiert seine innere Stimme, die er ›*Snark*‹[9] nennt und die ihm zuflüstert, um sein Selbstvertrauen und sein Selbstwertgefühl anzukratzen und die er ruhig zu stellen versucht: *»Der Snark wurde verdammt laut: ›Du bist kein Sänger! Es ist ein leichter Trick, jüdisch klingende Musik für alte jüdische Ladys zu singen – du bist nicht einmal jüdisch, du hast kein Recht dazu!‹ Aber als die Reaktionen von Rebecca kamen und ich mich mehr und mehr auf mein Singen konzentrierte und es so schön zu machen versuchte, wie ich konnte, wurde der Snark ruhiger und ruhiger, vielleicht sogar still.«*

Das Stück, das sich zu einem Dialog mit Rebecca entwickelte, wird von Matthew als eine ›Zeremonie‹ beschrieben, in welcher *»Rebecca die Glocke läuten könnte und dann würde die Musik wieder so ablaufen, bis sie versandet und bei ihr landet, und sie würde wieder die Glocke läuten und die nächste Welle einleiten. Und es fühlte sich sehr, sehr ernst an. Und genau das drückte auch ihr Gesicht aus.‹* Ein Wendepunkt war in dem Moment, als Rebecca aufhörte, aggressiv zu spielen und zu einem zeremonieähnlich Vorgehen wechselte, indem sie jede musikalische Phrase einleitete.

Matthew gibt einen ausgezeichneten Einblick in diese reflexive Praxis als Schlüssel zu dieser Art von Musikmachen, wenn er sagt: *»Als das Stück begann, hatte ich nicht die geringste Idee, dass es so laufen würde, wie es dann lief. Es war eine sehr ungeplante Sache. Mit Rebecca zu singen, war überhaupt nicht das, was ich mir vorgestellt hatte. Die absolute Reaktion in dem Moment, wo es der Patientin darauf ankam, glaube ich, sich wirklich anzupassen, tatsächlich fast im Bruchteil einer Sekunde, ein extrem ungeplantes Stück. Fast den Augenblick festhaltend. Ich denke, das war tatsächlich ein realer Moment des ›Spiegelns‹, in dem du unmittelbar zurückspiegelst, genau was du siehst. Und ich glaube, du musst einfach deinem Instinkt vertrauen und denken, das ist das, was ich sehe, und das ist es, was ich denke, du willst es. Und dann mach' es einfach.«*

Gefühle der Verletzbarkeit wurden allerdings nicht nur von ›Snark‹ angesprochen, sie wurden auch nach der Sitzung in der Auswertung geäußert, als Anneliese in Tränen ausbrach, nachdem Matthew sie für ihr Spiel gelobt hatte. Matthews Anerkennung von Annelieses Können war aber vor allem durch seine positive Erfahrung der Verbindung zu Rebecca bestimmt, die teilweise durch Annelieses Hilfe möglich geworden war. Seine Reflexion, dass Musiker alle in ihren eigenen Gedanken und Worten gefangen sind, wenn sie darüber nachdenken, ›was der andere von Dir denkt‹ und ›ob die Musik zu irgendetwas taugt‹, ist unter Musikern sehr vertraut. Realistisches Selbstwertgefühl existiert jedoch auch unter Musikern. In einem Gruppeninterview stellt Matthew fest,

---

9 Nach Wiktionary eine Zusammensetzung aus ›snide‹ (etwa: *sarkastisch*) und ›remarks‹ *(Bemerkungen)*.

dass mehr Mut und mehr Risikobereitschaft auch damit zu tun hat, dass man älter wird, eine andere Perspektive auf die Dinge gewinnt und ein wenig erfahrener geworden ist.

Für das Pflegeteam stehen offensichtlich ähnliche Themen auf der Agenda. Brian macht eine wichtige Beobachtung in Bezug auf Lernprozesse unter den Pflegenden und ihr Selbstwertgefühl: *»Ich denke, es bestätigt, was ich selbst glaube, dass Menschen motiviert werden durch ihre Beziehungen zu anderen Menschen. Das Pflegeteam wird motiviert durch Leistungen der Patientinnen, mit denen sie zu tun haben. Ich denke, die Pflegenden haben große Fähigkeiten zu fühlen, wie die Patienten fühlen und tatsächlich ihre Emotionen zu teilen. Und sie haben ein großes Gespür für gemeinsam geteilte Identität. Und einen Sinn dafür, dass Leistungen der Patienten ihre Leistungen sind. Mehr als alles andere bestätigt das meine Überzeugung, dass die Pflegerinnen wirklich das Beste wollen und das Beste geben werden, was sie können.«*

Das Gefühl ›bedrohter Identität‹ kann tatsächlich geheilt werden. Aber das scheint keine Lernleistung des Individuums zu sein, sondern eine kommunikative Prozedur, die alle Teilnehmer einschließt.

Anerkennung

›Anerkennung‹ ist ein zentraler Teil sozialer Identität, und es ist in verschiedener Hinsicht ein wichtiger Begriff in der ›Musik for Life‹-Praxis. Anerkennung hat mit Ermutigung *(empowerment)* zu tun für alle teilnehmenden Lerner. Patienten werden anerkannt in ihrer Musik, und sie werden ganz bewusst besonders bestätigt, wenn ihnen für ihr Stück gedankt wird.

Die deutlichste Anerkennung kommt in jeder Sitzung durch das *›Willkommenslied‹* zustande – ein Lied, bei dem der Workshop-Leiter im Kreis herum geht und jeden individuellen Namen der Leute im Kreis singt und es so lange tut, bis sich die Teilnehmer anerkannt und bestätigt fühlen. Dies ist – sichtbar – ein sehr wirkungsvolles Mittel. Es bringt Personen oft zum ›Leuchten‹, macht sie wach und glücklich. Brian sagt, dass es zu einem Gefühl von Gleichheit und Respekt führt. Im Folgenden dokumentieren wir eine Beschreibung des Willkommensliedes aus der vierten Sitzung.

> *Aus den Feldnotizen:* »Matthew nutzt ein Handglockenspiel in C-Dur (*c hand chime*[10]). Der Willkommenssong beginnt mit Harry, den Matthew gerade eingeführt hat. Matthew singt: *›Guten Morgen, Harry‹*, und Harry singt: *›Guten Morgen, ihr alle. Danke, dass ich hier sein darf.‹* Namen werden im Kreis zweimal gesungen mit

10 Eine ausführliche Darstellung der benutzten Instrumente findet sich in *Anhang 2*.

kurzen Kadenzen nach jedem Namen. Matthew macht dann Gruppen von je drei Leuten und ruft Namen quer durch den Kreis und endet schließlich, indem er singt: ›*Guten Morgen, ihr alle.*‹ Das Lied ist teilweise sehr lebhaft. Es entsteht ein wenig der Eindruck von Eile, als Harry eine Djembé *(afrikanische Trommel)* einführt und das Tempo verschärft. Allerdings reagieren die Leute, wenn ihr Name gesungen wird. Und wenn Matthew einzelne quer durch den Raum anspricht, sind sie ziemlich dabei. Abigail scheint sehr engagiert zu sein während des Namens-Songs. Ihre Reaktionen sind sehr fröhlich und zugewandt, und die Musiker gestalten dies sofort wunderbar aus. Am Beginn des Liedes singt sie mit und fällt ziemlich regelmäßig während des gesamten Stückes immer wieder ein. Nachdem ihr Name das erste Mal gesungen wurde, sagt Abigail: ›*Guten Morgen.*‹ Matthew antwortet, indem er sagt: ›*Wunderbar, dich zu sehen*‹, und Abigail antwortet: ›*Für euch, alle von euch.*‹ Nach Helenas Namen sagt Abigail: ›*Guten Morgen, ihr alle.*‹ Als Harry später in dem Stück die Trommel zu spielen beginnt, nickt sie mit dem Kopf den Takt. Sie scheint es zu genießen, dass Matthew sie ansieht und sich am Ende des Liedes mit einer starken Geste auf sie zubewegt und singt: ›*Guten Morgen, guten Morgen!*‹ Gabriella scheint zu schlafen, aber Matthew (und Harry mit der Flöte) wecken sie auf. Gabriella wirkt glücklich. Sie bewegt ihre Lippen, als ihr Name gesungen wird und sagt am Ende ›*danke*‹ und lacht, als Matthew entgegnet: ›*Keine Ursache!*‹ Matthew und Rachel berühren ihre Arme. Gabriella singt dann mit voller Stimme Matthews Namen, und ihr Gesicht ist lebendig – mit einem großen Lächeln. Sie lächelt regelmäßig und schaut im Kreis herum und manchmal lacht sie sogar. Sie singt weiter sehr engagiert, ›*guten Morgen, ihr alle*‹, während Rachel auf ihren Arm schlägt. Sarah scheint in einem guten Gesamtzustand zu sein und sich wohlzufühlen. Sie hört ruhig zu. Samantha, die neben ihr sitzt, guckt beschämt, als ihr Name an der Reihe ist. Sarah singt ›*morgen*‹ während Abigails und dann Rachels Name gesungen wird. Helena winkt Sarah quer durch den Kreis zu, als Sarahs Name gesungen wird. Später, als ihr Name noch einmal gesungen wird, lächelt Sarah. Anneliese schickt – sich bemerkbar machend – ein Lächeln zu Sarah und darauf antwortet die Musik in diesem Moment, was sehr dynamisch wirkt. Jessica hat ihre Augen während des Namen-Songs geschlossen, aber sie bewegt ihre Lippen und singt ganz sanft. Harry lenkt Rosamunds Aufmerksamkeit auf Rachels Namen, als Rachels Name gesungen wird, indem er gestisch auf Rachel zeigt. Der hohe Flötenton während Sarahs Name scheint sie zu stören. Sie rutscht und bewegt sich vorsichtig und macht den Eindruck, als wolle sie weg. Sie antwortet auf Harrys ›*guten Morgen*‹, aber sie scheint ein wenig krank zu sein. In der ersten Runde beginnt Hannah, ihren eigenen Namen zu singen – in der richtigen Tonhöhe und mit der richtigen Melodie. Die Musiker begleiten sie mit einer großen Improvisation. Später scheint Hannah nicht zu registrieren, dass ihr Name noch einmal gesungen wird, und die Musiker geben einen Extra-Moment von Zeit und Hallo am Ende ihres Namens für ihre Antwort – sie reagiert nicht. Rebecca starrt auf Harry, als ihr Name gesungen wird. Sie bemerkt es, aber bleibt distanziert. Bald danach, als Matthews Name gesungen wird, klopft sie sehr hart auf Helenas Hand, dann steht sie sofort auf und verlässt den Raum mit Entschlossenheit.«

Transkript 2: Willkommenslied (Sitzung 4)

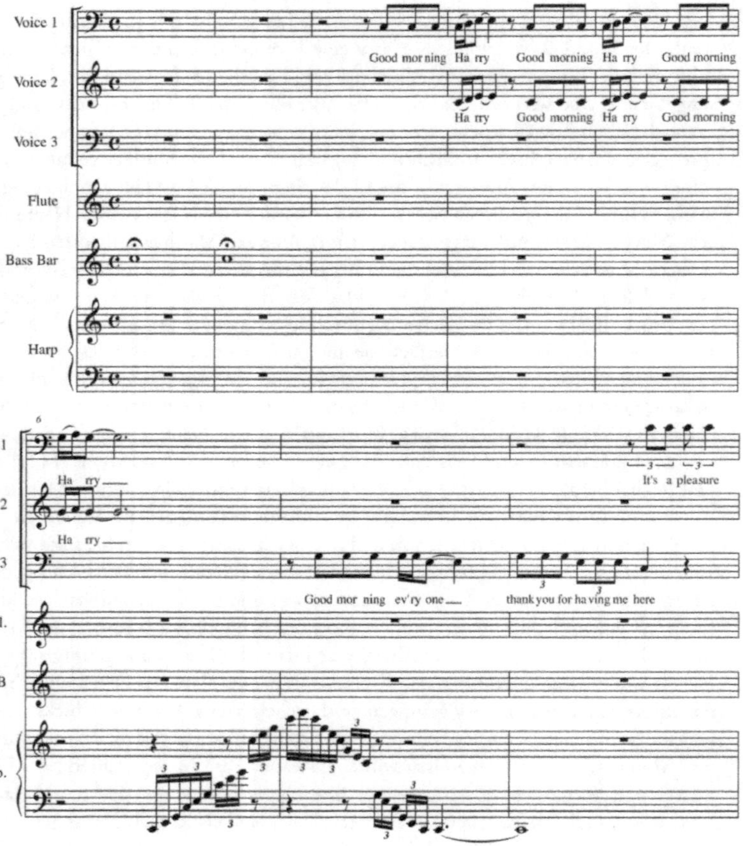

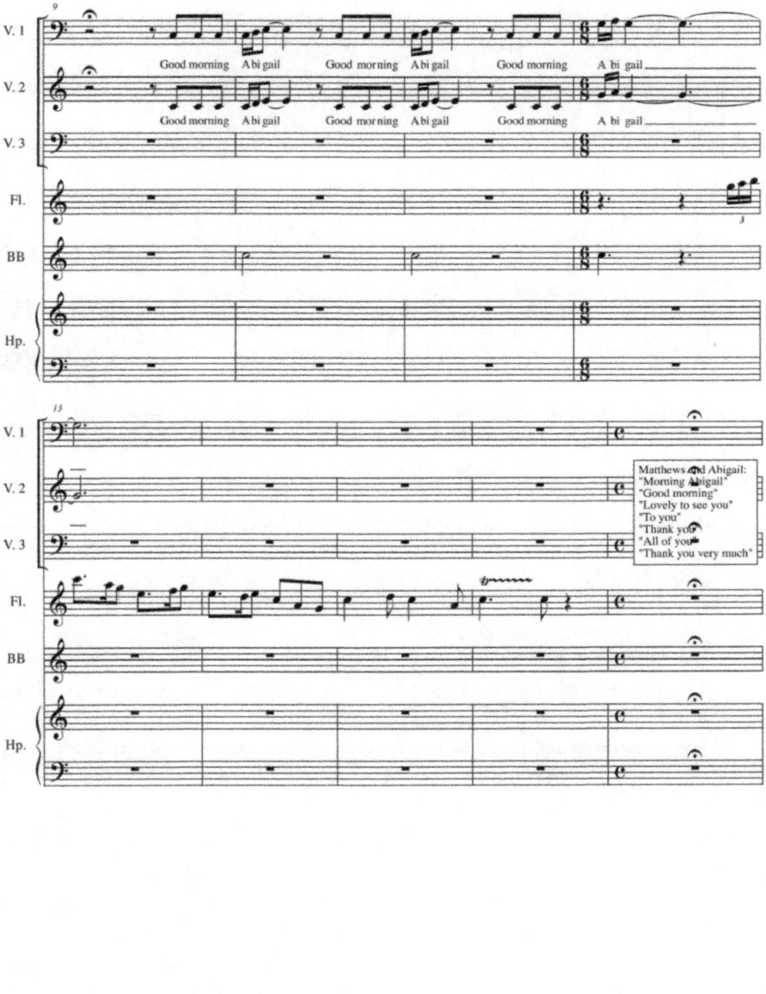
V. 1
V. 2
V. 3
Fl.
BB
Hp.
Good morning A bi gail Good morning A bi gail Good morning A bi gail
Good morning A bi gail Good mor ning A bi gail Good morning A bi gail
Matthews and Abigail:
"Morning Abigail"
"Good morning"
"Lovely to see you"
"To you"
"Thank you"
"All of you"
"Thank you very much"

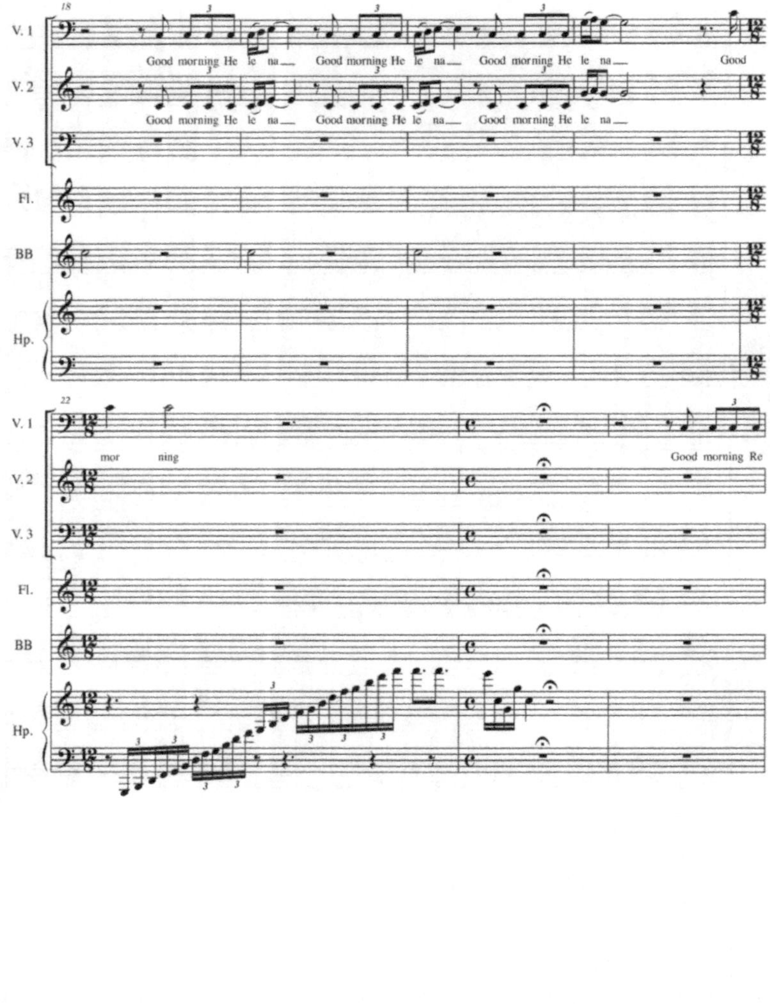
18
V. 1
Good morning He le na___ Good morning He le na___ Good morning He le na___ Good
V. 2
Good morning He le na___ Good morning He le na___ Good morning He le na___
V. 3
Fl.
BB
Hp.
22
V. 1
mor ning
Good morning Re
V. 2
V. 3
Fl.
BB
Hp.

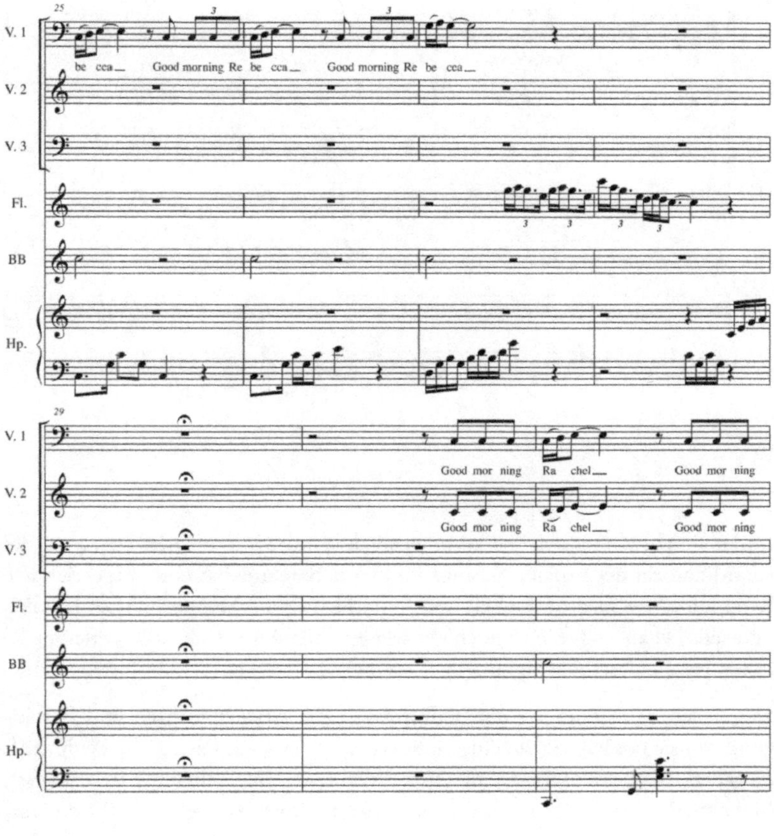
25
V. 1
be cea___ Good morning Re be cea___ Good morning Re be cea___
V. 2
V. 3
Fl.
BB
Hp.
29
V. 1
Good mor ning Ra chel___ Good mor ning
V. 2
Good mor ning Ra chel___ Good mor ning
V. 3
Fl.
BB
Hp.

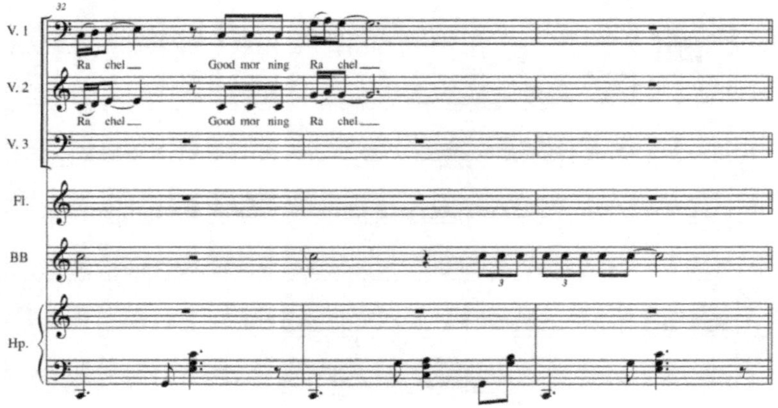

In der Beschreibung des Willkommensliedes sind wir Samantha begegnet, der Koordinatorin der sozialen Belange im Heim. Samatha hat eine ausgezeichnete Reputation, sie ist professionell und freundlich und scheint sehr nachdenklich und sensibel zu sein. Sie ist auch ein wenig schüchtern. Ihre Arbeit erledigt sie ruhig, bescheiden und sorgfältig.

Es gibt also Anerkennung der Bedürfnisse der Demenzpatienten und Bestätigung, wo sie tatsächlich ›im Augenblick‹ sind. Wenn ein Patient die Wahl trifft zu gehen, dann muss das anerkannt werden, weil die Teilnahme freiwillig ist. Manchmal ist es ein schwieriger Prozess für die Musiker, wenn ein Patient einfach den Raum verlässt, weil dies oft der Fall ist bei Esther und auch bei Rebecca. Akzeptanz und Anerkennung sind gelegentlich auch im Kreis vonnöten, z.B. wenn eine Patientin ein Instrument nicht weitergeben will. Fiona denkt über ›Wahlmöglichkeit‹ nach, was ihrer Meinung nach eines der wenigen Dinge ist, die den Patientinnen in diesem Kontext angeboten werden können. Sie sagt: *»Wahlmöglichkeit ist ein großer Teil dieser Arbeit, und mir ist wirklich zum Problem geworden, wie das geht, dass jede Person ihre Autonomie haben kann. Die Patientinnen sind in diesem Stadium des Lebens in so vieler Hinsicht machtlos, besonders in einem Altenpflegeheim. Sie haben nicht viele Wahlmöglichkeiten, und das ist etwas, was wir anbieten können. Obwohl wir jemanden ermutigen können teilzunehmen, weil wir wissen, was der Nutzen ist, bleibt es immer entscheidend, daran zu denken, dass schließlich wir es sind, die die Patientinnen ermutigen und unterstützen können – wie immer das aussehen mag.«* Als Esther die Sitzung verlässt, werden einige von Fionas Gefühlen von Brian bestätigt, der darüber nachdenkt, dass Esther ging *»mit dem definitiven Gefühl, eine Kontrolle über sich zu haben und eine Idee von erwachsener Verantwortung, dass wichtige Dinge zu erledigen seien.«*

Die Musiker und der Pflegedienstleiter verbringen eine Menge Zeit damit, Möglichkeiten herauszufinden, jedes der beteiligten Individuen wirklich kennenzulernen. Brian erkennt das Personsein der Demenzkranken an, indem er die Sichtweise jeder individuellen Person ernst nimmt. Er denkt beispielsweise über Hannah nach, eine der Patentientinnen, die noch nicht eingeführt wurden, obwohl wir ihr bereits kurz begegnet sind. Hannah liebt es, Musik zu machen und ist meistens sehr engagiert. Trotz einer Seh- und Hörbehinderung scheint Hannah in ihrem Ambiente entspannt zu sein. Man mag sie, und sie kann sich anderen gegenüber behaupten. Diese Stärken verdecken indessen eine erhebliche Verwirrung. Hannah scheint bei oberflächlicher Betrachtung andere und ihr Umfeld zu begreifen, jedoch verschleiert das gelegentlich Ausrutscher und die Realität ihrer Erfahrung der Demenz, und ein Gefühl großer Verwirrtheit wird sichtbar. Als Brian über Hannahs Rolle nachdenkt, sagt er: *»Ich denke, Hannah hatte heute einen Platz in der Gruppe als die lebensbejahende, ruhig verständnisvolle Person. Ich denke, das kam aus einem sehr wahren Ort in ihr selbst. Ich denke, es ist eine stabilisierende Gruppe für sie. Aber ich denke auch, es kommt daher, was sie gibt, den anderen gibt. Ich glaube fest daran, dass Menschen Rollen übernehmen, und das war die Rolle, die sie heute übernommen hat.«* Das ist ein typischer Kommentar für Brian, wenn er sich selbst in die Position der Person mit Demenz versetzt und ›für sie‹ spricht. Er ermutigt die Person auf diese Weise, indem er deutlich macht, dass hier Personsein anerkannt wird.

Die Musiker berichten in ihren Überlegungen oft über ›die Person hinter der Demenz‹[11], z.B. Anneliese, wenn sie an einem bestimmten Punkt über die Patientin Jessica nachdenkt. Jessica ist ruhig, und man spricht nett von ihr. Sie ist sehr gebrechlich und schläft immer wieder ein. Sie scheint ermutigt zu sein durch ihre Beziehung zu anderen, obwohl sie distanziert wirkt und für lange Perioden abwesend. Aber sie freut sich offensichtlich über die Sitzungen. Nachdem sie sich sehr aktiv in einem Musikstück engagiert hat und den Musikern sogar erzählt hat, dass die Musik etwas ›mit Wald‹ zu tun hat, fühlt Anneliese, dass *»wir die wirkliche, würdige Jessica gesehen haben, die dort noch immer thront.«*

Es kann für die Musiker außerordentlich schwierig sein, die Qual einer Demenzpatientin mitzuerleben, wie z.B. Sarahs Schreien nach Ihrer Mutter. Fiona berichtet über die Bedrängnis und wie die Musiker versuchen, die Ver-

11 Vgl. noch einmal Kitwood 1997.

zweiflung zu reflektieren und gleichzeitig die Gruppe an einen *»hoffnungsvolleren Ort«* zu führen. Fiona ist sich aber auch im Klaren darüber, welche Unterstützung sie braucht, um damit umzugehen. Es gibt einen Einblick in ihr biographisches Lernen, wenn sie sagt: *»Nach der Sitzung habe ich realisiert, dass mich die Situation an ein enges Familienmitglied erinnert hat, die vor einigen Jahren einen schweren Zusammenbruch hatte. In dieser Zeit regredierte sie auf die Stufe eines Kleinkinds, was wirklich schlimm war mitanzusehen. In gewisser Weise hat mich Sarahs Schreien daran erinnert. Ich war sehr dankbar für die Unterstützung des Teams und für Deborahs Angebot, die Dinge durchzusprechen, wenn es nötig ist. In diesem Fall fühlte ich die Notwendigkeit nicht, aber ich möchte schon betonen, dass in dieser Arbeit das Hilfsnetzwerk, das du hast, so extrem wichtig ist. Es ist eine sehr humane Arbeit – du bringst nicht nur deine Existenz als Musikerin, sondern auch deine Existenz als Mensch in die Arbeit ein, und es können sehr emotionale Themen sein, mit denen du bei den Demenzpatienten in Kontakt kommst, und zwar Themen in deinem eigenen Leben. Um diese Arbeit gut zu tun, brauchst du Hilfe und die Möglichkeit, Schwierigkeiten mit anderen zu teilen.«*

Sarahs Leid und die mögliche Befreiung davon wird durch Musik wahrgenommen in der zweiten Sitzung:

> *Aus den Feldnotizen:* »Matthew wartet einen Moment, bevor er ein neues Stück für Sarah einleitet. Er berührt ihre Oberarme und tröstet sie, indem er ihren Namen sagt – ihr Ruf nach *›Mammi‹* wird von Traurigkeit gefärbt und ein wenig geringer in der Intensität. Matthew fragt Sarah: *›Darf ich ein Musikstück für dich spielen?‹*, worauf sie sofort antwortet: *›Ja, aber das ist nicht einfach.‹* Dann entsteht eine kleine Pause, bevor Matthew fragt: *›Können wir's versuchen?‹*, sofort: *›Ja.‹* Matthew: *›Wirst du mir helfen?‹* Er sieht nach dem Dirigentenstab auf dem Tisch und bittet die Musiker, ihm beim Finden behilflich zu sein – sie springen unverzüglich von ihren Stühlen auf. Matthew fragt: *›Wirst du mir helfen, Sarah?‹* und schiebt den Stab zu ihr hin. Sie beginnt, nach unten zu sehen und hält dann ihren Kopf in ihren Händen. Sie bleibt in der Stellung, und Matthew versucht, wieder Augenkontakt mit ihr herzustellen, indem er sich näher zu ihr hinkniet. Sie beschäftigt sich wieder mit ihm. Am Ende des Stücks sagt Matthew: *›Vielen, vielen Dank ... wundervoll ... wundervoll, danke‹*, und Sarah hat ein Lächeln im Gesicht. Matthew: *›Danke, dass du dieses Musikstück mit mir gemacht hast ... Dank auch an Fiona, die mit dir gespielt hat.‹* Er gestikuliert zu Fiona hin, die sagt: *›wirklich schön‹* und lächelt Sarah an. Dann ist die Reihe an Anneliese: *›und Anneliese.‹* Matthew bleibt ein paar Augenblicke länger bei Sarah, und danach entsteht eine lange Stille.«

Matthews Bitte um Sarahs Hilfe bildet eine Parallele zu der Art, wie er Sarah ›hilft‹: Dies scheint eine signifikante Episode zu sein, um die Person hinter der Demenz in einem tieferen Sinn zu finden. Die Musiker scheinen die Bedeutung dieses Prozesses durch die Unmittelbarkeit ihrer musikalischen Reaktionen zu ratifizieren. Sie diskutieren, wie Matthew Sarahs Körpersprache gespiegelt hat, was dazu führte, dass sie am Ende aufrecht dasaß.

Es ist interessant, wie Matthew auf diese Episode mit Sarah zurückschaut: *»Ich zeigte ihr, dass sie da ist und dass sie etwas bedeutet und dass ihre Gegenwart wichtig ist.«* Matthew braucht aber auch Anerkennung für sich selbst. Er kommentiert, dass er sich wünscht, dass das Pflegeteam diese großen Momente sieht und dass er will, dass auch sie sich gut fühlen. Er fügt hinzu, dass es für ihn notwendig ist, eine Balance zu finden zwischen dem, was die Patienten wollen, und dem, womit man sie anregen und herausfordern kann.

Brian denkt über die Episode mit Sarah ganz anders nach: *»So, das war eine sehr humane, gegenseitige Beziehung, die da stattgefunden hat, und vielleicht ist es das, was das Wichtigste war, nämlich dass es gegenseitig war. Dass sie darin bestärkt wurde, dass sie etwas gegeben und dazu beigetragen hat. Es gibt da eine Gefahr, denke ich, dass sie vielleicht fühlt, dass sie ununterbrochen Dinge erhält, statt auch einmal etwas zurückzugeben. Deshalb denke ich, es war eine sehr erwachsene Begegnung. Was Sarah anging, bestätigte es sie als eine erwachsene Person. Die Komplexität, dass du da ein Kind hast, das nach seiner Mammi ruft und diese Erwachsene von achtzig, neunzig Jahren, und ich denke, dieser Widerspruch wurde in der Gruppe wirklich gut bewältigt.«* Hier nimmt Brian wieder die Position der Demenzkranken ein. Die zentrale Reflexion zum Thema Anerkennung in dieser besonderen Episode kommt aber von Fiona: *»Sarah war sehr erschöpft während der Sitzung. Sie rief ununterbrochen ›Mammi‹ die ganze Zeit. Der einzige Moment, wo sie aufhörte, war, als Matthew ihr den Dirigentenstab anbot und sie ein sehr bewegendes Stück kreierte. Ihre Worte danach waren: ›Es ist sehr schwierig‹. Mein Gefühl war, die Musik gewährte ihr eine ›kleine Flucht‹ und brach den Kreislauf ihres Rufens. Ich hatte das Gefühl, dass wir mit der wirklichen Sarah Kontakt hatten, nicht mit der kleinen Lady, die nach Mammi ruft, sondern mit einer artikulierten Dame, die ausdrücken konnte, wie erschreckend und schmerzvoll ihre Existenz ist – ›Es ist sehr schwierig‹.«*

Fiona bringt das auch in Verbindung mit der Anerkennung von Esther, mit der sie ebenfalls eine Art tieferer Beziehung am Beginn der Sitzung gespürt hat. Esther verließ allerdings die Sitzung bald danach. Fiona hatte das Gefühl, dass sie wirklich in Kontakt war mit Esther, nicht jedoch in schnellen und aktiven rhythmischen Gesten, sondern in langsameren, konzentrierten und offeneren Interaktionen. Fiona sagt: *»Ich fühlte in diesen wenigen Augenblicken wirklich, dass sie langsamer wurde, und ich konnte ihre sanftere Seite sehen und spüren. Mehr noch als dies war es ein wunderschöner Moment der Gemeinsamkeit.«*

›Langsamer werden‹ ist der Schlüssel hier und auch die Anerkennung der Tatsache, dass es Esther erlaubt ist, den Kreis zu verlassen. Brian findet es richtig, dass auch eine Rolle am Rande des Kreises anerkannt werden sollte, wenn er feststellt, dass Esther sich durchaus wohlfühlt im Kreis, aber doch auch die Wahl treffen darf, mit Würde auszuscheiden, ohne das Gefühl zu bekommen, irgendetwas Falsches getan zu haben. D.h. die aktive Tätigkeit von Individuen wird hochgeschätzt. Wenn eine Patientin gehen will, liegt die Wahl bei ihr. Die einzige Sache von Bedeutung ist, dass jemand, der geht, sich noch immer erwünscht fühlen sollte. Fiona beschreibt es auf ähnliche Weise, wenn sie Esthers frühzeitiges Gehen kommentiert: *»Es wäre wunderschön, wenn sie sich in der Lage fühlte, nächste Woche länger zu bleiben, aber zugleich hatte ich den Eindruck, dass es wenige Momente gab, in denen sie sich wohlfühlte und deshalb auch ihre Wahl treffen konnte zu gehen.«*

Ein sehr schönes Beispiel von Engagement und Anerkennung findet zwischen Gabriella und Harry statt. Sie machen ein heiteres Musikstück zusammen, und Gabriella leuchtet von innen. Diese Helle und Fröhlichkeit zeigt, wie sie sich musikalisch engagiert, wie sie den Kontakt aufbaut und ihn aufrecht erhält während der Diskussion nach dem Ende des Stücks, wo sie eine sehr humorvolle Seite nach außen kehrt. Gabriella und Harry improvisieren mit Texten: *»Das hört sich toll an, wirklich toll.«* Im folgenden Teil dieses Kapitels, der Passage über die Kernkategorie *Kommunikation*, findet sich eine musikalische Transkription dieser Interaktion.

> *Aus den Feldnotizen:* »Am Ende sagt Harry: *›Gabriella ... das hat wirklich gut geklungen.‹* Sie lachen. Matthew sagt: *›Gabriella, wie war die Musik?‹* und sie macht einen Scherz: *›Sie klingt wirklich gut.‹* Matthew: *›Würdest du eigentlich gern Musik auf der Harfe hören?‹* Gabriella stimmt zu. Anneliese beginnt mit dem Abschlussthema. Matthew sagt: *›Wir sind tatsächlich ein bisschen out of time‹*, worauf Gabriella sagt: *›nein ...!‹* und Matthew antwortet: *›Fürchtest du etwa ...‹* Gabriella scherzt ein zweites Mal: *›Das ist nicht so gut!‹* Alle lachen.«

Hier passieren eine Menge interessanter Dinge: Zunächst beginnt Gabriella, als sie gebeten wird zu spielen, wieder zu zählen, aber bald hört sie damit auf und wird sehr klar, als sie beginnt, Musik zu machen. Beide, sowohl die Demenz als auch die ›reale Gabriella‹ zeigen sich, und am Ende ist Gabriellas Personsein im Vordergrund. Sie nimmt nicht allein den Rhythmus auf, gleichsam die musikalische Sprache, sondern mit *›Das hört sich toll an, wirklich toll‹* auch die verbale Kommunikation.

Einige Demenzpatientinnen sind sehr schwer zu ›lesen‹. Ein Beispiel ist Rosamund, die in den Feldnotizen im Kontext des Willkommensliedes kurz erwähnt wurde. Die Musiker denken oft darüber nach, wer sie ist und wie man sie erreichen könnte. Rosamund hat wenig Kontakt zu den anderen Patientinnen, eigentlich spricht sie nur mit Besuchern und mit dem Pflegeteam. Oft erscheint sie auch misstrauisch und sogar verächtlich gegenüber den anderen Patientinnen. Häufig scheinen ihre bohrenden Blicke den Raum zu scannen ganz im Widerspruch zu ihrem absolut teilnahmslosen Gesichtsausdruck. Manchmal findet sie die Dinge konfus und scheint Schwierigkeiten zu haben, fließend zu sprechen. Während des Besuchs ihrer Kinder dagegen scheint Rosamund lebendig zu werden und Freude zu zeigen, vielleicht weil ihr früheres Leben als Hausfrau noch nachklingt, in welchem sie einsame Aktivitäten liebte, z.B. Lesen und Klavier spielen. Matthew fühlt sich herausgefordert, weil Rosamund sich manchmal weigert, am Prozess der Instrumentenweitergabe teilzunehmen. Allerding könnte man auch annehmen, dass Rosamund nicht begreift, worum es geht, oder sich bloßgestellt fühlt durch den Vorgang.

Rosamund ist deshalb oft ein Rätsel für die Musiker, und sie versuchen intensiv, sie besser zu verstehen. Die Musiker müssen anerkennen, dass ihre Demenz tatsächlich existiert, und das bleibt eben eine Provokation. Fiona berichtet über eine Konversation, die sie mit Rosamund hatte, in der sie enthüllte, dass sie sich wie jemand fühle, der zwischen ›alten Fossilen‹ lebt: *»Es war an diesem Punkt, dass ich ein Gefühl von Verbundenheit und Vertrauen spürte, das wir aufgebaut hatten, und dass ihr das half, sich mit mir auf gleicher Stufe zu fühlen. Es war eine wirkliche Einsicht in die Art, wie sie sich im Heim fühlte und ein sehr typisches Problem von Leuten, die furchtbare Angst vor Demenz, Alter und Krankheit haben, die sie um sich herum sehen. Ich denke, unsere Aufgabe ist zu versuchen, Rosamund so weit als möglich durch die Musik zu integrieren. Ich habe den Eindruck, wir sind diese Woche mit ihr über den Berg gekommen, besonders als sie Anneliese gegenüber die ›schöne Musik und das wundervolle Singen‹ kommentierte.«* Matthew reflektiert einfühlsam Fionas Bericht, wenn er sagt: *»Offenbar ist sie jemand, die fühlt, dass sie akzeptieren muss: ›Ich habe dieselbe Krankheit wie diese Leute.‹ Ja, das ist hart, das ist hart.«* Dann sagt er weiter: *»Aber es bringt uns doch ziemlich klar einen Schritt vorwärts, dass es eben nicht die Musik ist, gegen die sie sich auflehnt, sondern dass es andere Dinge sind, die sie blockieren.«*

Matthew fasst auf exzellente Weise das Thema ›Anerkennung‹ in der Gruppe‹ zusammen – teilweise in seinem Interview und teiweise in seinem Reflexionstagebuch: *»Es gab zweifellos ein Gefühl von Wohlbefinden in der Gruppe, und ich habe darüber nachgedacht, woher das kommt und wie ›symbiotisch‹ es ist:*

- *Demenzpatienten können dann unterstützt werden, es zu fühlen, wenn die Musik ›funktioniert‹, wenn sie etwas in ihnen berührt, wenn sie aktiv teilnehmen (wie immer das aussehen mag – eine Wahl treffen, zuhören, antworten, leiten ...)*
- *Die Pflegeleute fühlen dies, wenn sie ›wissen, was sie tun‹, wenn sie reflexiv agieren, wenn sie sich mit den Musikern verbunden fühlen, wenn sie eine Musik machen, die ihre Musik ist.*

- *Musiker fühlen es, wenn sie starke Verbindungen im Spiel aufbauen, wenn sie Reaktionen von den Patienten und den Pflegenden sehen.*

Nichts davon geschieht ohne das jeweils andere – es ist gleichsam ein Drei-Wege-Zyklus, der gleichzeitig abläuft. Es hat mit In-Beziehung-Sein zu tun. Und so wird eine Art ›positiver Kreislauf‹ geschaffen, sodass jede Person erfolgreich mit dem Rest der Gruppe in Beziehung steht und ihren eigenen Kontakt zur Gruppe und zu jedem anderen findet und natürlich auch zum eigenen Selbst. Die Sitzung ist eine Chance für alle, sich musikalisch auszudrücken, und auch, um sich selbst auszudrücken, indem jeder in der Gruppe für den anderen sorgt, was eben auch ein Ausdruck seiner selbst ist, weißt du, zu zeigen, dass du für jemanden anders sorgst. Und es war möglich, dass alle diese Dinge ins Spiel kamen. Es schaffte wirklich, was man eine erfolgreiche Sitzung nennen könnte, denke ich.«

Integrität

Man muss nicht ausdrücklich betonen, dass Integrität ein zentraler Wert ist in dieser Praxis. Während des Gruppeninterviews, das dem Projekt vorausging, haben die drei Musiker viel darüber gesprochen. Matthew erwähnt aus diesem Anlass eine Geschichte aus diesem Anlass, in der mit gleicher Wichtigkeit Würde, Integrität und Personsein eine Rolle spielen: *»Ich werde mich immer daran erinnern, ich war dabei, ein Stück mit einer Lady zu machen, die ein hölzernes Percussioninstrument* (woodblock) *spielte und ununterbrochen darauf lauten Lärm machte. Und ich machte nun das Stück mit ihr. Ich bin ihr näher gekommen, hab' vor ihr gekniet und war irgendwie total involviert in diese Sache. Und sie war eingeschlossen mit mir, und wir konnten nicht aufhören, weißt du, weil sie mich weiter antrieb und ich auf sie reagierte. Sie war genauso hängengeblieben wegen der Demenz, sie steckte sozusagen in einem Muster oder sie hing darin fest, weil ich eben spielte, so musste sie eben auch weiterspielen, und wir hingen total fest. Und ich versuchte mehrmals, das Stück zu stoppen, aber es hielt nicht an, weil sie weitermachte. Und die Chance herauszukommen, war schließlich eine musikalische Lösung, indem eine der anderen Musikerinnen dazukam und dann das Stück von innen veränderte. Und das war es dann, was die Geschichte öffnete, und ich konnte zurücktreten. Die Frau hörte auf mit ihren ständig wiederholten Schlägen, und alles änderte sich. Und irgendwie war die Würde aller gerettet. Du weißt, was ich meine? Es war nicht mehr dieses irgendwie ... weil wenn jemand in einem Wiederholungsmuster steckt wie hier, dann hast du Angst, wie man wieder da rauskommt, ohne die Patientin mit Gewalt zu stoppen und ohne dass es beschämend wird. Weißt du, der Rest der Gruppe kriegt dann nämlich mit,* *dass sie nicht angemessen spielt, weißt du, und die Demenz kommt ins Scheinwerferlicht.«*

Integrität ist verwoben mit Anerkennung, Verantwortung, Würde und Personsein. Musikalische Integrität ist ein bedeutsames Geschenk, wie wir an Matthews Beispiel sehen können. Musiker sind sich sehr bewusst über die Wirkung von Konzepten wie Spiegeln und Übersetzen, Imitieren und Ähnliches.[12] Wesentlich ist, dass die Musik das *Selbst* der Patienten reflektieren muss und gerade nicht die Demenz. Ein Beispiel ist Rebecca, die sehr aggressiv werden kann, sogar andere schlagen kann und auf ähnliche Weise auch mit den Instrumenten umgeht. Matthew kommentiert dies: *»Es ist fast eine Grausamkeit, diese Art von Verhalten an sie zurückzumelden. Es würde sie verhöhnen. Weißt du, du willst nicht jemandes Demenz zu ihm zurückspiegeln, du weißt, was ich meine?«*

Die Grunddisposition der Musiker ist eine hohe Integrität und ein klares Bewusstsein von dem, was man tun und nicht tun kann, wenn man mit Menschen Musik macht, die an Demenz leiden. Die Musiker übernehmen die Verantwortung dafür, dass alle, die mitmachen, sich willkommen und anerkannt fühlen, sogar was Kleinigkeiten betrifft wie ein Kompliment machen, wie jemand aussieht, oder die Frage, ob jemand mit dem Vor- oder dem Nachnamen angesprochen werden möchte. Die Musiker bemühen sich wirklich darum, den Versuch zu machen, mehr über die einzelne Patientin zu wissen, um Wege zu finden, sie musikalisch zu erreichen und ihr ein Gefühl der Zugehörigkeit zu geben.

Hannah beispielsweise ist oft ein Thema in den Reflexionen der Gruppe. Die Musiker denken machmal darüber nach, ob sie wirklich dement ist, aber Brian bestätigt das. Die Musiker fragen sich selbst, wie sie Hannah gleichsam ›weiter machen‹ und wie sie sie mit ihrem kreativen Selbst in Kontakt bringen können, auch welche Instrumente und welche Musik zu ihr passen. Auf ähnliche Weise versuchen die Musiker auch bei Rosamund herauszufinden, was hinter ihrem Widerwillen steckt teilzunehmen. Warum wirkt sie so isoliert? Langweilt sie sich oder fühlt sie sich am Ende nicht sicher? Kurzum, es ist eine Menge Integrität und Anstrengung nötig, um die Anerkennung des Personseins der Demenzpatienten selbstverständlich zu machen.

Eine wichtige Begebenheit mit Rosamund ereignet sich in der sechsten Sitzung, und es ist ein dramatischer Lernprozess für die Musiker. Rosamund wird hereingebracht, aber sie kann nicht einfach vom Rollstuhl in einen Sessel gesetzt werden. Am Ende muss sie hochgehievt werden. Dieser Vorgang erscheint

12 Vgl. dazu die Ausführungen in *Kapitel 2*, 45-49.

als sehr ›entblößend‹, und die Musiker fühlen sich geradezu beschämt durch die Offenheit dieser Aktivität. Fiona und Anneliese versuchen, die Beobachter abzulenken, indem sie zu spielen beginnen. Wie die Musiker reagieren, ist außerordentlich bezeichnend. Fiona erklärt: *»Zu Beginn der Sitzung war es unmöglich, Rosamund aus ihrem Rollstuhl in einen Sessel zu setzen, und deshalb mussten die Pfleger eine Hebevorrichtung in die Mitte des Kreises rollen und sie vor aller Öffentlichkeit einsetzen, um Rosamund vom Rollstuhl in den Sessel zu befördern. Rosamund schien es gut zu gehen während dieser Prozedur und sie war ganz ruhig. Anneliese und ich spielten sanft im Hintergrund, gleichsam um eine ruhige Atmosphäre herzustellen und auch, um den Fokus von ihr abzulenken. Allerdings, in der Auswertungssitzung gab es das allgemeine Gefühl, dass es bedrückend war, dies zu sehen, und dass diese öffentliche Situation einen ›entmenschlichenden‹ Effekt gehabt habe, den man hätte vermeiden können, wenn Rosamund bereits vor der Sitzung hereingebracht worden wäre. Während dieser Gesprächsphase war ich wirklich total irritiert durch Brians einfühlsamen Kommentar. Er sagte einfach: ›Ich höre, was ihr sagt, aber ich denke, es ist wichtig zu begreifen, dass dies ein sehr realer Teil des Alltags für die Patienten ist. Wir müssen diese Hebevorrichtung oft benutzen in vielen ähnlichen Situationen, die für die Patienten schwierig zu bewältigen sind. Aber das ist die Realität ... Dies ist ihre Realität.‹ Ich war wirklich irritiert durch das, was er sagte und konnte nachvollziehen, wie wichtig es ist, dass eine Music for Life-Sitzung dieses Gespür für Realität zum Ausdruck bringt. Wir wollen Menschen helfen, sich so wohl wie möglich zu fühlen, auch so nah wie möglich an ihrer Wirklichkeit zu sein und auszudrücken, wie sie sich im Augenblick fühlen; und deshalb müssen wir einen Weg finden, diese praktische Wirklichkeit in unsere Sitzung hineinzubekommen und als Musiker so entspannt wie möglich mit der rauen Wirklichkeit des Lebens der Demenzpatienten umzugehen. Das kann wirklich kompliziert sein, aber es ist wichtig für die konkrete Organisation der Sitzungen (...).«* Fiona fährt dann fort mit einer bedeutsamen Beobachtung über die Praxis: *»Ich denke, das phantastische Ding, was Musik angeht, ist, dass du im Moment ›festgehalten‹ werden kannst oder zu einem neuen Ort gebracht wirst. Du kannst für einen sicheren Platz in der Musik sorgen, der jede Person annimmt gerade so, wie sie im Augenblick ist, oder du kannst ihnen helfen, aus ihrem aktuellen gefühlsmäßigen oder mentalen Zustand an einen anderen Ort versetzt zu werden – und sei es nur für einen Moment. Ich war wirklich froh, dass Anneliese und ich während dieses Prozesses gespielt haben; ich denke, die Musik half, diesen schwierigen Moment ›festzuhalten‹ und machte das Ereignis gleichzeitig zu einem Teil der gesamten Sitzung.«*

Matthew reflektiert die Geschichte auf eine ähnliche Weise, wenn er sagt: *»Es erschien uns beschämend, beängstigend, aufdringlich. Brian betonte, dass dies ein Teil dessen sei, wer sie jetzt sei, und dass sie genau dies in die Gruppe einbringe.*

Alle Gefühle und Gedanken, die ich als Zeuge der Situation hatte, musste ich mir zu Eigen machen. Wie Brian sagte, es gibt eine tiefere Würde, die von der Fähigkeit kommt, hinter die eigenen Gefühle und Irritationen zu sehen, die mit der Person verbunden bleiben und würdigen, was immer ihre Situation und Schwierigkeit auch sein mag.« Dies ist eine sehr bedeutsame Beobachtung, ein Schlüssel zu den Werten dieser Praxis, der eine Fülle von Einsichten aufdeckt und außerdem das interessante Profil des Pflegedienstleiters dokumentiert, der nicht nur ein Vermittler der Demenzproblematik für das Pflegeteam ist, sondern auf die hier gezeigte Art auch für die Musiker. Brian zeigt, dass Würde auf Realität aufbaut. Dadurch begründet er tatsächlich die Würde der Patienten. Und das ist der Grund dafür, dass Brian betont, wie wichtig es ist, wenn Musiker eine Sensibilität für das Umfeld der Pflege gewinnen und dafür, dass dieses Milieu herausfordernd und schwierig ist.

In einem Gruppengespräch kommen die Musiker auf das Ereignis mit Rosamund zurück. Ein Dialog zwischen Matthew und Fiona bezieht sich auf Matthews Zusammenfassung dessen, was er von Brian gelernt hat, was Fiona bestätigt: *»Und Brian betonte das wirklich und sagte, dies ist, was sie [jetzt] ist, das ist es, was sie in den Kreis einbringt. Er sprach über Würde und dass sie eigentlich etwas ist, was Menschen gegeben wird, und eben nicht etwas, was sie haben und behalten. Denn sie sind in einer Situation, wo dies nicht möglich ist. Und wir als Zeugen konnten ihre Würde aufrechterhalten, obwohl wir sahen, wie Rosamund mechanisch hochgehievt wurde. Das ist ein unglaublicher Lernprozess.«*

Die Musiker denken über die Notwendigkeit nach, authentisch zu sein und wirklich diejenige, die du bist. Das schließt Risikobereitschaft ein und die Entscheidung, mutig zu sein. Fiona stellt fest, dass es eine große Verantwortung für einen Musiker ist, ›wirklich‹ zu sein als Person, geerdet und offen. Sie ist überzeugt, dass Demenzpatienten mitbekommen, wenn dies nicht der Fall ist. Sie sagt: *»Da muss eine wirkliche Aufrichtigkeit da sein, die von innen kommt, wenn du von den Menschen, mit denen du arbeitest, erwartest, dass sie sich sicher fühlen, um sich musikalisch auszudrücken oder wie immer sie sich verhalten. Und sie werden mitbekommen, wenn du nicht authentisch bist, denke ich, das ist wahrscheinlich das richtige Wort. Deshalb muss deine Musik authentisch sein, und irgendwie denke ich, wir sind alle ein bisschen human und ein bisschen gebrochen und nicht fähig, dies immer zu tun. Aber es ist eben wichtig, irgendwie diese Authentizität in dir selbst zu finden und mutig genug zu sein, eben die zu sein, die du bist … Und ich denke, Deborah impft uns das wirklich ein als einen Wert und hat es uns bereits anerzogen als Wert des Projekts. D.h. alles ist personzentriert, und auch die Musik hat hier ihre Wurzel. Und weil die Musik ein Ausdruck dessen ist, wer du bist, muss sie auch diese Integrität besitzen.«*

Fiona betont außerdem, man solle immer realisieren, dass man den persönlichen Raum eines anderen berührt: »*Ich spüre irgendwie, dass ich da drin bin, ich bin im Bereich einer anderen Person. Das ist wie ein Verlassen auf das, was du in der ersten Stunde* [vor der Sitzung] *aufgebaut hast. Denn deine Aufmerksamkeit kann nicht mehr auf uns Musiker konzentriert sein, die Aufmersamkeit konzentriert sich plötzlich auf die andere Person.*«

Wie Matthew zuvor gibt auch Fiona ein wundervolles Beispiel für musikalische Integrität, indem sie eine Geschichte aus einem anderen Projekt erzählt, an dem sie teilgenommen hat. Sie erinnert sich: »*Es gab da einen Moment in dem letzten Projekt, bei dem ich mitgemacht habe, da war ein älterer Mann, ich denke, er war in seinen Achtzigern, war in der Armee gewesen, sehr rhythmisch, sehr militärisch (...) und all das. Und Harry war der Gruppenleiter, und dieser Mann bat ihn, ein romantisches Stück zu entwickeln, und er bat mich, für ihn zu spielen. Und plötzlich änderten sich seine Gesten. Erst war es dieses Auf und Ab mit dem Taktstock gewesen, und plötzlich machte er diese irgendwie weiche Bewegung. Und ich begann die Emotionen auszudrücken, die er mir vermittelte, und er stoppte mich, wow, ›spiel' auf diese Weise, das war sehr schön. Mach weiter so, du hast es jetzt gehört‹. Und wir machten weiter, weil es fast so schien, als wollte er etwas anderes sagen. Da war mehr als dieses Militärische (...), da war dieser andere Teil von ihm. Schließlich, ich denke, er brauchte drei Anläufe, und er machte sich irgedwie lustig darüber, dass er nicht aufhören wollte, und dann – plötzlich – fing er an mit diesen weiten, weiten Bewegungen mit dem Taktstock. Ich fand, das war ein wirklich intensiver Moment, tatsächlich, denn ich hatte den Eindruck, dass er sich wirklich ganz einbrachte. Und ich erinnere nicht wirklich, was ich gespielt habe, aber ich habe die deutliche Erinnerung, dass ich ganz bei ihm sein und ihm folgen wollte, vielleicht nicht der Bewegung, aber der Überzeugung und dem Gefühl, wer er war. Es war ein ganz intensiver Moment. Aber es war kein rein physisches Erlebnis, so wie ›ich werde jetzt high sein‹ oder ›ich werde das versuchen‹ oder ›du gehst irgendwie mit dem Moment‹. Ich denke, das ist der Grund, warum die Sitzungen uns so auspowern, weil du alles irgendwie gibst. Es ist, als hättest du am ganzen Körper Antennen, mit denen du wie mit Sensoren alles aufnimmst, und dann spielst du. Und schließlich ist da deine eigene spirituelle und emotionale Reaktion auf das, was passiert. Es ist ein wirklich ungewöhnlicher Prozess. Für mich ist es ein bisschen so, wie ich mich in der Kammermusik fühle. Wenn du wirklich Menschen nahe bist und du beantwortest musikalisch, was ein anderer dir ›zuspielt‹, dann fordert dich das ganz. Vielleicht ist es sogar noch intensiver, weil du versuchst, ›ihre Musik‹ zu sein.*«

Verantwortung

Sich verantwortlich zu fühlen und verantwortlich zu sein, sind zwei verschiedene Dinge, und die Musiker ringen gelegentlich damit. Das zeigt sich in ihrem Lernprozess, wo sie sehr langsam herausfinden, wann sie etwas verändern müssen und wann sie den Dingen ihren Lauf lassen, weil sie ihre eigenen Grenzen ernst zu nehmen lernen. Demenz kann nicht ›geheilt‹ werden, aber Musik kann ein starkes Medium sein, bessere Lebensbedingungen für Menschen zu schaffen, die mit Demenz leben.

In dieser Beziehung ist von Brian sehr viel zu lernen. Brian fühlt sich in verschiedener Hinsicht sehr verantwortlich. Seine Rolle ist die eines Vermittlers, z.B. in Logistikfragen. Er passt auf, dass die Dinge an ihrem Platz sind. Aber er hat auch die Aufgabe, Bewusstsein zu schaffen: *»Ich versuche, dem Team zu helfen, die vielen Herausforderungen zu bewältigen, denen das Heim täglich begegnen muss, und viele davon sind nicht vorhersehbar.«* Brian zeigt oft ein enormes Gespür für Verantwortung, was die Beziehung zwischen Musikern und Pflegeteam angeht. Er sagt: *»Ich spüre manchmal, dass die Kultur der Welt der kreativen Künste und die der Pflege sehr unterschiedlich sind. Das kann Spannungen erzeugen, aber in meiner Sicht sind das nützliche Spannungen, die das Leben im Heim bereichern. Ich hoffe, dass es außerdem Lernprozesse beim Musikerteam auslösen kann. Vielleicht führt diese Unterschiedlichkeit der Kulturen zu wechselseitiger Befruchtung. Vielleicht ist genau das die eigentliche Aufgabe des Projekts.«*

Es besteht eine empfindliche Balance zwischen dem Wunsch, Menschen mit Demenz zu erreichen und loszulassen und zu akzeptieren, wenn ein Patient den Kontakt verweigert. Man muss dies respektieren und verstehen. Fiona beschreibt den Augenkontakt, den sie in der ersten Sitzung mit Rosamund herzustellen versuchte, bei dem sie ihr zu nahe kam und Rosamund flüchtete: *»Ich wurde an die Notwendigkeit erinnert, in dieser Arbeit hochsensible Aufmerksamkeit auf die Tatsache zu konzentrieren, dass Menschen ihren eigenen Raum brauchen.«* Brian bestätigt diese Prozesse, unterstreicht aber auch, dass der Versuch, zu viel Unterstützung zu geben, durchaus zu Entmutigung führen kann. Er verweist auf die wichtige Bedingung, dass ein kritischer Aspekt der Praxis ist: *»langsamer werden, die Dinge in der Geschwindigkeit der Person mit Demenz vorangehen lassen.«* ›Zeit‹, ›Raum‹ und ›Geschwindigkeit‹ sind Schlüsselworte in der Praxis, und Verantwortung und Integrität sind deshalb eng miteinander verwoben. Brian geht sensibel mit den Demenzpatienten um, versucht sogar in Kleinigkeiten, ihnen ›unter die Haut zu kriechen‹. Er realisiert z.B., dass es für die Patienten sehr schwer ist, ihren normalen Frühstücksbereich zu verlassen, wenn er am Montagmorgen zum Aufbau der Sitzungseinrichtung gebraucht wird. Er spürt, dass dies einen Einfluss auf die Patienten hat.

Es gibt außerdem ein Balanceproblem für die Musiker zwischen der Unlust einzelner Patienten, an den Sitzungen teilzunehmen, und dem Versuch, solche Patienten zu motivieren, allerdings immer indem unter allen Umständen vermieden wird, die Betroffenen ›bloßzustellen‹. Es ist wichtig, ein Gefühl von Vertrauen und eine Atmoshäre der Sicherheit für die Teilnehmenden zu schaffen. Matthew lernt in diesem Sinne einiges über sich selbst, wenn er realisiert, dass Rosamunds Unwillen, an der Sitzung teilzunehmen, sehr viel mehr mit ihrer eigenen Angst zu tun hat als mit seiner Performance.

Brian argumentiert, dass man einer Person mit Demenz nicht helfen kann, wenn man nicht weiß, wie man auf sie reagieren soll. Es ist ein Gefühl von Irritation, das jeden während des Projekts befallen kann. Für die Musiker kann es außerdem schwierig sein, eine Balance zwischen dem Gefühl zu finden, verantwortlich zu sein und sich doch auch selbst zu schützen. Matthew umschreibt das in seinem Reflexionstagebuch: *»Wir haben Angst, an den Punkt zu kommen, wo wir gezwungen sind, den Realitäten ins Auge zu sehen. Solange wir die Dinge am Laufen halten oder nicht zu dicht an die Wirklichkeit der Menschen mit Demenz herangehen, können wir unangenehme Gefühle, die aufkommen mögen, vermeiden.«*

Brian denkt im Rückblick über den Realismus nach, der notwendig ist für sein persönliches Gefühl von Verantwortung und den Wunsch, eine gewisse Kontrolle zu behalten. Er stellt fest, dass man eine Balance zwischen Kontrolle auf der einen Seite und Situationen auf der anderen Seite braucht, wo man sich zurückhält und einfach nur dem Pflegeteam hilft. Er sagt: *»... wir machen alle unsere Beobachtungen, und du fühlst es wahrscheinlich mehr als andere in dieser Zeit, dass es wichtig ist, sich bewusst zu machen, dass es tatsächlich Zeiten gibt, wo man innehalten muss. Es ist eine permanente Entwicklung.«*

Freilich, für Brian ist es unvorstellbar, sich zurückzuhalten und zugleich sein Gefühl für Verantwortung aufzugeben – und z.B. nicht mehr an den Auswertungssitzungen teilzunehmen, wie Matthew es an einem bestimmten Punkt des Prozesses vorgeschlagen hat. Brian reagiert darauf, indem er sich auf seine Rolle als Pflegedienstleiter beruft. Wenn er reflexiv Bezug nimmt auf ein neu ausprobiertes Setting der Auswertungssitzungen, bei dem Matthew den Vorsitz übernimmt und er selbst und Deborah in den Hintergrund treten, beobachtet Brian durchaus ein besonderes Bemühen der Musiker und der Pflegerinnen, die Demenzpatienten zu verstehen. Dennoch bemerkt er: *»Ich spüre aber auch, das da eine Interpretation der Handlungen und des Verhaltens der Demenzkranken eine Rolle spielte, die die Realität der Demenz in ihrem Leben nicht akzeptierte. Ich bin unsicher, ob sich das in den kommenden Wochen ändert oder ob es zu schmerzhaft ist, diese bedrückende Realität anzunehmen. Ein Missverstehen kann dazu führen, dass wir die Projektionen unserer eigenen Gefühle und Realitäten auf* *die Menschen mit Demenz übertragen.«* Und er fährt fort: *»Ich habe den Eindruck, dass wir dabei sind, den Punkt zu erreichen, wo wir den Leuten begegnen können, wie sie wirklich sind und Demenz als Teil ihres Lebens akzeptieren können. Vielleicht kommen wir an einen Punkt, wo wir uns alle mit unseren Unterschieden annehmen können, die Demenz eingeschlossen, und dass diese Begegnung dann ›auf gleicher Augenhöhe‹ stattfindet.«* Das ist allerdings eine sehr entscheidende Beobachtung, die mit dem Personsein und der wirklichen Gleichheit zu tun hat und die ein kritisches Element der Rolle des Pflegedienstleiters anspricht, zugleich aber deutlich macht, wie wichtig seine Anwesenheit in den Auswertungssitzungen ist.

Matthew stellt Überlegungen über das Gleichgewicht zwischen einer Musik an, die zurückspiegelt, was die Patienten fühlen, und auf der anderen Seite dem Gefühl als Musiker, ›befangen‹ zu sein, wenn sie an die Schwäche ihrer Zielgruppe denken, die manchmal unübersehbar ist. Deshalb ist es wichtig, diese Atmosphäre hier und da durch Musik zu unterbrechen. Matthew wird außerdem bewusst, dass er für sein eigenes Denken einen realistischen Hinweis braucht, was die Demenzkranken wohl von ihm denken. Er hat tasächlich Angst vor Rebecca und Rosamend – vor Rebecca, weil sie ihm völlig unerwartet physisch etwas antun könnte; vor Rosamund, weil er unsicher ist, was sie von ihm denkt. Das ist allerdings nicht sehr realistisch. Metthew schreibt eine Art ›Script‹ für Rosamund und hat den Eindruck, das sei › weit unterhalb‹ ihrer Möglichkeiten, aber er beginnt doch, langsam zu realisieren, dass Rosamund vielleicht Angst davor hat, dass man ihr die Demenz ansieht, und das ist etwas sehr anderes. Er sagt: *»Ich fürchte jetzt ihr Urteil weniger. Oft will sie das ausdrücken, ›oh, es war alles Mist, dies ganze Musikzeug‹. Aber tatsächlich ist vielleicht die Angst, einen Fehler zu machen, der wahre Grund für ihre Abwehr. Das hat dann vielleicht viel mehr zu tun mit ihrem Gefühl für ihre Demenz, weißt du, und dem Versuch, ihre Konfusion irgendwie zu kaschieren. Es ist viel mehr ein tieferes Verstehen ihrer Situation.«* Dies ist eine Reflexion, die ihm hilft, sich nicht für den gesamten Prozess und seine Ergebnisse verantwortlich zu fühlen, was offensichtlich unmöglich wäre.

Während der letzten Sitzung wird Hannah von den Musikern eingeladen, die Harfe zu spielen. Anfangs scheint sie daran Spaß zu haben, aber dann hört sie ganz plötzlich auf. Das heißt natürlich nicht, dass die Musiker in ihrer Verantwortung einen Fehler gemacht haben. Es zeigt einfach nur die Demenz, bei der ein Patient unerwartet in einen Zustand der Abwesenheit ›zurückfallen‹ kann. Nach der letzten Sitzung haben die Musiker ein gemeinsam geteiltes Gefühl, wo Verantwortung beginnt und wo sie endet: In den Gruppeninterviews diskutieren sie, dass es nicht darum geht, ›Kästchen anzukreuzen‹, auch nicht um ›Input‹ und ›Output‹ in einem vordergründig technischen Sinn, sondern vielmehr um die Fähigkeit, als Künstler im Augenblick (angemessen) zu reagieren. Das ist eine extrem wichtige Beobachtung.

Brian denkt noch einmal über Verantwortungsgefühle beim Pflegeteam nach: »*Ich denke, es ist immer eine Sache der Wahl. Es geht darum, wähle ich zu wachsen oder nicht? Und entscheide ich mich, in dieser Art von Arbeit zu bleiben oder nicht? Und wenn ich wählen will, na ja, dann möchte ich zu den Pflegenden in Fortbildungssituationen sagen: ›Triff die Wahl, in der Demenzpflege zu arbeiten (...) Es ist zu ..., ich meine, wenn ich nur hier bin, um einen Job zu tun, ist das nicht genug. Ich muss eine Entscheidung treffen, und es gibt nicht den geringsten Grund, sich darüber zu beschweren, es ist einfach so. Es ist eine wirkliche Wahl, denn es gibt andere Jobs, die man annehmen kann. Aber wenn du dich entscheidest, in der Demenzpflege zu arbeiten, dann ist einer der Aspekte der, dass du fähig sein musst zu lieben. Du musst in der Lage sein, Kontakt zu Menschen zu bekommen.‹*« In der Tat, in dem sozialen Raum der Arbeit mit Menschen, die an Demenz leiden – in dieser Art von Verantwortung –, ist die ›Wahl‹ eine unsichtbare Herausforderung.

Lernprozesse

Wie wir gesehen haben, schafft das Bewusstsein der Demenz und, was sich damit verbindet, neue Lernräume für die Musiker, nicht zuletzt bezogen auf ihre eigene Wahrnehmung, ihr Selbstvertrauen und ihre versteckten Wünsche für eine Entwicklung im Sinne von ›Fortschritt‹. Freilich, die Lernprozesse, die tatsächlich stattfinden, sind verschieden für jedes beteiligte Individuum, und doch kann es Entwicklung sein oder, wie Brian es nennt, ›Wachstum‹.

Die Musiker müssen ihre Entscheidungen auf der Basis sorgfältiger Wahrnehmung und einem tiefen Verstehen der Demenz treffen – beispielsweise welche Instrumente sie für die Patienten aussuchen sollen oder wie intensiv sie eine Patientin beeinflussen dürfen, die sich weigert, ein Instrument weiterzugeben. Patienten könnten Dinge missverstehen, sich entmutigt und bloßgestellt fühlen, oder Probleme, die mit dem Hin- und Herfahren zu tun haben, könnten eine Rolle spielen. Auch dass die Pflegepersonen sich verletzt und unsicher fühlen, darf nicht übersehen werden. Sie verstehen vielleicht wenig von Musik oder sind zu schüchtern und ohne Selbstvertrauen, um teilzunehmen. Musiker sollten sensibel darauf reagieren, und der Pflegedienstleiter übernimmt hier wiederum eine Schlüsselstellung.

Ein anderer Aspekt des Umgangs mit der Demenz ist, dass Musiker lernen müssen, die Unvorhersehbarkeit von Abläufen zu akzeptieren. Nach der ersten Sitzung ist sich Matthew der Irritation, die Esthers Verhalten bei ihm auslöst, sehr bewusst. Und gleichzeitig hat er ein tiefes Mitgefühl, weil er weiß, dass sie nicht anders kann. Er versteht, dass er über die Situation frustriert ist und nicht über die Person und dass es an ihm liegt zu lernen, damit umzugehen, weil sonst eben nichts verändert werden kann. Auch Fiona betont, dass ihre Wahrnehmung der Demenz wieder und wieder ›wachsen‹ muss während eines jeden Projekts. Sie realisiert, dass sie anfangs jedes Mal die Situation als traurig erlebt, um nach ein paar Wochen immer mehr in der Lage zu sein, die Person hinter der Demenz wahrzunehmen.

Matthew geht durch einen wichtigen Lernprozess und er denkt intensiv über seine Leitungskompetenz nach. Seine Gedanken und Ideen können jedoch während der acht Wochen nicht alle in der Praxis umgesetzt werden. Matthew weiß, dass er gern alles unter Kontrolle hätte, und obwohl er möchte, dass andere Musiker sich an der Leitung beteiligen, ist ihm klar, dass er oft keinen Raum dafür lässt. Er erkennt kritisch an, dass diese Position der Leitung dazu verleiten kann, ›alles in der Hand haben zu wollen‹.

Matthew lernt auch über das Phänomen, das er den ›Balanceakt‹ zwischen kognitivem und emotionalem Lernen nennt. Während des Interviews nach der zweiten Sitzung, als Sarah ununterbrochen nach ihrer Mutter rief, erklärt er, dass Rationalität und Instinkt tatsächlich zusammengehen, allerdings auf fundierte Weise: *»Ich nehme an, ich war irgendwie betroffen durch diesen Balanceakt zwischen rational sein und instinktiv reagieren in der Sitzung heute. Das war eine Sitzung, die wirklich auf Bauchreaktionen aufgebaut war (...) In der Vorbereitungssitzung hat's das seit Jahren gegeben, es ist verdaut und internalisiert, d.h. die Bauchreaktion funktioniert ... wenn du allerdings kommst und immer nur instinktiv reagierst, dann, denke ich, wird's chaotisch, das denke ich tatsächlich. Ich kann mich an Sitzungen erinnern, wo ich mit Musikern gearbeitet habe und einige sagten: ›Ich hab' eigentlich gefühlt, dass etwas anderes hätte passieren müssen.‹ Es war tatsächlich nicht effektiv, weil jeder in eine andere Richtung wollte (...), weißt du, es ist aber doch eigentlich in einem Kontext und einem gemeinsamen Verstehen. Im Rahmen eines Wissens, einem sehr starken Wissensrahmen.«* Matthew spürt, dass man durch Training Wissen bekommen muss, das man dann internalisiert und wieder aktualisiert in einer ›reflexiven Bauchreaktion‹. Aber nicht immer funktioniert das. Vielleicht ist es eine Utopie, dass diese Erfahrung der Verinnerlichung durch Training am Ende zu einer Baureaktion führt, die vom Herzen kommt. Die Idee ist jedenfalls sympathisch.

Es überrascht nicht, dass Brian sehr auf emotionalem Lernen besteht. Er hat das Gefühl, dass wer zu analytisch oder intellektuell mit den Dingen umgeht, die wichtig sind, von der Chance abgehalten werden kann, sie zu fühlen. Er drückt das so aus: *»Also, für mich ist es weniger im Kopf und mehr im Bauch. Ich glaube, das ist ganz wichtig. Ich bin oft ein bisschen frustriert, dass Menschen in*

Music for Life zu schnell vom Herzen in den Kopf gehen. Deshalb finde ich, dass die Auswertungssitzungen oft intellektualisieren, was passiert und was in den Sitzungen abgelaufen ist, ohne die Chance zu nutzen, es zu fühlen. Ich denke, das ist auch manchmal eine Art Abwehrmechanismus, mit dem wir uns selbst vor einigen der tiefen Emotionen schützen, die unser Inneres aufwühlen. Vielleicht weichen wir deshalb aus zur intellektuellen Analyse.« Brian findet, dass es sehr wichtig ist, dieses ›Feeling‹ als eine Haltung im Pflegeheim weiter zu verbreiten.

In einigen der Reflexionssitzungen mit dem Pflegeteam versucht Brian, einen Ansatz zu finden, diesem ›Bauchgefühl‹ Raum zu geben. Er tut dies durch gemeinsames Musizieren – mit Trommeln – oder durch spontane Assoziationen des Pflegeteams zu Worten, die von Karten vorgelesen werden: *»Die Leute sprachen über bewusste Beziehungen, Beziehungen, die mit ihrer Arbeit zu tun hatten, mit ihrem Glauben, mit ihrer Religion. Und das führte uns auch zu umfassenderen Diskussionen über die Musik, die die Musiker machen und was die bewegt. Deshalb war die eigentliche Geschichte, die ich mit den Pflegenden klären wollte, die, sie zu überzeugen, dass Music for Life auch für sie gemacht wird. Und dass es auch ein Wachstums- und Lernprozess für sie ist. Und, ja, sie sind hier, um die Demenzpatienten zu unterstützen und auf bestimmte Weise auch die Musiker. Ich habe sie dann gefragt, ob sie sich – jeder für sich – an einen Patienten erinnern könnten, der sie berührt hat, und ob da etwas wäre, was sie fänden, dass den anderen Mitgliedern des Pflegeteams mitgeteilt werden sollte. Und ich gab ihnen diese Aufgabe auf eine Art, dass wer immer der Patient war, sie sollten zu der Wohneinheit gehen, wo der Patient lebt und ihn fragen und mit ihm sprechen und mit ihm diskutieren, was geschehen ist und warum es geschehen ist. Auch wie es sie berührt hat und so weiter.«* Dieser ganze Ansatz stammt ursprünglich von dem Bedürfnis, ein wirkliches Gefühl der Zugehörigkeit zu schaffen.

Dennoch kann der Lernprozess des Pflegeteams anstrengend sein. Gerade wenn sie nichts von Musik verstehen, kann das zu einem Vertrauensdefizit und zur Entmutigung führen. Es ist sehr wichtig, dies im Auge zu behalten. Pflegende sind an eine klare Rolle gewöhnt, und sie kennen den Job, den sie zu tun haben. Sobald sie in eine Music for Life-Sitzung kommen, haben sie keine besondere Rolle mehr. Sie sind dort als sie selbst, und sie fühlen sich oft nicht in ihrer ›Komfort-Zone‹. Sie sind den Angelegenheiten, mit denen sie konfrontiert werden, niemals zuvor begegnet, noch haben sie je auf vergleichbare Probleme reagiert. Das ist eine gewaltige Erfahrung. Brian spürt, dass es sehr wichtig ist, daran zu denken, dass die Reise für das Personal herausfordernd ist, ganz ebenso wie für die Demenzpatienten. In seinen Annäherungsversuchen – das Trommeln oder der Gebrauch kleiner Karten mit Wörtern – nimmt er Rücksicht auf diese Prozesse.

Dieses Gefühl eines Vertrauensdefizits bringt uns zurück zu dem Vorfall mit Rachel, einem Mitglied des Pflegeteams, der oben beschrieben wurde. Durch diesen Vorfall wurden etwa Matthew die Vorurteile, Aktionen und Reaktionen der Pflegerinnen bewusster. Er sagt: *»Ich muss erinnern, dass Rachels Reaktion tatsächlich einen ›Fortschritt‹ darstellte – es ist das ›Music for Life-Gefühl‹, nämlich nicht genau zu wissen, was die richtige Reaktion ist. Für mich heißt dies, dass die Akzeptanz von ›Nicht-Wissen‹ mich in die Gegenwart holt und in eine tiefere Beziehung zu den Demenzpatienten und dem Pflegeteam. Aber ich weiß das nur, weil es so oft passiert.«* Erfahrung ist der Schlüssel zum Verstehen und Deuten der Erfahrung und auch zum Verstehen der Reaktionen des Pflegeteams. Es könnte für die Musiker, besonders die sehr erfahrenen, leicht sein, sich von der Macht des Gefühls, ›nichts zu wissen‹, wie es gerade bei den Pflegenden aufkommen kann, zu lösen oder es sogar zu vergessen, selbst wenn sie (theoretisch) akzeptieren, dass es Teil des Prozesses ist.

Die Musiker lernen ununterbrochen, wie sie mit den Demenzpatienten umgehen müssen, indem sie durch die Musik immer wieder an ihrer Identität arbeiten. Fiona beispielsweise denkt über Rebeccas Gesten nach: *»Ihre intensiven Gesten sagen mehr über ihren Bezug zu dir als Person/Musikerin als die tatsächlichen Musikformen, deshalb suchen wir nach musikalischen Ausdrucksformen, die ›sie‹ einbeziehen und nicht ›ihre Gesten‹.«* Der Fokus liegt also auf dem Personsein durch Musik.

Wenn Brian den Lernprozess betrachtet, der von den Musikern erwartet wird, betont er ausdrücklich, dass sie sich bewusst machen müssen, was Demenz wirklich bedeutet. Die Betroffenen müssen als diejenigen behandelt werden, die sie sind, und Demenz muss als Teil ihres Lebens genommen werden. Das Verständnis von Personsein – auch in dieser Situation – muss tief gehen: *»Alles, was wir wissen, ist, dass wir in unserem Alltag versuchen, weißt du – es geht ja um unser Leben –, zu überleben und uns den Herausforderungen zu stellen. Das ist es, was unser Gehirn tut. Dieses Gehirn interpretiert, was wir an Informationen kriegen, und wir werden getrieben, uns weiter zu bewegen und zu verstehen, was um uns herum geschieht, und unseren Beitrag zu leisten. Und den Menschen mit Demenz geht das genauso. Aber ihnen fehlen ganz viele Verbindungen, die wir haben. Und sie versuchen, sich darauf einen Reim zu machen. Aber ich denke, das menschliche Bedürfnis, etwas zu tun und jemand zu sein und Erfolg zu haben, ist ganz genauso da. Alle diese Gefühle sind noch lebendig. Ich denke und fühle, dass der Drang zu leben einfach da ist. Und deshalb frage ich mich, wie können wir zu dieser Person Kontakt aufnehmen? Und ich denke, in alltäglichen Situationen tun wir das. Ich denke, die Pflegenden machen einen phantastischen Job, und ich denke, da gibt es ständig eine Menge menschlicher Kontakte. Es geht darum, dies zu zelebrieren, und Music for Life tut das.«*

Trotz seiner Bescheidenheit und dem Wunsch, im Hintergrund zu bleiben, gab es während der dritten Sitzung eine Auseinandersetzung zwischen Brian und Helena über ihre Rollen. Brian hatte herausgefunden, dass Helena das Arrangement der wichtigen Dinge allein übernommen hatte, und Helena machte ihm klar, das exakt dies ihre Aufgabe sei und auch bleiben sollte. Brian hatte ambivalente Gefühle, was dies anging. Zunächst sagte er im Interview, dass es perfekt sei und ihm einige Ängste nehme, weil er auch realisieren konnte, dass sie sich um die (äußeren) Dinge kümmere, während er versuche, Lücken zu schließen. In seinem Reflexionstagebuch jedoch räumt er später ein, dass er die Dinge irgendwie laufen lassen muss und dass dies für ihn durchaus nicht einfach sei. Er sagt, dass es ein ›Thema von Besitztum‹ sei, das angesprochen werden müsse.

Ähnliche Widersprüche zeigen sich auch bei Matthew in seinem Verhältnis zu Helena, als Helena ihn daraufhingewiesen hatte, dass die Musiker vielleicht nicht genügend auf die Bedürfnisse bestimmter Patienten achteten. Als Matthew diesen Punkt in seinem Interview anspricht, ist er rational und vernünftig. In seinem Reflexionstagebuch aber ärgert er sich über sie, was sich als ein tiefes Gefühl der Unsicherheit manifestiert: *»Ich denke, ich wurde mit dem Gefühl zurückgelassen, dass sie unglücklich ist über das Projekt und denkt, dass wir keinen guten Job machen.«*

Sowohl Matthew als auch Brian arbeiten an ihrer Leitungsfunktion – wenn auch aus verschiedenen Perspektiven. Als nach der dritten Sitzung Matthew, wie bereits früher geschildert, ein neues Setting der Auswertungssitzung (möglichst ohne Matthew und Deborah) ausprobieren wollte, beruft sich auch Brian – wie Matthew – auf seinen Wunsch, die Kontrolle zu behalten, indem er sich auf den Vorfall mit Helena bezieht: *»Ich betrachtete es als meinen eigenen Reifungs- und Lernprozess. Da gab es ein gewisses Gefühl, dass ich selber meine Dinge in Ordnung bringen müsse. Und diese Ambivalenz zwischen Kontrollbedürfnis und Loslassen. Deshalb spreche ich von der Sache mit Helena letzte Woche, und Helena riet mir loszulassen, und diese Woche sagte mir Matthew, ich solle loslassen, und ich fühlte mich ein wenig wie ›oh?‹, ein bisschen halt so. Dennoch fühle ich sehr intensiv, dass ich eine Rolle habe, und wenn ich nicht mehr Teil der Auswertungssitzung wäre, würde es schwer sein für mich, weiterzumachen in der nächsten Woche und das Pflegeteam zu unterstützen.«*

In Bezug auf Lernprozesse ist das Stück, das mit Rebecca in der sechsten Sitzung gemacht wurde, ein phantastisches Beispiel, zumindest für Matthew und Brian. Als Rebecca nach dieser Sitzung offensichtlich wieder zu sprechen begann (was lange Zeit überhaupt nicht passiert war), hatte Brian den Eindruck, dass sogar ein wenig Regeneration stattgefunden hatte, was in einer

Demenz geschehen kann.[13] Er verknüpft es außerdem mit einem gewachsenen Gefühl der Zugehörigkeit zum Heim, das vielleicht zu einem größeren Sicherheitsgefühl bei ihr geführt hat. Brian fasst, was mit Rebecca passiert ist, in einem überzeugenden Statement zusammen: »*Was sie gesagt hat, also, was sie im Musikmachen ausgedrückt hat, die Tatsache, dass sie sich kontrollieren konnte, das hat andere miteinbezogen und ermutigt im Gefühl, einen großen Moment zu erleben. Es ist unendlich hilfreich für Demenzpatienten, wenn Musiker lernen, im ›Moment‹ zu sein und sensibel das Tempo aufzunehmen, das gebraucht wird.*«

Wenn am Ende des Projekts die Musiker als Gruppe über die wichtigsten Ereignisse der vergangenen acht Wochen reflektieren, wird auch an Rebecca gedacht. Was mit Rebecca passiert ist, macht ihnen ihre eigene Rolle bewusster, ihren Lernprozess und ihre Identität als Gruppe. Das wird wundervoll in Worte gekleidet in dem folgenden Gespräch:

> Matthew: »*Rebecca. Für mich definitiv Rebecca. Sie war mein ›big moment‹, definitiv. Einfach nur die Verbindung mit ihr, solch ein Durchbruch! Für sie, und ich denke, nein, nicht bloß ein Durchbruch für sie, auch ein Durchbruch für mich. Und ich denke, wir haben darüber schon am Anfang des Projekts gesprochen, als wir noch ziemlich nervös waren ihretwegen. Sie schien unmöglich, man konnte sie nicht ›lesen‹, was sie fühlte, was sie dachte. Und sie konnte dich schlagen, weißt du?*«
> Anneliese: »*Ein bisschen angsteinflößend.*«
> Fiona: »*Sie war so anders. Wirklich, ich – und vielleicht ist das furchtbar subjektiv – aber ich finde, sie war anders seit diesem Moment eigentlich, seit diesem Stück.*«
> Matthew: »*Ich glaube auch. Und vielleicht hat das damit zu tun, wie wir fühlen.*«
> Fiona: »*Ihr gegenüber, wahrscheinlich.*«
> Matthew: »*Ob es anders geworden ist, wie wir uns ihr gegenüber fühlen und dann ihre Reaktion darauf; es ist total ...*«
> Fiona: »*...zyklisch.*«

Eine andere interessante Entwicklung ist, dass die Musiker zunehmend damit begonnen haben zu realisieren, dass sie selber lernen, anstatt nur ›eine Entwicklung‹ zu beobachten. In einer Auswertungssitzung passiert Folgendes:

> *Aus den Feldnotizen:* »Deborah fragt auch: ›*Wie haben uns die Veränderungen der Patienten gefühlsmäßig beeinflusst?*‹ Matthew antwortet, er sei ›*heute betroffen gewesen durch die Art, wie Rebecca sich verhalten hat, die Art, wie sie mich berührt hat, ist so anders gewesen heute.*‹ Am Anfang hätte er ihren Griff als ›*beängstigend*‹ empfunden, aber ›*heute war das eine wundervolle Sache.*‹ Er hält inne und sucht nach einem Wort, und Helena wirft ein: ›*lebensbejahend*‹, was er bestätigt: ›*genau*‹. Matthew fragt, ob da eine Veränderung in ihr vorgegangen sei oder ob vielmehr ›*eine Veränderung meiner Wahrnehmung von ihr stattgefunden hat ... Ich interpretiere [das Greifen] nun anders.*‹«

13 Vgl. etwa Sacks 2008.

Es ist wichtig, dass Matthew sich fragt, ob er eine Veränderung beobachtet hat, oder ob in Wahrheit *er* es ist, der sich verändert hat. Auch Fiona denkt über die Veränderung mit Rebecca nach, die sie wahrgenommen hat, wenn sie schreibt: *»Ich habe sie nur gefragt, ob ihr die Sitzung gefallen hat, und sie antwortete: ›Wir hatten Spaß.‹ Ich denke nicht, dass es ein Zufall war. Ich habe das Gefühl, dass ihr Gebrauch des ›Wir‹ ganz deutlich zeigt, dass sie sich der Gruppe bewusst ist, zu der sie gehört. Das ist so fantastisch zu sehen. Ich glaube, dass sie sich jetzt allgemein besser im Heim zu Hause fühlt, aber dass auch das Music for Life-Projekt zur rechten Zeit für sie gekommen ist und ihr geholfen hat, sich in die Gemeinschaft zu integrieren. In dieser Woche war sie nicht länger eine isolierte Figur, die allein herunzieht, sondern Teil des Kreises. Ich habe das Gefühl, dass ihr Stück in der letzten Woche ein Schlüsselmoment gewesen ist, sich angenommen und ermutigt zu fühlen und dass ihr Verhalten in dieser Woche ganz sicher auf diesem Durchbruch aufbauen konnte, obwohl [diese Einschätzung] natürlich sehr subjektiv ist.«*

Wie wir oben gesehen haben, ist Rosamund eine andere Patientin, die man nur schwer verstehen kann, obwohl Fiona angefangen hatte, durch verschiedene Sitzungen hinweg, mehr und mehr mit ihr in Kontakt zu kommen. Sukzessive erleben wir bei den Musikern ein wachsendes Bewusstsein dafür, dass sie den Wunsch fahren lassen müssen, alle auf die Weise einbeziehen zu wollen, die sie sich vorstellen bzw. von der sie glauben, sie würde von ihnen erwartet, und dass sie die Dinge eben so nehmen müssen, wie sie sind. Brian vermittelt eine tiefe Einsicht in diesen Prozess, wenn er sagt: *»Und ich glaube, dass der Wunsch der Leute, Rosamund auf andere Art teilnehmen zu sehen, von Rachel in der Auswertungssitzung zum Ausdruck gebracht wurde. Es war interessant, dass sie während der vergangenen zwei Wochen nicht dabeigewesen war, und ich denke, dass wir genau in dieser Zeit eine Reise gemacht haben, die zu einem Verstehen dessen geführt hat, wer Rosamend ist. Auch was sie tun möchte und was sie tun kann. Und mit ihr zu leben und dies zu akzeptieren. Und wahrscheinlich ist die Akzeptanz, wer sie ist und was sie tun kann, wichtiger als Erwartungen einer anderen Art der Teilnahme. So ist für mich die Annahme der Leute, wie sie sind, wichtiger als was sie tun.«* Akzeptanz ist, kurz gesagt, ein Schlüsselwort in dieser Praxis.

Anneliese und Fiona haben – speziell in der letzten Sitzung – mit Rosamund gearbeitet. Rosamund wollte aber gar nicht in das gemeinsame Musizieren einbezogen werden, schließlich stimmte sie der Idee zu, dass jemand für sie Musik machen sollte.

> *Aus den Feldnotizen:* »Anneliese sieht Rebecca an und sagt dreimal *›Rebecca‹* - jedes Mal reagiert Rosamund, als sei es ihr Name. Anneliese fragt Rebecca, ob sie gern spielen wolle, aber sie erhält keine Antwort. Matthew sagt: *›Rebecca und Rosamund‹*,

während er quer durch den Raum zu Rosamund schaut. *›Mach ein bisschen Musik‹*, sagt Anneliese. Matthew sagt zu Rebecca: *›Anneliese könnte die Harfe für dich spielen, wie wäre das? Wir könnten sie fragen, die Harfe für dich zu spielen ... oder für Rosamund?‹* Er sieht zu Rosamund hinüber: *›Soll Anneliese die Harfe für dich spielen?‹* Fiona hilft, indem sie Rosamund fragt: *›Würde dir das gefallen? Würdest du das gern hören? Es ist wirklich schön.‹* Rosamund kommentiert: *›Ich würde es gern hören, aber nicht spielen.‹* Sie kichert. Fiona stimmt zu, und Anneliese beginnt ein sehr offenes Motiv in Es-Dur. Hannah schüttelt ihr ›Caxixi‹[14] dazu, und Gabriella sieht aus, als wolle auch sie ihre ›Maraca‹[15] schütteln. Deshalb geht Matthew zu ihnen und fragt ruhig und auf sie eingehend, ob sie etwas dagegen hätten, wenn er ihre Instrumente nehmen würde, weil ein Stück für Rosamund gemacht werden soll und er gerne wolle, dass sie zuhören: *›Kann ich die Instrumente für einen Augenblick haben, dann können wir gemeinsam der Harfe zuhören?‹* Fiona beginnt, für Rosamund zu singen. Es ist ein schöner und sanfter Gesang ohne Worte, eine Gegenmelodie zu Annelieses Spiel. Sie setzt ihren ganzen Körper durch Gesten ein und hat ein fragendes und strahlendes Gesicht, während sie für Rosamund singt. Sie halten hier und da Augenkontakt. Fiona streicht beim Singen sanft Rosamunds Hand und fragt nach einer Weile: *›Singst du mit mir?‹* Sie singt weiter ohne Worte, und dann singt sie einmal: *›Rosemund, das ist für dich.‹* Rosamund reagiert auf der Stelle und sagt: *›Es ist für dich‹*, worauf Fiona antwortet: *›Nein, es ist für dich!‹* Sie lacht und sagt: *›Vielleicht ist es für uns beide.‹* Mit dieser Interaktion hört das Stück auf. Rosamund sagt leise: *›Das ist wunderschön‹*, und Fiona antwortet mit *›ich danke dir‹*. Dann sagt sie ein wenig lauter: *›Danke, dass ich das gemeinsam mit dir machen konnte‹*, und Rosamund antwortet: *›Das ist doch selbstverständlich.‹* Sie fügt noch hinzu: *›Ich möchte fast weinen‹*, und Fiona antwortet: *›Ich weiß, es bringt dich wirklich zum Heulen, so ist es doch?‹* Matthew bekräftigt noch einmal in Richtung Rosamund: *›Danke‹*, und dann, ihnen zunickend: *›Danke, Fiona und Anneliese‹*. Es ist das ruhige Ende einer sehr behutsamen Interaktion.«

Fiona reflektiert diese Sequenz in ihrem Reflexionstagebuch: *»Meine Zeit mit Rosamund in der letzten Sitzung war so speziell und ein wirklicher Markstein auf ihrer Reise. Die Sitzung begann damit, dass sie mir einen Kuss gab, als sie hereingerollt wurde, und während der gesamten Sitzung war sie sehr offen zu Diallo und mir. An einem bestimmten Punkt spielten Hannah und Diallo die Harfe, und Matthew schlug vor – als Rosamund auf Rebeccas Namen reagierte (offensichtlich weil sie dachte, es sei ihr eigener) –, ob sie vielleicht die Harfe hören wolle, worauf sie sagte: ›Ich würde sie gern hören, aber nicht spielen‹. Das war das erste Mal, dass*

14 Ein gewebter Korb-Shaker mit einem flachen Boden, der gewöhnlich aus der Cocoa-Muschel hergestellt wird – gefüllt mit Samenkörnern oder anderen Kleinteilchen. Er gehört zu den Instrumenten der westafrikanischen und der brasilianischen Musik (s. auch *Anhang 2*).

15 Die *Maraca* (auch *Chikita* oder *Eier-Shaker*) ist ein Instrument, das ursprünglich aus Südamerika stammt – traditionell aus Kürbis- oder Kokosnußschalen hergestellt, heute auch aus Holz, Leder oder Plastik (s. auch *Anhang 2*).

sie ein Angebot der Musiker angenommen hat und das erste Mal, dass sie eine klare Wahl traf. Als Anneliese für sie spielte, hielt ich ihre Hand und fühlte plötzlich, dass ich für sie singen müsste neben der Harfenbegleitung, um ihr beim Begreifen zu helfen, dass die Musik ›für sie‹ war, und nur für sie. Ich bin wirklich nicht sehr selbstbewusst beim Singen und war ziemlich nervös, aber in solchen Situationen musst du irgendwie tun, was notwendig ist, um Kontakt herzustellen! Da war so ein Gefühl der Intimität, als ich für sie sang, und ich fühlte mich ihr sehr nah. Ich wusste, dass sie in anderen Sitzungen gelegentlich selbst gesungen hatte, und so fühlte es sich genau richtig an. Ich war überwältigt, als sie – zum ersten Mal in den acht Wochen – die Musik wirklich in sich ›aufzunehmen‹ schien. An einer Stelle sang ich den Ton mit den Silben ›la, di, daa..‹ oder Silben mit der Folge, dass sie mich ansah und sagte: ›la, di, daa auch für dich‹. Es war ein wirkliches Gefühl, Musik mit ihr zu teilen, und ich hatte den Eindruck, dass wir zum ersten Mal ihre Isolation im Gruppenkontext durchbrochen hatten. Dies erfuhr eine wirkliche Bestätigung durch die Gespräche, die wir unmittelbar nach der Musik hatten. Ich sagte zu ihr – ihre Hand noch haltend: ›Es ist für dich‹, worauf sie zu mir sagte: ›Es ist für dich‹. Und weil ich dieses wunderbare Gefühl einer geteilten Erfahrung in der Musik festhalten wollte, sagte ich einfach: ›Es ist für uns beide; danke, dass ich es mit dir teilen durfte‹, worauf sie antwortete: ›Das stimmt!‹ Ich fragte sie dann, ob ihr die Musik gefallen habe, und sie antwortete mit großer Klarheit, die ich während der acht Wochen nicht bei ihr gesehen hatte: ›Ich habe es geliebt, es führt mich fast zum Weinen‹ - ein Punkt, an dem ich dachte, ich tat es! Ich war so bewegt von dieser Erfahrung – das Gefühl der Verbindung zu ihr und ihre Offenheit für die Gruppe noch nachempfindend. In diesem Augenblick hatte sie sich entschieden, die Musik in sich aufzunehmen und sich sowohl mir wie der Gruppe als ganzer gegenüber zu öffnen. Es war bewegend zu sehen, wie die Musik einbrach in ihre Isolation.«

In Fionas Reflexionstagebuch sind wir zum ersten Mal Diallo begegnet, einem Mitglied des Pflegeteams. Seine Rolle im Heim ist die eines Pflegeassistenten. Als solcher muss er eine Reihe von Pflichten erfüllen unmittelbar mit und für die Patienten – einschließlich der persönlichen Pflege. Diallo strahlt eine gewisse Gelassenheit und Wärme aus, wenn er sich um die kümmert, die um ihn sind. Er nimmt sich Zeit für die Patienten und beruhigt sie freundlich, wenn sie sich schlecht fühlen.

Auch Fiona macht einen wichtigen Lernprozess in diesem Projekt, wenn sie am Ende zu dem Schluss kommt: *»Ich war wirklich betroffen, wie man in dieser Arbeit jeden Moment annehmen muss als das, was er ist. Es gab keine sauberen Abschlüsse. Das Projekt schien ziemlich klar widerzuspiegeln, wie das Leben im Pflegeheim ist – jeden Tag –, und vielleicht Leben mit Demenz im Allgemeinen. Es gab gute Momente, Momente voller Klarheit und Durchblick, wenn die Patienten* *in der Lage zu sein schienen zu zeigen und zu kommunizieren, wer sie wirklich sind und ein bewusster Teil der Gruppe waren. Und dann gab es erschütternde Momente, wenn die Patienten zu regredieren schienen und verloren und isoliert waren.«*

Ein Lernen, das Grenzen überwindet, kann auch in Matthews letzter Reflexion beobachtet werden, die einen erstaunlichen Prozess dokumentiert: *»Ich glaube, während dieses Projektes habe ich in einem tieferen Sinn gelernt, dass es wichtig ist, jeder Person Raum zu geben und jede Person in der Gruppe wertzuschätzen; und auch, dass die Gruppe aus den Musikern, dem Pflegeteam, den Patienten und den Organisatoren besteht. Und hinter solchen Leuten, die direkten Kontakt haben, gibt es die Helfer, Menschen, die die Patienten in die Gruppe bringen und sie vom Rollstuhl in den Sessel befördern, Verwandte, Putzfrauen ... und die Liste könnte noch erweitert werden. Und dann, wenn die Sitzung vorbei ist und ich das Pflegeheim verlassen habe, bleibt doch etwas von dieser neu gewonnenen Sorge zurück, wenn ich dann in die U-Bahn steige und mit anderen Fremden Zeit verbringe, wenn ich in ein belebtes Geschäft gehe und allmählich dieses Gefühl loslasse und realisiere, dass ich zurück bin in der ›normalen‹ Welt – mit ihren scharfen Ecken, den Deadlines und den nach wie vor existierenden Forderungen nach Perfektion. Aber ich kann, was ich erfahren habe, aufbewahren und mit ihm in Verbindung zu treten versuchen, wenn ich dazu in der Lage bin, und das Leben, das ich habe, wertschätzen als das, was es ist.«*

Professionelle Identität

Brian gibt einen sehr aufschlussreichen Einblick in die Anregungen, die das Projekt für die professionelle Identität des beteiligten Pflegeteams bereithält. Sie wissen, wer sie sind und was sie zu tun haben. Ihre professionelle Identität wird sogar durch ihre Uniformen markiert. Aber dann kommt ein Projekt wie ›Music for Life‹ daher, das mit einer unbekannten Welt verbunden ist und das die professionelle Identität ›bedrohen‹ kann: *»(...) sie haben einen Titel und einen Job, den sie tun. Und sie wissen zu bestimmten Zeiten des Tages, dass sie verschiedene Jobs haben, die sie tun. Und sie wissen, dass der wichtigste Job, den sie tun, der ist, da zu sein und jederzeit offen für die Patienten. Und sie haben das Gefühl, sie wissen im Großen und Ganzen, wie das gemacht wird, und sie haben Kontrolle über die Entscheidungen, die sie treffen, auf jemanden zu reagieren und etwas zu tun und manchmal mit jemandem herumzugehen. Aber dann kommen sie in die Music for Life-Sitzung und sie sind – erst einmal – nicht mehr sie selbst und dann nicht mehr in ihrer Rolle. Sie sind sie selbst als Individuen, sie haben eine Rolle, die Patienten zu unterstützen, aber eben nicht auf die gleiche Weise.*

Und sie verfügen nicht über das Wissen, wie das funktioniert, und sie versuchen, in den ersten wenigen Sitzungen herauszukriegen, was es mit Music for Life auf sich hat, und sie sind überhaupt nicht sicher. Und sie haben dieses Thema angesprochen in den vorhergehenden Sitzungen (...) sie wissen nicht, was man erwartet, wie sie reagieren sollen, und man kann fühlen, dass da jemand die Leitung hat, und eine Reihe von anderen Leuten machen auch ihre Sache mit den Musikern. Und intuitiv wissen sie, es ist auch Teil ihrer Rolle, dieser Leitungsperson zu folgen – so wie sie es in ihrer Arbeit tun. Aber es ist eben nicht so klar wie am Arbeitsplatz, wo du gefragt wirst: ›Könnten Sie dies tun? Könnten Sie das tun?‹« Brian macht deutlich, dass diese Beschreibung zugleich ein Hinweis auf die Rolle des Pflegediestleiters ist, speziell in den Auswertungssitzungen. Brians Funktion ist es, Strukturen zu geben und auch zu garantieren, dass Teilnehmer die Chance haben, Dinge anzusprechen, wenn sie etwas sagen möchten.

Professionelle Identität ist ein komplexer Begriff, besonders wenn man ihn auf die Musiker bezieht. In ihrer Karriere sind persönliche und professionelle Identität aufs Engste verwoben. Professionelle Identität bezieht sich auf den Gebrauch der Musik, und deshalb gehört es zur professionellen Identität, die anderen zu ›erreichen‹. Für Fiona enthält dieser Prozess zwei wesentliche Elemente: prinzipiell etwas Sinnvolles zu tun, und zweitens, etwas Sinnvolles durch Musik zu tun. Sie beschreibt, dass man beides verknüpft mit den Menschen, mit denen man arbeitet und mit einem selbst. Das macht es reich. Auf der anderen Seite ist von großer Bedeutung, dass man Verantwortung für die eigenen Grenzen übernimmt. Fiona sagt: *»Ich denke gerade, dass die Arbeit, die wir tun, von großer Tiefe sein kann. Denn du beschäftigst dich mit den Gefühlen und den Komplexitäten der Krankheiten der Leute, mit denen du arbeitest, und einer Menge von Lebensthemen darum herum. Das sind ganz große, schwere Themen, denke ich. Und die Leute sind in sehr schwierigen Situationen. Und ich denke, wenn damit nicht gut umgegangen wird, wenn die Struktur nicht stimmt, kann es deine eigene emotionale Gesundheit kosten. Und, ja, ich denke, es könnte teuer werden für dich als Person. Eben weil du mit komplexen Situationen zu tun hast und Leuten auf einer sehr intimen Ebene begegnest. Deshalb sind eindeutige Grenzen nötig und auch klare Strukturen.«*

Dies ist ein wichtiges Statement zur Identität, aber auch zur Verletzlichkeit von Musikern. Fiona kommentiert *»das unglaubliche Privileg, das darin besteht, fähig zu sein, mit Menschen ohne Worte zu kommunizieren und eine Form der Seelenkommunikation zu finden, die (...) nur in Ausnahmesituationen gelingt.«* Dieser Kommentar unterstreicht Fionas intrinsische Motivation und die Balance zwischen ihrem Sinn für künstlerische Dynamik und Verantwortung. Musik ist ihr Ventil, deshalb möchte sie es nutzen, um mit anderen Menschen zu kommunizieren. Sie hält Ausschau nach neuen Möglichkeiten, ihrem

Wunsch nach Verbindung mit anderen Menschen eine Form zu geben. Dies ohne Worte zu tun, bedeutet ›Seelenverbindung‹. Es heißt nicht nur, jemand anders bestärkt und ermutigt zu sehen, sondern auch zu fühlen, dass man jene beiden Themen zusammengefügt hat: musikalische Verwirklichung und die Hilfe für andere Menschen. Das ist aber in engem Bezug zu Fionas Biographie, was eine Diskussion zwischen den drei Musikern belegt:

> Fiona: »*Ich war gefangen in dieser ziemlich elitären Welt und wollte Musik machen auf wirklich hohem Niveau. Ich dachte, das ist es, und doch wollte ich wirklich auch mit Menschen arbeiten. Aber manchmal, wenn ich mit Leuten gearbeitet habe und die Musik* [die ich wollte, Vf.] *nicht da war, dann musste man einen Kompromiss machen mit der künstlerischen Identität, was sich ein bisschen so anhört – und ich meine das nicht irgenwie angeberisch –, ich meine, man wollte einfach sein Bestes geben. Denn ich denke, man muss musikalische Integrität in dem haben, was man tut.*«
> Anneliese: »*Aber wir fanden immer wieder, dass man das ohne musikalische Integrität nicht erreicht, nicht dieselbe Tiefe und Verbindung. Ich glaube, da ist wirklich ... da liegt eine tatsächliche Wahrheit. Du kannst nicht hingehen und irgendetwas für sie spielen, das funktioniert nicht. Es funktioniert jedenfalls nicht auf die gleiche Weise, du gehst nicht so tief.*«
> Matthew: »*Du gehst nicht so tief. Ich denke, das ist wirklich interessant. Ich habe gerade darüber nachgedacht, wo wir darüber reden. Und wir haben immer gesagt, es hat mit der Qualität der Musik zu tun, die den Unterschied macht. Und ich bin unsicher, ob es nicht die Qualität ist, die wir einbringen, die dann die Qualität in der Musik sicherstellt. Wisst Ihr, was ich meine? Es ist doch eigentlich unser Engagement. Das ist es doch, was tatsächlich ..., das ist die Sache, die den Unterschied macht. Und im Ergebnis ist dann auch die Musik von höherer Qualität. Das ist diese Art von Engagement, die sich auf die Musik auswirkt. Vielleicht ist das die Erklärung.*«

Fiona beschreibt die beiden Welten, in denen sie als Musikerin lebt, als eine Schlacht zwischen einer ›*ziemlich elitären Welt und ... Musik machen auf wirklich hohem Niveau*‹ und ›*auch mit Menschen arbeiten*‹. Sie fühlt sich gewissermaßen immer noch in der Mitte zwischen beiden. Das ist der Ausgangspunkt der Qualitätsdebatte in der Community der Künste allgemein: Es ist wichtig, breite Qualitäten zu berücksichtigen, einschließlich der künstlerischen Qualitäten, während es nicht angeht, ›*einen Kompromiss (zu) machen mit der künstlerischen Identität*‹. Musikalische Integrität ist dann das Schlüsselwort sowohl für künstlerische Qualität als auch für ›kommunikative Kompetenz‹ (Habermas). Matthew führt noch das Wort ›*Engagement*‹ ein. So lässt sich insgesamt sagen, dass hohe Qualität für Musiker nur auf sehr ganzheitliche Weise erreicht werden kann.

Die Musiker denken oft über ihren künstlerischen Lernprozess nach, der mit der Fähigkeit eng verknüpft ist, im Augenblick auf non-verbale Weise zu reagieren. Fiona weist auf ihre Motivation hin, die die künstlerische und die soziale Seite ihrer Praxis verbindet: *»Ich denke, für mich passt es ganz gut zu meiner professionellen Identität, wenn ich diese Arbeit tue, weil es mich daran erinnert, warum ich Musik so liebe. Es erinnert mich an die Macht der Musik. Sie ist eine größere Sache als na,ja, sie ist eben nicht nur Unterhaltung, sie ist eine größere Sache, die wir haben. Und ich glaube, es gibt eine Menge Zynismus in der Welt der Musiker, der professionellen Welt manchmal, und ich bin deshalb gelegentlich froh, gerade diese Erfahrungen* [in Music for Life, Vf.] *zu machen. Ich betrachte es eben nicht als meinen nächsten Gehaltscheck, es ist etwas, an das ich glauben kann und das ich liebe. Und so bin ich sicher, dass es meine Liebe zur Musik noch bestärkt und meinen Wunsch, mit Menschen zu arbeiten und meinen Glauben an den Kammermusikaspekt in dieser Arbeit – dieses Zusammenspiel, das Geben an die anderen Musiker und die Kreativität, die darin liegt. Und ich liebe es wirklich, anderen Leuten davon zu erzählen. Ich war gerade auf Tour und habe anderen davon erzählt, und sie waren so fasziniert von dem Gedanken, was man mit dem Instrument bewirken kann. Es waren andere Kollegen. Und ich habe mich wirklich glücklich gefühlt. Aber es hält mich irgendwie ›gesund‹, weil ich sonst nicht in der Lage wäre, Musik zu machen, wenn ich nicht diese Chance hätte, zu kommen und solche Dinge zu tun.«*

Während der gesamten Projektzeit versucht Matthew, immer wieder die Hypothese einzubringen, dass Musiker ihre Angst und Unsicherheit loswerden könnten durch den ›evidenten‹ Beleg, dass die Patienten Fortschritte machen würden. Er bezieht sich auf den Erfolg mit Rebecca in der sechsten Sitzung. Allerdings, seine eigene Angst ist geblieben, und für ihn ist jeder Sitzungsbeginn respekteinflößend: *»In dem Moment, wo die Sitzung beginnt, denkst du: ›Kann ich es wirklich schaffen?‹«* Kritische Kommentare fühlen sich für ihn wie ein *»Stich ins Herz«* an. *»Ich denke, als Musiker fühlen wir uns alle verwundbar.«* Es ist interessant zu sehen, dass für Matthew ›Professionalität‹ offensichtlich keine Garantie für eine Ermutigung in seiner Praxis ist. Das hat damit zu tun, dass ›Identität‹ in dieser Praxis so verletzbar ist. Jede Kritik kann als Kritik an dir selbst als Musiker und deshalb als Kritik an deiner Person interpretiert werden.

Die Musiker finden die Frage kompliziert, wie ihre Arbeit in der ›Music for Life‹-Praxis ihre anderen professionellen Aktivitäten beeinflusst. Fiona und Anneliese haben Probleme, überhaupt eine Antwort zu geben. Matthew spricht einige konkrete Dinge an: z.B. Respekt, die Einsicht, dass jeder das Potenzial hat, kreativ zu sein, oder lehrende Funktionen, die durch ›Music for Life‹ wichtige Anstöße erhalten. Aber er fühlt auch, dass er lernt, damit aufzuhören, alles zu planen, dass Unvorhergesehenes nicht notwendigerweise negativ sein muss und ›Entschleunigung‹ (Rosa) zu neuen Entwicklungen führen kann.

Brian gibt schließlich ein starkes Statement: *»Ich denke, zuerst und vor allen Dingen geht es um unsere Patienten und darum, ihnen das Bestmögliche zu geben. Und manchmal ist das hart für uns. Manchmal müssen wir rausgehen, um die Routinearbeit zu bewältigen. Und manchmal sind wir gefordert, diese Extra-Leistung zu liefern, um uns zu versichern, dass wir etwas Besonderes zu bieten haben. Und wenn die Leute sagen, sie haben etwas Besonderes bekommen und sie können sich darüber freuen, dann macht das alles Sinn. Und ich denke, das ist das Niveau, auf dem wir arbeiten. Und meine Erfahrung mit dem Personal ist, dass selbst wenn jemand überarbeitet ist oder manchmal extrem belastet mit Aufgaben, wenn sie jemanden sehen, für den sie arbeiten im Heim, einen Patienten mit einem Lächeln im Gesicht, oder wenn sie etwas bekommen, was sie nie zuvor erhalten haben, dass dann ihr Gefühl der Freude und Genugtuung ihren Job gerade wertvoll macht. Mein fester Glaube ist, dass das Projekt ihn wertvoll macht und dass die Leute das sehen.«*

Identität wird konstruiert in sozialen Praktiken und in sozialen Kontexten, wo – wie Etienne Wenger sagt – die Teilnahme nicht nur beeinflusst, was wir tun, sondern auch, wer wir sind und wie wir das deuten.[16] Seine Definition von Identität als »a way of talking about how learning changes who we are and creates personal histories of becoming in the context of our communities«[17] kann unmittelbar auf das bezogen werden, was wir in der Praxis der Musiker, des Pflegeteams und der Pflegepatienten erlebt haben.

Identität existiert sowohl auf einer persönlichen Ebene als auch auf der Ebene der Gruppe. Der Lernprozess der Musiker und schließlich ihre Entwicklung zu jener ›Akzeptanz‹ des Lebens mit der Demenz, wie es eben ist, führt zu einer Identität, die als aktiv angeeignete ›Zugehörigkeit‹ durch Lernen beschrieben werden könnte – oder mit einfacheren Worten: Wir haben beobachten können, wie gerade die Musiker sich eine Situation vertraut gemacht haben, die sie vorher nicht kannten.

Und doch bleibt – auch dies belegen unsere Quellen – Identität immer fragil und verletzlich. Es ensteht keine anhaltende Stabilität, keine statische Situation. Identität muss immer wieder neu ausgehandelt werden. Dies geschieht in Auseinandersetzung mit den Menschen, die uns begegnen.[18] Und genau dieser Prozess verweist auf unsere zweite Kernkategorie: *Kommunikation.*

16 Vgl. Wenger 2009, 211.

17 Ebd. (Übersetzung: *»einen Weg, darüber zu reden, wie Lernen verändert, wer wir sind, und persönliche Geschichten* [darüber, Vf.] *kreiert, wer wir im Kontext unserer Gemeinschaften geworden sind«*)

18 Vgl. noch einmal den Abschnitt zu George Herbert Meads Identitätskonzeption in *Kapitel 2* (S. 23–26).

2. Die Kernkategorie »Kommunikation«

Kommunikation ist ein wechselseitiger Prozess von Interpretation und Aktion, der (vorwiegend) durch Sprache ausgedrückt wird. Wenn wir kommunizieren, beobachten wir die kommunikativen Aktionen anderer und versuchen, uns dazu in Beziehung zu setzen, indem wir sie deuten und unseren Beobachtungen einen Sinn geben. Oft stammt der Sinn, den wir der Situation geben, aus Einstellungen, Anschauungen, Wertvorstellungen und Weltanschauungen, die wir uns in biographischen Erfahrungsprozessen angeeignet haben, die – umgekehrt – ebenso beeinflussen, was und mit wem wir zu kommunizieren wünschen, auch die Sprache, die wir gebrauchen, wenn wir auf die Kommunikation eines anderen reagieren. Wenn wir kommunizieren, lernen wir; und indem wir versuchen, die Vorstellungen einer anderen Person zu verstehen, finden wir die Gelegenheit, unsere eigenen Erfahrungen neu und anders wahrzunehmen.

Sprache – als System – hat sich über lange Zeit entwickelt, um uns zu befähigen, die Kommunikation anderer zu verstehen und selbst verstanden zu werden. Sprache mag viele Formen annehmen; in mündlicher Sprache gibt es unendliche Möglichkeiten, sich selbst auszudrücken. Jede von ihnen kann erweitert, verstärkt oder negiert werden durch das Zusammenspiel mit unserer Körpersprache. In jeder Sprache – mündlich oder anderswie – gibt es eine Vielzahl von Dialekten gleichzeitig im Leben, die wir verschieden interpretieren mögen, in denen wir uns aber doch um ein wechselseitiges Verstehen bemühen. Durch dieses Verstehen können wir anfangen, Beziehungen zueinander aufzubauen. Im Laufe der Zeit lernen und erfahren wir Kommunikationsregeln, z.B. Gesprächswechsel während einer Konversation, was die Akzeptanz, die Ablehnung oder die Verbesserung des Statements eines anderen einschließen kann, vielleicht auch den Beginn eines neuen Gesprächsfadens, der Möglichkeiten für andere eröffnet, am Gespräch teilzunehmen. Wir lernen außerdem, den Sinn hinter den Worten wahrzunehmen, namentlich wenn wir die Körpersprache anderer ›mitlesen‹ und ihre Differenz zum mündlich Gesprochenen erkennen. Auch die sprachliche Färbung selbst lernen wir zu deuten, z.B. den ›Ton‹ und das ›Distanzierende‹ am sprachlichen Ausdruck.[19]

Musikalische Kommunikation verwendet eine andere Facette von Sprachen für andere Formen der Kommunikation. Freilich, auch sie findet in einem sozialen Kontext statt. Musik wird immer produziert und aufgenommen in Beziehung zu einem ›Anderen‹ – selbst in den intimsten Settings. Deshalb kann sie als treffende Metapher sozialer Kommunikation gelten. Im Kontext des hier

19 Zu diesen allgemeinen Bemerkungen die Kommunikation betreffend vgl. stellvertretend einen der ›*Klassiker*‹ der Kommunikationstheorie: Watzlawick/Beavin/Jackson 1969.

untersuchten ›Music for Life‹-Projekts können soziale und musikalische Kommunikation nicht voneinander geschieden werden. Musikalische Kommunikation ist beides: beeinflusst und inspiriert durch soziale Interaktionen und Beziehungen, umgekehrt werden aber auch soziale Interaktionen, Zusammenhänge und Beziehungen gepflegt durch musikalische Kommunikation.

Im vorliegenden Kontext ist es wichtig zu begreifen, was die Realität von Kommunikation für eine Person bedeutet, die mit Demenz lebt. Es ist durchaus noch möglich für Menschen mit Demenz, auf Konventionen der gemeinsamen Sprache (angemessen) zu reagieren und sinnvolle soziale Beziehungen zu entwickeln. Allerdings, Interpretation und Aktion innerhalb der Kommunikation werden schwieriger, weil der Gebrauch und die Anwendung der Sprache in einem Erosionsprozess begriffen ist. Zugleich ist auch das Verstehen der Worte von anderen beeinträchtigt. Während die Sprache gleichsam ›wegrutscht‹, wird die emotionale ›Landschaft‹ umso bedeutender, weil Menschen mit Demenz stärker dazu neigen, die Gefühle anderer Personen durch ihre Körpersprache aufzunehmen.[20]

Für einen Menschen mit Demenz kann die Deutung von Kommunikationssituationen zunehmend schwieriger werden, weil er der umgebenden Welt und den Beziehungen zu anderen um ihn herum einen Sinn zu geben versucht und die Mittel dazu allmählich schwinden. Die entstehende Konfusion manifestiert sich manchmal auf sehr extreme Weise: z.B. verbal in Sarahs lautem Rufen nach iher Mutter, wenn sie immer wieder *›Mammi, Mammi, wo bist du?‹* ausruft. Diese Art der Kommunikation ist wiederum eine Herausforderung für andere, die sie nicht nur öffentlich akzeptieren müssen, sondern auch zu verstehen versuchen, welche Gefühle und inneren Zwänge diesen Typus von Kommunikation hervorbringen und was sie selbst in ihrer eigenen Kommunikation tun können, um dieses Leiden zu erreichen und zu lindern. Matthew beschreibt das folgendermaßen: *»Du öffnest dich manchmal ganz schön weit in diesen Sitzungen, und du machst dich sehr, sehr verletzbar, und du setzt dich mit der Tatsache auseinander, dass Leute verzweifelt und wirklich in völligem Ausnahmezustand sind (...) [Sarah] war in der Situation wirklich in tiefer Not. Und die Sitzung ließ keine Chance wegzugucken, und du warst voll damit konfrontiert. Es ist eine wirklich harte Realität, und das kann ziemlich erschütternd sein.«*

Brian denkt noch weiter, indem er fragt, wie Sarahs Art zu kommunizieren auf das Wohlbefinden der anderen Heimbewohner abfärbt: *»Ich finde, für mich ist es irgendwie auch die Realität, die ich vorfinde, wenn ich auf die Patienten höre, die tatsächlich neben [Sarah] sitzen. Und ich überlege, was denken die, wo*

20 Vgl. noch einmal die wichtige Studie zur Demenz von Bruhns/Lakotta/Pieper 2010.

sie sich befinden? Wie verstörend muss es für sie sein, jemanden ununterbrochen und ziemlich laut ›Mammi, Mam‹ rufen zu hören? Ich denke mir, was macht das mit denen? Werden manche glauben, dass ihre Kinder nach ihnen rufen? Oder fühlen sie sich, als würden sie selbst nach ihrer eigenen Mutter rufen? Oder haben sie das Gefühl, dass sie das einfach nicht länger ertragen können? Die Situation fühlt sich wirklich nicht an wie ein Ort des Friedens.«

Auch bei anderen Demenzpatienten kann ein Gefühl der Verwirrtheit in ihren kommunikativen Aktivitäten entstehen, z.B. bei Rebecca. Brian stellt fest, dass dies der Ausdruck eines tiefer liegenden Problems ist, wie sie die soziale und physikalische Welt um sie herum interpretiert: *»Es gibt da eine Art Druck der Dinge, [die sie wahrnimmt] (...) Ich denke einfach, dass ihre Realität so ist, dass sie sehr schnell von einem in den anderen Gefühlszustand wechselt (...) Ich habe den Eindruck, Rebecca fühlt sich sehr verloren, und das ist es, was sie ständig ausdrückt. Und das ist auch wirklich das, womit sie uns herausfordert, wie wir ihr helfen können, dass sie sich nicht so verloren fühlt. Ich meine, dieses Gefühl kommt offensichtlich von der Demenz – Dinge, die sie nicht mehr erinnern kann, Situationen, die ihr furchtbar fremd vorkommen.«*

Es kann kompliziert sein, Kommunikation mit Menschen auszuhalten, die mit Demenz leben, weil sie jederzeit aus der Zurechnungsfähigkeit ›herausfallen‹ können. Matthew beschreibt sehr konkret den Aufwand, den er betreiben musste, um mit Gabriella in Kontakt zu kommen und wie dieses Engagement in unmittelbarer Beziehung zu den Energien stand, die er einsetzen musste: *»Ich hatte sehr, sehr hart mit Gabriella zu arbeiten (...) Ich habe wirklich versucht, sie mit der Gruppe in Kontakt zu bringen, indem ich ihre Hand gehalten habe und sie mit mir nahm. Und das fühlte sich fantastisch an, weil ich wirklich sehen konnte, dass die Energie, die ich investiert hatte, eine reale Veränderung bei ihr bewirkte, und dass sie mit mir ging und in die Gruppe kam. Und sie sang mit mir, sie sang die Namen der Leute, und sie sah sich gezielt im Kreis um. Es war harte Arbeit, und in dem Moment, als ich damit aufhörte, ging sie zurück in ihr ›Zählmuster‹*[21]*. In der Sekunde, in der ich meine Aufmerksamkeit von ihr abwandte, glitt sie zurück (...) Sie rutschte schnurstracks zurück in dem Augenblick, als ich sie losließ.«*

Für die Musiker, die in diesem Kontext arbeiten, kann die Kombination solch verschiedener Kommunikationsstile eine Herausforderung darstellen, wenn sie versuchen, ein kohärentes Gruppengefühl zu schaffen. Genau dies sprechen sie in ihrer letzten Gruppendiskussion an:

---

21 ›Gabriella‹ ist die schon mehrfach erwähnte Patientin, die gewöhnlich dasitzt und ununterbrochen zählt *»19, 20 ... 19, 20 ...«*.

Matthew: »*Warum hat sich das so auslaugend angefühlt und war so eine harte Arbeit? Hatte das mit den Demenzkranken zu tun und mit der Mischung der Patienten? Sie wirkten irgendwie alle isoliert.*«
Anneliese: »*Ich denke, das hat definitiv damit zu tun.*«
Matthew: »*Ich denke, wir haben eine Menge Energie aufgewendet, nur um die Gruppe zusammenzuhalten, und das nur durch Willenskraft, oder? Weißt du, du kannst sagen, die Musik muss so sein, dadada, aber das ist es eben nicht! Du musst einfach da sein und die Gruppe zusammenhalten, und das ist ein verdammter Aufwand. Die Gruppe kann das nicht selbst. Und mir war so viele Male ziemlich klar, gerade wenn du denkst, ›ja, ja, wir sind so weit, wir haben sie in die Gruppe bekommen, und du siehst dich um und bist nicht mehr so konzentriert dabei …‹*«
Fiona: »*… nur für eine Minute.*«
Matthew: »*Genau. Und sie fangen an, dir wegzurutschen. Sie gleiten in sich selbst zurück, und der Kontakt ist weg und du musst wieder arbeiten, ihn zurückzubekommen. Es ist harte Arbeit.*«
Anneliese: »*Weißt du, wenn du zwei Leute hast – in einer Gruppe von sechs, sieben oder acht –, die ständig rumwandern, ganz regelmäßig einfach rumwandern, dann ist das schon eine ziemlich rigide Einschränkung. Wenn du jemanden hast, der ununterbrochen dieselben Worte wiederholt, ganz automatisch, und wir könnten die Liste noch weiter führen. Es ist wirklich …, ich meine, die Kombination war wirklich …* «
Fiona: »*…herausfordernd?* «
Anneliese: »*… einfach ein bisschen zu viel verlangt. Das denke ich wirklich.*«

Wie die Musiker diskutieren, kann die Energie, die gebraucht wird, um eine Gruppe (von Demenzkranken, Vf.) zusammenzuhalten und durch Kommunikation Kontakt zu den Teilnehmern aufzubauen, zu Gefühlen des Ausgelaugtseins und der Bedrängnis führen. Diese Energie oder ›Willenskraft‹ ist nur verständlich, wenn wir die starke Wertorientierung dahinter einbeziehen, die es den Musikern ermöglicht, die Herausforderungen, die in diesem besonderen Kommunikationsmilieu verborgen sind, zu überwinden. Man könnte sagen, dass diese Wertvorstellungen entscheidend sind, um den Geist jedweder Gemeinschaft herzustellen und ganz zentral beim Aufbau positiver sozialer Beziehungen: Werte bedingungsloser Liebe und Anerkennung, Respekt und Vertrauen, ein aufrichtiges Interesse und der Glaube an das einzigartige Personsein und die grundlegenden Fähigkeiten der Menschen jenseit aller Behinderungen. Wenn diese Werte sich in einer Balance mit Validierung, Empathie, der Einladung zur und der Authentizität von Kommunikation befinden, dann kann ein Geist der Gemeinschaft und des Miteinanders entstehen.

Interpretation und Interaktion

Um zu begreifen, wie die Demenz auf einzigartige Weise die Kommunikation einer Person beeinflussen kann, ist ein Akt der Interpretation notwendig. Interpretation im Kontext von Kommunikation bedeutet, dass sprachlichen Aussagen ein gewisser Sinn gegeben wird. Es schließt die Beobachtung kommunikativer Aktivitäten von anderen ein, denen unterstellt wird, dass sie der (beobachteten) Situation einen Sinn verleihen wollen. Auf die Interpretation folgt Aktion und danach schließlich Interaktion, die ebenfalls den Handlungen Sinn gibt und als Reaktion auf die kommunikativen Aktivitäten anderer gedeutet werden kann. Resultat dieser Abläufe ist der Beginn eines sozialen Dialogs. Die Art, wie wir eine Situation deuten und auf sie reagieren, ist das Ergebnis früherer Lernerfahrungen. Wie im Abschnitt über ›Identität‹ bereits erwähnt, sind die Lernerfahrungen sozialer Akteure *ganzheitlich* – Erfahrungen, bei denen der kalkulierende ›Kopf‹ mit dem intuitiv fühlenden ›Herz(en)‹ zusammenarbeitet. Zusätzlich mögen einige dieser Erfahrungen vielleicht nur implizit oder unbewusst wirken. Im vorliegenden Projekt ist die Beobachtung der Kommunikation von anderen eine wichtige Möglichkeit, die verschiedenen Ebenen des kommunikativen Engagements zu prüfen und Wege des sinnvollen Miteinanderumgehens zu entwickeln.

Zu den Schlüsselindikatoren für intensives Engagement mit Menschen, die an Demenz leiden, gehören wechselseitiger, anhaltender Augenkontakt, aktive Teilnahme an sozialen und musikalischen Interaktionen und ein außergewöhnlicher Sinn für Wachheit und Konzentration, Bewusstheit und Präsenz. In Matthews Beschreibung von Jessica in der zweiten Sitzung heißt es: *»Ganz das Gefühl haben, wo jemand steht und ob er bereit ist, so wie Jessica heute, absolut bereit. In der letzten Woche hätte ich nie so mit ihr arbeiten können, wie das heute möglich war. Ob sie einfach [aus der Demenz, Vf.] erwacht ist und wirklich anders war? Ich weiß nicht, was es war.«* Dieses Verstehen, dass Jessica *»bereit«* war – belegt durch ihre anhaltende Wachheit und lebendige Teilnahme während der gesamten Sitzung sowie die Kreation eines klaren Musikstücks, das sie inszenierte –, hat sein Fundament in einem teilweise impliziten Verständnis für das, was es heißt, auf Kommunikation und Partizipation innerlich vorbereitet zu sein. Diese sehr sinnliche Art, wie Gruppendynamiken nachempfunden werden können, scheint auch in Matthews Reflexion zur ersten Sitzung relevant zu sein, wo er die Wichtigkeit des ›Lesens‹ und der sorgsamen Beobachtung der Gruppendynamik in seiner Rolle als Workshop-Leiter anspricht: *»Ich denke, du hast ein Gefühl für die Balance. Es geht darum zu versuchen, eine Art Gleichgewicht und eine gewisse Gleichheit herzustellen, die Energie von einigen Leuten zu erhöhen und von anderen zurückzufahren, und dann zusammen mit den Musi-*

kern das Gefühl zu bekommen, alle sind verbunden auch mit dem ›Energiestrom‹. Ich glaube, man hat dann konstant das Gefühl, eben ..., du weißt schon, das Ziel ist, dass wir als Gruppe funktionieren. Und mit diesem übergeordneten Ziel kannst du fühlen, wer zu welcher Zeit Energie braucht. Und so hast du irgendwie ein Gefühl für jeden, denke ich.«

Um die Dynamiken in der Gruppe nachzuempfinden, geht es auch um die Akzeptanz verschiedener Typen sinnvoller Teilnahme an einer Sitzung, z.B. dass Schlafen unterschiedlich interpretiert werden kann: als Zeichen des Abbruchs von Beziehungen, aber auch als Form der Zugehörigkeit. Wie Brian beobachtet: *»Ich denke, da könnte das Gefühl aufkommen, dass Leute nicht wirklich dazugehören, wenn sie schlafen, oder dass es einfach verschiedene Qualitäten des Schlafs, der Ruhe und der Teilnahme gibt.«* In einem Gruppeninterview denkt Harry weiter über die Möglichkeit nach, dass man dieselben Symptome auch unterschiedlich deuten kann: *»Oft ist es so, dass Pflegende, die neben einer Patientin sitzen und sie nicht aktiv teilnehmen sehen, z.B. ein Stück zu spielen, vielleicht nicht wahrnehmen, dass sie den Takt auf den Stuhl klopfen oder den Fuß bewegen, was doch ein völlig legitimes Stück Teilnahme wäre, während wir [Musiker] dazu neigen zu denken, ja, das ist okay, sie macht irgendwie mit.«*

In Ergänzung zu diesem sinnlichen Gefühl zu verstehen, wann jemand bereit sein könnte zu kommunizieren und teilzunehmen, braucht Kommunikation und Leitung in diesem Kontext ein Wissen um die möglichen Schritte, die man gehen muss, um jemandem zu helfen, das Risiko auf sich zu nehmen, das mit jeder Kommunikation und Teilnahme verbunden ist. In der folgenden Reflexion von Brian, die sich auf Hilfe und Unterstützung eines Individuums – in diesem Fall Rebeccas – bezieht, wird diese erreicht durch einen forschenden, sehr vorsichtigen Interpretationsansatz über die Dauer des gesamten Projekts: *»Unterstützung bekommt einen tieferen Sinn, wenn man weiß, wer die Person ist, die unterstützt werden soll, und dann verstehen kann, was sie uns erzählt und man dann in der angemessenen Weise reagieren kann. Ich denke, es geht darum herauszufinden: Was will die Person? Und ich denke, wir alle haben ein Gefühl für die Verwirrung, ich denke, jeder hat ein Gefühl für die Verwirrung, wie etwa was Rebecca von uns will. Wie sollen wir auf sie reagieren? Ich glaube nicht, dass wir wissen, wie wir reagieren sollen; deshalb wissen wir eben auch nicht, wie wir helfen können. Und ich denke, ›Music for Life‹ könnte uns helfen, das ein bisschen besser zu verstehen. Ich denke, es ist ein Mysterium, wirklich, ich glaube, eine Menge davon wird für uns ein Geheimnis bleiben. Aber ich glaube auch, manchmal bekommen wir sozusagen ›stolpernd‹ ein paar Antworten. Eine Art Feeling, dass wir während der nächsten sechs Wochen ein paar Antworten finden, wenn wir mit am Ende des Projekts sind.«*

Es gibt immer Fragen und nie (endgültige) Antworten. Eine Idee forschenden Lernens zu entwickeln, könnte der Schlüssel zur Praxis sein. Matthew und Fiona sind aber skeptisch:

> Fiona: »*Du fühlst dich wirklich unsicher (...) weil immer eine Risiko drinsteckt, sogar in einer unterstützenden Rolle. Es kommt ziemlich selten vor, dass du dir sagst: ›Ich weiß wirklich, was ich jetzt zu tun habe.‹ Tatsächlich ist es aber so, okay, ich muss irgendwas tun, ich bin aber nicht sicher. Ich werde dies versuchen. Und du bist nie sicher.*«
> Matthew: »*Ich werde das versuchen, ja. Nahezu immer.*«
> Fiona: »*Immer. Ich bin nie sicher. Ich weiß es nie. Niemals.*«
> Matthew: »*Genau. Du hast nie eine Sicherheit.*«
> Fiona: »*Nein. Und sogar hinterher, du denkst irgendwie: ›War das richtig?‹ Immer bleiben Fragen zurück, immer.*«

Reflexivität und eine forschende Disposition mit einem interpretativen Ansatz geben den Musikern zumindest die Chance, unter dem Druck des Augenblicks souveräne Entscheidungen zu treffen. Dies ist dann besonders wichtig, wenn nur ein kurzes Zeitfenster, wie in Rosamunds Fall, Chancen zum Kontakt ermöglichen und wieder rasch vorbei sind, oder wenn sehr klar wird, dass ein Individuum besondere Aufmerksamkeit braucht, wie im Fall von Sarah.

Matthew beschreibt im Detail seinen Gedankenprozess in der sechsten Sitzung, als er sich entschieden hatte, ein Stück mit Rebecca zu spielen – ein Vorgang, der im Abschnitt über ›Identität‹ bereits erwähnt wurde: »*Als dieses Stück begann, hatte ich keine Idee, dass es so verlaufen würde, wie es dann verlief. Es war eine ziemlich ungeplante Geschichte. Mit Rebecca zu singen war überhaupt nicht, was ich mir vorstellte. Es war die absolute Reaktion im Moment, ich nehme an, einfach angefangen mit der Patientin, fast im Bruchteil einer Sekunde, ein völlig ungeplantes Stück, sozusagen die Gelegenheit ›beim Schopf gepackt‹. Ich glaube, das war ein echter Moment des ›Spiegelns‹, wirklich, indem du genau das zurückspiegelst, was du siehst. Und ich glaube, du musst dann deinem Instinkt trauen, was das angeht, und denken, das ist es, was ich sehe, und genau das ist es, was ich denke: ›Das willst du‹, und dann einfach loslegen. Da war die ganze Zeit ein Gesichtsausdruck [bei ihr, Vf.], ein irgendwie sehr ernst blickendes Gesicht. Und ihre Lippen waren gespannt und zusammengedrückt, ein sehr starker, sehr direkter Blick in meine Augen. Und das war es, was mir auffiel: genau diese Art von Ernsthaftigkeit. Und dann in der Art, wie die Melodiephrasen kamen, und als eine Phrase sich dem Ende zuneigte, da war es, ich nehme an, mein Instinkt, dass ich sie zu Ende brachte und sie einlud, eine neue zu beginnen. Ich glaube nicht, dass das direkt von ihr kam. Das hatte vielmehr damit zu tun, dass ich fühlte, es war Zeit, eine Phase zu beenden und sie eine neue beginnen zu lassen, wenn sie wollte. Keine Veränderung ihres Ausdrucks, während der ganzen Zeit genau dieser starre, wirk-*

lich ernste Gesichtsausdruck. Das einzige Mal, wo sie wegsah, war zu ihrem Glockenspiel, um darauf zu schlagen.« Matthew beschreibt hier sehr genau den Interpretations- und Reinterpretationsprozess von Rebeccas Kommunikation und aktiver Teilnahme in diesem Moment. Wie Matthew erklärt, ist das Vorgehen in den Sitzungen *»keineswegs mit dem verbunden, womit … im nächsten Augenblick gerechnet werden muss; es kann auch sein, dass es ganz anders kommt.«*

Spontaneität beim Vorgehen ist eine Basiskompetenz für die Musiker in Bezug auf ihre künstlerische Identität. Zuviel Denken und Vorplanen kann Stress zur Folge haben und eine Atmosphäre schaffen, wo sie sich als Künstler behindert fühlen. In der Situation von Kreativ-Workshops sind schöpferische Freiheit und Spontaneität von großer Wichtigkeit, obwohl beides wegen der Anforderungen des Kommunikationskontextes gelegentlich schrierig herzustellen ist, wie Fiona in der fünften Sitzung beobachtet: *»Als Musiker ist es toll, von Zeit zu Zeit die Freiheit und das Selbstvertrauen zu haben, mit Lust zu musizieren! Oft fühlt man sich in den Sitzungen unsicher und so, als ob man über Eierschalen laufen würde, wo man eigentlich Momente musikalischer Freiheit brauchte und Klarheit als Team, was einem dann wirklich die Zeit gäbe, sich neu zu gruppieren und miteinander verbunden zu sein.«*

Anneliese bestätigt diese Perspektive, wenn sie nach der achten Sitzung reflektiert, dass die Ausführung eines vorher abgestimmten Plans manchmal Spontaneität in Interaktionen und musikalischer Kommunikation verhindern kann: *»Wenn man Dinge im Voraus plant, dann funktioniert das nicht so gut, weil es sich nicht organisch aus dem Moment heraus entwickelt hat gleichsam als eine Reaktion auf das, was passiert …«* Freilich, ein Plan kann helfen, Gelegenheiten für Individuen zu schaffen, um zu kommunizieren und aktiv teilzunehmen. Oft mögen Pläne von den Musikern sowohl während der Auswertungssitzungen als auch während der Vorbereitungsstunde vor dem Workshop entwickelt werden, indem man spezielle und allgemeinere ›Spielregeln‹ kreiert, die die Interaktionen während der Sitzung leiten. Allerdings, es liegt bei den Musikern, den richtigen Moment zu bestimmen, wo der Plan eingeführt wird und genau zu erklären, was dieser Plan mit der laufenden Kommunikationssituation zu tun hat. Exakt dies diskutieren die Musiker in einer Gruppendiskussion nach der Sitzung:

> Matthew: *»Und so lasst uns nochmal auf diese [sechste] Sitzung eingehen, wo wir – wie wir gesagt haben – irgendwie geplant hatten, dass [Rebecca] ihren Moment in dieser Sitzung haben sollte, war's nicht so? Und wir hatten angefangen darüber zu reden, ihr wisst, wie wir das gesehen hatten, ob wir sie ernst genommen haben, [heraus kam so etwas] wie ›Ich kann diese Macht akzeptieren‹.«*
> Anneliese: *»Ich denke, das ist es, worüber wir geredet haben. Ob sie schlechte Gefühle oder Aggressionen gehabt hat oder was auch immer. Lasst uns …«*

Fiona: »*... darüber nachdenken ...*«
Matthew: »*Raus damit ...*«
Anneliese: »*Ja, finde einen Weg, dass sie etwas spielen kann, wo sie das zeigen kann.*«
Fiona: »*Brian war sehr stark, was das angeht. Er ist immer einer, der fragt: ›Was würde passieren?‹ Ich denke, in der vergangenen Woche oder vor zwei Wochen hat er in einer der Auswertungsbesprechungen gesagt: ›Was ist so falsch daran zu reflektieren, dass man etwas tut, was wirklich passt und zusieht, wohin es dich trägt?‹ Und ich denke, du* [Matthew] *hast genau diesen Moment ergriffen.*«
Matthew: »*Ja, das haben wir getan. Ich denke, wir haben das als Team irgendwie gefühlt: ›Dies ist der Moment!‹*«
Fiona: »*Ich glaube, es war wie ›Lasst uns von der Klippe springen!‹*«
Matthew: »*Ja, genau so hat es sich wirklich angefühlt.*«
Fiona: »*Das war's tatsächlich.*«
Matthew: »*Wir haben uns alle angeguckt, wie: ›Jetzt ist der Moment!‹*«
Anneliese: »*Aber weißt du, wenn du über richtiges Planen von etwas nachdenkst, dann war's bei uns eine ziemlich offene Agenda. Es war eben nicht, wie wir gesagt haben, oh ...*«
Matthew: »*... wir machen jetzt ein Stück wie dieses ...*«
Anneliese: »*... oder: ›Versuch dieses Instrument mit ihr!‹ Denn du hast in diesem Moment die Intuition gehabt: ›Ich geb' ihr einfach das Glockenspiel.‹ Und es war fantastisch.*«

Ohne ihre Beobachtungen und Wahrnehmungen von Rebeccas Kommunikation und Mitmachen zu teilen, hätten die Musiker nicht jene neue, gemeinsam empfundene Sichtweise entwickeln können, wie man ganz allgemein, aber auch künstlerisch mit Rebecca umgehen kann. Durch das nachempfindende und dann auch reflexive Engagement im Projekt haben sich die Interpretationsspielräume jeder einzelnen Person erweitert, weil jedes Individuum immer mehr über die Kommunikation jedes anderen gelernt hat und allmählich Beziehungen aufgebaut wurden. Z.B. setzt das Verstehen einer Person Hintergrundwissen über diese Person voraus – ein Prozess, der vor allem durch Reflexion der Praxis in Gang kommt, etwa in den Auswertungssitzungen des Projekts. Allerdings ist dieser reflexive Ansatz immer verknüpft mit einem intuitiven Verstehen innerhalb der Sitzungen, mit einer wohlbedachten Deutung und Reaktion auf die möglichen aktuellen Empfindungen der anderen. In dem vorangegangenen Dialog können wir sehen, wie verschiedene Perspektiven eines Individuums vertieft werden können, wenn sie mit anderen geteilt werden, und wie sie dann die Praxis in den Musiksitzungen beeinflussen.

Wenn bei der individuellen Kommunikation und Teilhabe ein Lernprozess entstehen soll, ist der Bezug auf andere wichtig, weil man nur so in die Lage versetzt wird, ein Verstehen der anderen zu entwickeln, zu vertiefen und gegebenenfalls zu verändern. Z.B. haben während des Projektverlaufs sowohl die Musiker wie die Pflegerinnen die Eigenart zu verstehen versucht, wie Rosamund kommuniziert und sich einmischt. Dieses Nachdenken und der Austausch darüber gibt beiden die Chance, einen neuen Blick auf Rosamund als Person zu entwickeln – etwa ein Verständnis ihrer Isolationsgefühle in der dritten Sitzung, weil sie offensichtlich ihre Demenz nicht akzeptieren kann und die Mitpatientinnen als ›alte Fossile‹ ablehnen muss (s.o.). Dieses Verständnis ist eine wichtige Phase sowohl beim Nachvollzug von Rosamunds künftiger Kommunikationspraxis als auch bei der Suche nach angemessenen Möglichkeiten, den Umgang mit Rosamund aus der Perspektive der Musiker und des Pflegeteams neu zu gestalten. Für Matthew bedeutet die Auswertung seines eigenen Verhaltens und früherer Reflexionen darüber, *»dass ein klarer Weg nach vorn gezeigt wird: Es ist eben nicht die Musik, gegen die sie sich wehrt, sondern es sind andere Dinge, die sie blockieren.«* Freilich, auch das ist keine Sichtweise, die so bleiben muss, denn wir können eine Veränderung der Art, wie er Feinheiten in Rosamunds Verhaltensentscheidungen interpretiert, erkennen, wenn er auf Diallos Perspektive in der fünften Sitzung Bezug nimmt: *»Weißt du, meine Gedanken zu Rosamund waren, dass sie fühlte, diese Arbeit sei unter ihrer Würde, also, auf diese Art Musik zu machen. Aber dann hat mir* [Diallo] *mit seiner Beobachtung tatsächlich eine ganz andere Perspektive näher gebracht, dass sie nämlich Angst habe, einen Fehler zu machen. Und das könnte tatsächlich einen Einfluss darauf haben, wie wir mit ihr arbeiten – im Fortgang des Projekts. Weißt du, ich hab' jetzt viel weniger Angst vor ihrem Urteil. Sie hat oft den Hang zu sagen: ›Oh, das war alles Mist‹, oder so ähnlich. Aber in Wirklichkeit könnte es sein, dass der Ursprung in ihrer Angst vor Fehlern liegt, was ganz viel zu tun hat mit ihrer Wahrnehmung der Demenz, weißt du, und mit dem Versuch, ihre Verwirrtheit zu kaschieren. Diese Sicht bedeutet ein viel tieferes Verstehen ihrer Situation.«*

Hier ist die Reinterpretation, die Matthew Diallo zuschreibt, von Bedeutung, weil sie Matthew ermöglicht, ein neues Verständnis von Rosamunds Verhalten und einen neuen Umgang mit ihr zu entwickeln. Diese geteilte ›Meinungsführerschaft‹ ist auch nachvollziebar in einer anderen Interaktion zwischen Matthew und Diallo, und zwar in der dritten Sitzung, in der Diallo seine Erfahrung, Gabriella zu ›lesen‹ weitergibt, um Matthew die Chance zu geben, eine (musikalische) Leitungsentscheidung zu treffen. Matthew beschreibt diese Interaktion genauer: *»Ich kann den präzisen Ablauf der Ereignisse nicht mehr erinnern, aber ziemlich am Anfang haben wir ein Stück für Gabriella gemacht. Ich glaube, sie hat dirigiert. Und sie sagte andauernd: ›Ich fühle mich krank, ich fühle mich krank.‹ Und ich versuchte, quer durch den Kreis mit Diallo herauszufinden: ›Ist sie's wirklich?‹ ›Nein, sie ist okay.‹ Es war großartig, von ihm diese Bestätigung zu bekommen. Wenn sie wirklich krank gewesen wäre, hätten wir sie nämlich von dort wegbringen müssen. Denn es wäre sehr peinlich für sie gewesen,* *vor aller Augen tatsächlich krank zu sein, und es wäre auch für den Rest der Gruppe wirklich unerfreulich gewesen. Es war also interessant, darauf zu achten, dass ihr Stück gespielt wurde und gleichzeitig herauszubekommen, ob sie tatsächlich krank war. Noch einmal: Die Mitarbeit des Pflegeteams und ihr Wissen über die Patienten sind unerlässlich.«*

Für alle kann der Prozess, die Kommunikation und Teilhabe einer anderen Person zu deuten, zu verstehen, was sie will und einfühlend darauf einzugehen, und zwar ohne die Angst, einen Fehler zu machen, durchaus ein potentielles Risiko einschließen, wie Fiona es ausdrückt: *»von der Klippe springen«*. Für Matthew bedeutet es: *»ins Unbekannte tappen. Es ist so, als wenn du irgendwo hineingerätst, wo du nicht weißt, wie du dich verhalten sollst und du Dinge tust, die du nicht geplant hast.«* Es ist für jeden, der in die Interaktion einbezogen ist, eine Herausforderung, sich jenseits der Barrieren der Bequemlichkeit zu bewegen.

Interpretation scheint eine riskante Angelegenheit zu sein, und dafür spricht eine Reihe von Faktoren. Die Natur der Demenz bringt es mit sich, dass Validierung und Interpretation durch Pflegeteam und Musiker einige Rätsel aufgeben, besonders wenn die kommunikativen Aktivitäten der Menschen mit Demenz bruchstückhaft und zusammenhanglos erscheinen und aus dem Kontext fallen. Dann entsteht ein gewisses Risiko bei den Improvisationstechniken des ›Matching‹, der ›Übersetzung‹ oder der ›Hammer-Technik‹[22], bei denen die Verständigung und musikalische Kommunikation eines Individuums in einen neuen Kontext ›übersetzt‹ werden soll – manchmal konsequent und folgerichtig wie beim ›Matching‹ oder der ›Übersetzung‹, manchmal, wie im Fall der ›Hammer-Technik‹, auch provozierend anders, weil die Musiker einen neuen energetischen Impuls einführen, um die herrschende Kommunikationsdynamik zu verändern. Zusätzlich kann die Schwierigkeit auftauchen, gemeinsam eine dominante Interpretation der Situation zu finden, namentlich wenn reflexive Entscheidungen getroffen werden, die nicht selten zu dem führen, was Matthew *»durchkreuzte Absichten«* nennt. Weil die Ergebnisse in den Sitzungen nicht immer eindeutig sind und die Individuen zu unterschiedlichen Interpretationen desselben Ereignisses kommen, zwingt das Projekt die Teilnehmer, zu deuten, zu reflektieren, Dinge auszuhandeln und ihre eigenen Erfahrungen zu reinterpretieren, indem sie Respekt vor den Perspektiven der anderen entwickeln und – im Lauf der Zeit – echte Bindungen aufbauen, die auf einem starken Gefühl des Vertrauens fußen.

22 Vgl. *Kapitel 2.3*, S. 48ff.

Raum und Bewegung

Die Verbindung der Konzepte von Raum und Bewegung hat eine Menge mit den kommunikativen Ansätzen zu tun, die von den Musikern und dem Pflegeteam im vorliegenden Projekt angewandt werden. Es ist z.B. wichtig, ein ›Tempo‹ zu finden, das allen Beteiligten die Zeit lässt, Informationen, die durch Sprache vermittelt werden, zu begreifen, zu deuten und ihnen einen Sinn zu geben. Im Kontext von Demenzpatienten ist es geradezu unerlässlich, das ›Tempo‹ jeder einzelnen Person zu finden und sich darauf einzustellen. Das bedeutet in aller Regel: *langsamere Kommunikation*, bei der die Betroffenen in der Lage sind, sowohl den Inhalt als auch den Sinn zu verstehen (was wird kommuniziert, und gibt es irgendwelche Erwartungen bezüglich einer bestimmten Reaktion?). Die Bedingungen der Kommunikation können durch aufmerksames Registrieren des Gesprächstempos und der allgemeinen Beweglichkeit der Patienten verbessert werden. Wie die ›Entschleunigung‹ der Kommunikation Zeit bereitstellt, Informationen aufzubereiten und zu deuten, so verschafft sie auch die Möglichkeit, eine Beziehung zu den Informationen zu entwickeln und zu den Personen, die die Informationen kommunizieren. Deshalb ist Sensibilität für das Interaktionstempo auch die Basis für Bindungen, die zwischen den Menschen entstehen (können).

Ein Konzept von Bewegung und ›Tempo‹ führt unausweichlich auch zur Idee des *Raumes*, indem es einen Kommunikationsraum für andere kreiert, um Entscheidungen zu treffen und umzusetzen, die sich auf das Wie und Was der Kommunikation und Beteiligung beziehen. ›Raum‹ schließt die Bereitschaft ein, einer anderen Person die Chance zu geben, zu sprechen und zu kommunizieren sowie mit großer Offenheit anzuhören, was sie zu sagen hat und in enger Kooperation mit ihr einen Ort zu schaffen, an dem ein spontaner und vertrauensvoller Dialog entstehen kann. Der Begriff hat aber auch eine wörtliche Bedeutung, weil der physikalische Raum auf die soziale Umgebung Einfluss nimmt.

Die Auswirkungen physischer Nähe auf ein Individuum als Möglichkeit der Unterstützung von Kommunikation und Engagement werden durch diese Beschreibungen näher beleuchtet. Wenn wir auf die Nutzung des Raumes durch die Individuen während der Sitzungen blicken, entsteht sofort ein Muster: Die Platzierung der Musiker im Raum, speziell des Workshopleiters, kann als Katalysator der Stimulation und Fokusierung der Kommunikation und Beteiligung wirken. Z.B. könnten die Musiker in einigen Interaktionen die Wahl treffen, die Gruppenaufmerksamkeit auf ein sehr intimes Stück zu lenken, das um die Kommunikation und Aktivität eines einzelnen Individuums in der Gruppe ›gebaut‹ worden ist. Das wird oft widergespiegelt in der Position, die sie im Raum einnehmen, etwa wenn ein oder zwei Musiker im Zentrum der Interaktion sich neben eine Person setzen oder vor ihr knien. Vergleichbar auch, wenn alle Individuen im Kreis sitzen, scheint die Physikalität einen Raum für aktive Gruppenbeteiligung anzubieten. Wir können das an einem Auszug aus den Feldnotizen sehen, die in der dritten Sitzung angefertigt wurden und die Rolle der (körperlichen) Nähe beleuchten – bei der Betrachtung von Übergängen in der musikalischen Interaktion.

> *Aus den Feldnotizen:* »Anneliese übernimmt die Verantwortung und macht die Gruppe auf Sarah aufmerksam. Matthew fragt sie, ob sie nicht ein Stück spielen wolle. Sowohl Anneliese als auch Matthew sind nahe bei Sarah. Sarah schüttelt ihr *Ghungaru*[23] kurz in Richtung Matthew, und ein Stück beginnt mit Anneliese, die die Tremolos des Ghungarus imitiert und zu Sarah hinsieht, die weiter schüttelt. Während dieser Interaktion bewegt sich Matthew in Richtung Diallo, nimmt von ihm die *Djembé*[24] und bringt sie zu Anne und Sarah. Während dieser Zeit hat Sarah ihre Aufmerksamkeit verloren und stützt ihren Kopf mit der Hand. Matthew kniet nun vor Sarah und nahe bei Anne und beginnt sanft, die Djembé zu spielen. Dabei wählt er einen ruhigen, regelmäßigen Trommelschlag, während Annelieses Harfentremolos in eine wiederholende Begleitung übergehen, die sie mit dem Singen von langen wortlosen ›*Ah's*‹ verstärkt. Matthew nimmt Sarahs Hand und übergibt Anne die Djembé, die das Spiel fortsetzt und ebenfalls eine Trommelsequenz auf der Djembé beginnt. Matthew hält für eine Weile Sarahs Hand und klinkt sich dann ein, indem er auf der *Tingsha*[25] spielt, aber bei Sarah stehen bleibt. Nach einer gewissen Zeit entscheidet sich Matthew, die Tingsha an Rachel weiterzugeben und ein anderes Instrument an Diallo, bevor er zu seinem Stuhl zurückkehrt, zu singen anfängt und dazu den *Seedshaker*[26] bewegt. Das Stück beginnt sich zu entfalten, wird lauter und dynamischer. Sarah ist eindeutig im Zentrum des Stückes, aber auch andere im Kreis machen nach und nach mit. Matthew sorgt dafür, dass Sarah nach dem Ende des Stücks gedankt wird.«

In dieser Interaktionssequenz wird Anne eingeführt, eine Krankenschwester und Teamleiterin. Sie ist verantwortlich für die Organisation der Pflegeassistenten in einer (Pflege-)Einheit, auch für die Bereitstellung der Intensivpflege für die Demenzpatienten. Anne hat eine warme Ausstrahlung, ist freundlich sowie extrem verlässlich und professionell in ihrer Arbeit und scheint einen Sinn für das Sicherheitsbedürfnis der Patienten zu haben, wenn man ihre behutsame und geduldige Art im Umgang mit ihnen beobachtet.

23 Ein indianisches Instrument, das einem Glockenspiel ähnelt (vgl. *Anhang 2*).

24 Eine einteilige Bechertrommel aus Westafrika (vgl. *Anhang 2*).

25 Eine tibetanische Handzimbel (vgl. *Anhang 2*).

26 Eine Sammlung von Samentöpfen, die durch einen Strick zusammengehalten werden und ein wirkungsvolles Percussion-Instrument darstellen (vgl. *Anhang 2*).

Darüber hinaus ist die Position Matthews und seine Nähe zu Sarah von Bedeutung für die Entwicklung des Stücks von einer auf Sarah fokussierten Aktivität zu einem Stück, in dem die gesamte Gruppe musikalisch aktiv wird. Nähe kann außerdem dazu genutzt werden, eine non-verbale Botschaft über den Sinn einer Aktivität zu senden. Matthew beschreibt dies: *»Wenn du dich in der Gruppe zurücklehnst, dann hast du irgendwie eine Verantwortung für die ganze Gruppe. In der Art, wie das ›Schüttel-Stück‹ sich entwickelte, war es irgendwie offen für jedermann als Teil des Musizierens. Wenn du allerdings zu jemandem gehst und kniest dich vor ihn hin, dann machst du ein Statement für den Rest der Gruppe: Das ist genau das, was wir jetzt tun müssen.«*

Nähe im physikalischen Raum kann Kommunikation verstärken und – als Ergebnis – Beziehungen entfalten. Fiona saß neben Rosamund, und langsam, nach und nach begann sich eine dauerhafte Beziehung zu bilden: *»Ich könnte so vieles über jeden Patienten schreiben, aber ich wollte wirklich nur über einen Patienten intensiv nachdenken. Ich habe oft den Eindruck, dass da einer ist oder vielleicht zwei Patienten, zu dem ich wirklich Kontakt bekomme und mit dem ich ›auf die Reise gehe‹ im Projekt. Gewöhnlich sind das die Leute, neben denen ich sitze (oft weil ich mit ihnen als ersten Kontakt aufgenommen habe). In diesem Projekt war das Rosamund.«*

Diese Nutzung des Raumes kann geplant sein – etwa durch sorgfältige Vorbereitung der Sitzordnung –, aber sehr viel öfter sind es ungeplante, auf der Basis früherer Lernerfahrungen entstehende spontane Reaktionen, die den Umgang mit dem Raum bestimmen, wie es Matthew in seiner Reflexion der Entscheidungsfindung während des zitierten Ereignisses in der dritten Sitzung deutlich macht: *»Ich denke, als ich heute zu Sarah ging und das Stück startete, dass da diese nahe, dichte Gruppe war – ich hab' nicht gedacht, wir werden jetzt ein Stück mit ihr* [Sarah] *machen, und dann werde ich wieder zurück sein dadada. Weißt du, die spontane Reaktion, darüber zu gehen und ein Stück mit ihr zu machen, und dann fängt dieses Denken irgendwie an, was die Dinge eigentlich mit mir machen. Ich müsste schon ziemlich gedrängt werden zu sagen, ob die Veränderung des Sarah-Stücks in ein Stück der gesamten Gruppe eine kognitive Entscheidung war oder eine spontane. Ich könnte es dir nicht sagen (...) Weißt du, wir hatten diese Art von Diskussionen so oft in der Vergangenheit, dass es internalisiert wurde und jetzt fast eine natürliche Reaktion geworden ist.«* Zusätzlich noch: Wenn individuelles Engagement in einem Stück nachzulassen beginnt, könnten Musiker sich veranlasst fühlen, das Engagement durch einen Wechsel ihrer Position – verbunden mit anderen Aspekten hilfreicher Kommunikation – wieder anzuregen, wie das folgende Dokument belegt:

Aus den Feldnotizen: »Abigail wird eine *Hand-Chime in C*[27] übergeben, sodass alle, Abigail, Jessica und Hannah, eine Hand-Chime haben (und einen C-Dur-Dreiklang spielen können). Matthew hebt das hervor in einer stimmlichen Improvisation, bei der er ihre Namen singt und Kontakt zu Jessica und Abigail aufnimmt. Auch Abigail beginnt zu singen. Harry schließt sich an, indem er Matthews Worte singend wiederholt. Als Abigail anfängt, ein wenig desinteressiert zu gucken, kommt Matthew und setzt sich neben sie – er richtet seinen Gesang direkt an sie und erhöht die Lautstärke geringfügig –, und sie scheint wieder aktiv zu werden, weil die Aktivitäten der anderen sie veranlassen, ihre Hand-Chime zu spielen. Matthew singt und Abigail imitiert ihn. Dies wird fortgesetzt, auch als Matthew den Rhythmus verändert.«

Wie die Unterstützung beim musikalischen Engagement und seiner Wiederaufnahme kann körperliche Nähe helfend wirken. Wenn sie begleitet wird durch einfühlende Körpersprache wie Augenkontakt und sensible Berührung, kann sie hilfreich sein, während der herausfordernden Wechsel oder wenn jemand ängstlich zu sein scheint, ein Gefühl der Sicherheit zu schaffen. Gelassenheit und Ruhe im Körper sind wichtig, wie die folgende Passage zeigt, die die Ankunft von Sarah und Hannah zu Beginn der sechsten Sitzung beschreibt:

Aus den Feldnotizen: »Sarah und Hannah sind zuerst angekommen. Es ist ungefähr 10.50 Uhr. Anneliese und Fiona spielen sehr sanft – sie spielen in angenehmer Gleichmäßigkeit –, die Musik verläuft in Wellen und gleicht einem sanften Wedeln. Matthew summt gelegentlich dazu. Insgesamt ist es sehr still, und die Musiker passen auf, dass sie nahe bei Hannah und Sarah sind. Anneliese versucht einfühlend, mit Sarah in Kontakt zu kommen. Sarah hat einmal ›*Mammi*‹ gesagt. Anneliese kommt ihr sehr nahe und nimmt Augenkontakt auf.«

Nähe könnte auch Dynamiken des Vertrauens schaffen. Matthew argumentiert nach der dritten Sitzung, es sei wichtig, dass keine Situation geschaffen werde, durch die Sarah von ihm abhängig und zur Hilfe gedrängt würde. Ähnliches gilt für eine Beziehung, die sich zwischen Rebecca und Matthew entwickelt hat und in der Rebecca Sicherheit aus der Tatsache zu ziehen scheint, dass Matthew neben ihr sitzt. Freilich, auch hier ändert sich die Situation, wenn Matthew seine Position wechselt. Rebecca scheint höchst beeindruckt, wenn andere in der Gruppe ihre Sitzposition verändern, was bei diesen das Bedürfnis erzeugt, ihr ein Gefühl der Zugehörigkeit zu vermitteln und für Unterstützung zu sorgen. Brians Beobachtungen machen dies zum Thema: *»Ich denke, wir lernen etwas über Rebecca – wo sie sitzt, neben wem sie sitzt und wie man ihr helfen kann, ruhig zu bleiben (...) [Wenn] sie neben jemandem sitzt, der während*

27 Eine ausführliche Darstellung der benutzten Instrumente findet sich in *Anhang 2*.

der Session im Begriff ist aufzustehen, dann möchte auch sie wirklich gern aufstehen. Sie braucht eine Menge einfühlsame Hilfe, die sie auch bekommt.«

Allerdings, im Kern all dieser Beobachtungen steht die Fähigkeit, den höchst persönlichen Raum eines anderen zu respektieren. Dies ist die Grundlage für die Entstehung einer starken Bindung, wie Fiona bei der Reflexion ihrer Erfahrungen mit Rosamund in der ersten Sitzung betont: *»Ich hatte das Gefühl, zwei Ladies einbeziehen zu müssen, die ein wenig ausgegrenzt zu sein schienen. Deshalb bin ich aufgestanden und habe mich auf den Boden gesetzt und direkt vor ihnen gespielt. An einem bestimmten Punkt hatte ich intensiven Augenkontakt mit [Rosamund], bin ein bisschen näher zu ihr gerückt, aber es war zu nah, und sie brach den Augenkontakt ab und sah weg. Ich wurde unmittelbar an die Notwendigkeit in dieser Arbeit erinnert, für das Bedürfnis der Menschen nach einem eigenen Raum hochsensibel zu sein.«* Diese Sensibilität entsteht durch die Interpretation der Reaktionen der Betroffenen, indem man begreift, ob sie diese Nähe gutheißen oder ablehnen. Eine engere Beziehung zwischen Fiona und Rosamund kann man an der Art und Weise ablesen, wie sie im Projektverlauf körperlich miteinander umgehen, wie sich dieser Kontakt verstärkt – z.B. durch das Halten der Hand – und wie dieser Prozess im abschließenden Gruppeninterview beschrieben wird:

> Fiona: *»[In der ersten Sitzung] saß Rosamund neben [Gabriella], und dann bin ich aufgestanden und habe mich vor sie hingekniet und für sie gespielt. Und Rosamund sah mich irgendwie an zu diesem Zeitpunkt, und in dem Augenblick, als ich ihr näher kam, wandte sie sich ab. Sie wollte irgendwie, weißt du, ... gar nichts. So waren wir irgendwie wieder da, wo wir angefangen hatten, um einen gemeinsam erlebten Moment zu haben, [um ein Stück mit ihr zu kreieren] ...«*
> Anneliese: *»Sie ließ dich tatsächlich an sich ran.«*
> Matthew: *»Ja, sie ließ dich ran.«*
> Fiona: *»Und es ging Schritt für Schritt, angefangen bei ihrer Entscheidung, meine Hand ..., ungefähr vor vier Wochen ergriff sie meine Hand, und es waren einfach kleine Schritte. Und doch war es wirklich kostbar.«*

Neben einer sehr körperlichen Vergegenwärtigung des Raumes, ist ein Raumkonzept gleich bedeutend, wenn nicht sogar wichtiger, das eine Umgebung kreiert, die Kommunikation und Beteiligung fördert. Man braucht ein langsames Tempo, um einen Raum zu schaffen, der eine Person mit Demenz in die Lage versetzt, die Kommunikation von anderen zu verstehen und angemessen darauf zu reagieren. Umgekehrt braucht es auch einen Raum für Pflegende und Musiker, um die Kommunikation der Menschen zu deuten, die mit Demenz leben. Die Abstimmung in der musikalischen Kommunikation ist deshalb von großer Wichtigkeit aus der Perspektive der Musiker, weil es für sie kompliziert sein kann, all die Informationen aufzuarbeiten und sinnvoll darauf zu reagieren, die sie in einer Sitzung registrieren. Um seinen ›Sender‹ wahrhaft auf eine Person einzustellen, müssen das Tempo und die Ambition der musikalischen Kommunikation ebenfalls zurückgeschraubt werden, um funktional zu sein statt theoretisch, einfach statt überdifferenziert, spontan geleitet durch eine unterbewusste Aufmerksamkeit. Die Musiker beschreiben dies in einer Gesprächspassage:

Anneliese: »*Wenn ich in einem Music for Life-Setting spiele, ist mein Spielen völlig anders. Es ist weniger kompliziert, sehr simpel.*«
Matthew: »*Einfach weil andere Dinge passieren.*«
Anneliese: »*Ja, es gibt offensichtlich so viele Dinge, über die man nachdenken muss, abgesehen vom gemeinsamen Musizieren (...) Du versuchst, eine Menge von Dingen zu bewältigen, zur selben Zeit. Deshalb kürze ich gewöhnlich Dinge ab. Alles Komplexe (...) ist tendenziell für's Gehirn ein bisschen zu viel (...)*«
Fiona: »*Ich finde, dass meine intellektuelle Sorgfalt bezüglich dessen, was ich tue, in einer Sitzung geringer wird. Es ist fast so, dass ich nicht immer weiß, was ich spiele. Ich fühle irgendwie, dass ich da drüben bin, ich bin im Raum einer anderen Person. Denn deine Aufmerksamkeit kann nicht (nur) zwischen uns Dreien liegen, deine Aufmerksamkeit ist plötzlich bei der anderen Person. Und das ist der Grund, warum das ›Standard-Setting‹, weißt du, wenn du deine eigene unvollkommene Weise hast zu spielen, manchmal vertraust du darauf in solchen Momenten, weil du unbedingt einen Draht zu der Person bekommen musst, für die du spielst (...). Es geht um die genaue Beobachtung der Person, nicht um deine Kreativität.*«

Dieser ›Standard-Modus‹, von dem Fiona spricht, bedeutet die Akzeptanz, dass – um das primäre Ziel des Verstehens und Sich-Einfühlens in eine andere Person zu erreichen – die Konzentration auf musikalische Entfaltung und Experimente zurücktreten könnte und stattdessen möglicherweise eine eher unterbewusste Entwicklung musikalischer Sprache hervortritt. Der ›Standard-Modus‹ bringt frühere Lernerfahrungen zum Vorschein und stellt deshalb große Anforderungen an die vorhandenen Fähigkeiten und die musikalische Sprache der Musiker – auch an das internalisierte, mit anderen geteilte Verstehen einer wirkungsvollen Anwendung der musikalischen Sprache in diesem Kontext.

Wiederholung in der musikalischen Sprache ist ein zentrales Potenzial bei der Entwicklung einer langsameren Gangart, eine Möglichkeit für die Musiker, andere zu verstehen und Kontakt zu ihnen aufzunehmen. Eine Art von ›Gerüst‹ entsteht durch Aktivitäten, in denen vorhergehende Elemente wiederholt werden, aber dann allmählich ausgeweitet durch Hinzufügung eines weiteren Entwicklungsschrittes, wobei die Aktivität immer neu wiederholt wird. Solche Entsprechungen im musikalischen Sinn führen zu einer Entwicklung, die weniger in linearer, ›horizontaler‹ Richtung verläuft, voller Kontraste, Wechsel und Ausdifferenzierungen, sondern sind mehr statisch, gleichsam ›vertikal‹ ausgerichtet, wobei wenige zentrale musikalische Motive oder Elemente wiederholt und in eine Interaktion mit anderen eingebaut werden und wo neue Elemente langsam im Laufe des Spiels eingeführt werden können, um die Richtung der Musik zu verändern. Dies baut an sich auf der ursprünglichen Entwicklung einer starken musikalischen Grundlage auf, um dann schließlich umgesetzt zu werden.

Die einflussreichsten musikalischen Elemente bei der Erfindung eines musikalischen Motivs sind Melodie und Rhythmus in enger Verbindung mit Harmonie und Takt. Diese kreieren zusammen ein übergeordnetes klangliches Zentrum, ein Tempo und eine gewisse Eigenart, die dem Motiv zugrundeliegen. Wiederholung in diesen musikalischen Elementen kann die allmähliche Entwicklung eines musikalischen Stückes unterstützen – ob nun mehr oder minder vorbereitet (wie bei dem ›Rahmen-Stück‹ oder dem ›Willkommenslied‹[28]) oder komplett neu improvisiert. Wiederholung gibt der entstehenden Musik eine gewisse Kohärenz und die Möglichkeit, weitere Elemente im Fortgang hinzuzufügen, um die Form, die Eigenart und musikalische Improvisationselemente zu entfalten, während das Stück in seiner eigenen Entstehungsgeschichte fest verankert bleibt. Durch diese Wiederlung wird ein langsameres Gesamttempo erreicht, das es jedem Individuum ermöglicht, in die Sinnfindung der gemeinsamen Hörerfahrung einbezogen zu sein. Fiona reflektiert nach der zweiten Sitzung, wie musikalische Wiederholung auch dazu beitragen kann, ein Gefühl für Kontinuität und Gemeinschaft aufzubauen: *»Das ›Willkommenslied‹ wurde ebenfalls häufig wiederholt, so oft, dass ich unschlüssig war, ob wir es nicht zu oft getan haben. Es fühlte sich ziemlich mühsam an, was im Nachhinein die Energie in der Gruppe zu reflektieren schien. Allerdings denke ich tatsächlich, dass es absolut wichtig war für die Verankerung der Gruppe. Sie brauchten die Wiederholung, um in der Lage zu sein, den Prozess zu verstehen, und es half wirklich, eine Art Gruppengefühl aufzubauen.«*

Diese Wahl, musikalische Wiederholung zu nutzen, war eine bewusste Wahl gewesen. Sie wurde ausdrücklich als Teil der Vorbereitung vor der zweiten Sitzung diskutiert. Fiona äußert sich dazu: *»Weil wir uns letzte Woche so unsicher gefühlt haben, sprachen Anneliese, Matthew und ich vor der Sitzung darüber, viele Wiederholungen nutzen zu wollen und sehr klare musikalische Strukturen, deutliche Anfänge und klare Schlusssequenzen. Wir gaben uns die Erlaubnis, die Geschichte einfach zu halten! Ich fand, dass mir das in der Sitzung wirklich geholfen hat.«*

Wiederholung jedoch hat nicht zur Folge, dass ein Konzept sozusagen ›auf dem Tisch liegt‹, sondern dass es in der Praxis erst entwickelt werden muss, und zwar sehr konkret, um eine kommunikative Umgebung herzustellen, die

28 Vgl. *Kapitel 2.3* (Angewandte musikalische Improvisation).

zur Umsetzung in der Sitzung anregen kann. Matthew beschreibt das: »*Wir hatten eine gute Zeit zusammen als Team, von zehn bis elf [Uhr], das fühlte sich wirklich gut an. Wir spielten mehrfach das Thema zusammen und verankerten es wirklich und betteten es ein, sodass wir alle uns damit gut fühlten, was eben in der der vorangegangenen Woche nicht der Fall gewesen war. Und ich denke, das half uns, uns geerdeter und verbundener zu fühlen.*«

Durch musikalische Wiederholung ein langsameres Tempo zu erreichen kann schwierig sein für einen Musiker, obwohl Fiona und Matthew die Bedeutung, gerade so zu arbeiten, hervorheben. Dieses Gefühl wird im folgenden Auszug aus den Feldnotizen zur Auswertungssitzung der ersten Sitzung ausgedrückt, in dem das Beharren auf Wiederholung im Interaktionsprozess – noch verstärkt durch ›Modellieren‹ und Wiederholungen in der Körpersprache[29] – als Schlüsselelement zur Herstellung von Beziehungen im Prozess der ›*Instrumentenweitergabe*‹[30] in der zweiten Sitzung hervorgehoben wird:

> *Aus den Feldnotizen:* »Deborah lobt die Musiker und ihre ›*Beharrlichkeit*‹ - bezüglich der Instrumentenweitergabe im Sitzkreis: ›*Das musste so taff sein ... schließlich waren es wenigstens zehn oder fünfzehn Minuten, die ihr dafür gebraucht habt .. es hat sich wirklich ausgezahlt ... plötzlich habt ihr gespürt: da war eine Gruppe.*‹ Besonders während des Singens war es möglich, ›*in dem Momemnt zu einer Art Gruppengefühl zu kommen ... ihr habt die Nerven behalten*‹ und dass ›*ihr nicht wusstet, was geschehen würde ... die Art, wie ihr es versucht habt – mit der wahrscheinlich härtesten Gruppe, mit der man es versuchen kann ... es hat die Leute gezwungen, nach allen Seiten zu sehen, es zu nehmen und weiterzugeben ... es half ihnen, eine Verbindung zu knüpfen.*‹«

Für die Musiker ist es eine ständige Herausforderung und ein Interessenschwerpunkt, eine Balance zwischen dieser Wiederholung und einer kommunikativen Strategie mit Authentizität, Integrität und Spontaneität zu finden, wie Fionas Äußerungen nach der zweiten Sitzung zeigen: »*Ich wollte darüber nachdenken, wie ich Wiederholungen musikalisch in kreativer Weise unterstützen kann. Wie kann ich ein Gefühl von Kontinuität, aber gleichzeitig auch von Kreativität, Erfindung und Spontaneität aufrechterhalten? Das heißt immer die einfachste Musik zu spielen und zu kreieren, ja, das ist aber die schwierigste Herausforderung.*« Durch Wiederholung kommt diese Einfachheit und durch Einfachheit Bedeutung und Zusammenhang. Da entsteht dann Raum, die Musik ›atmen‹ zu lassen und eine Form und ein Tempo anzunehmen, in welchem jedes neue Element, jeder Beitrag, wie klein er auch sein mag, ein lebendiger Teil des Ganzen wird. Anneliese beschreibt, wie die Beachtung von Tempo und Raum während der Instrumentenweitergabe durch Wiederholung eine

29 Vgl. *Kapitel 2.3* (Angewandte musikalische Improvisation).
30 Vgl. ebd.

neue Kommunikationsdynamik in der Gruppe zu schaffen begann – eine Dynamik von Wachheit, Dialog, Spontaneität und Spaß: »*Wir fingen an, die Instrumente herumzugeben (...) wir bemühten uns beharrlich, und ich hatte den Eindruck, das Experiment zahlte sich aus. Als wir mit dem Spielen aufhörten, hatte nahezu jede/r ein Instrument, und wir spürten diese gespannte, wache Stille ... Für mich war das der erste richtige ›Music for Life-Moment‹. Die Patienten hörten zu und reagierten auf die Musiker oder auf andere Patienten, Musistücke wurden begonnen und sprangen auf andere über. Wir hatten wirklich Spaß.*«

An dieser Passage können wir sehen, dass als natürliche Reaktion auf diese Kommunikationsdynamik ein Raum der Interpretation und Reflexion musikalischer Sprache entsteht, buchstäblich ein Raum der Stille. Dieser Raum schafft die Chance, dass etwas Neues und Ungeplantes stattfindet. Die Entstehung kommunikativer Spontaneität wird sichtbar in einer Improvisation, die von Abigail, Hannah und Jessica eingeleitet wird und in der zweiten Sitzung stattfindet, und zwar unmittelbar nach jenem *›Music for Life-Moment‹*. Das Tempo und der Raum, die in der Aktivität der Instrumentenweitergabe kreiert werden, gehen über in die Interaktionen und in die dialogische Natur der Improvisation. Dabei wächst das Gefühl eines bleibenden Momentums und einer erstaunlichen Kommunikationsdichte:

> *Aus den Feldnotizen:* »Das Stück beginnt, geführt von Abigail, Hannah und Jessica. (Es ist eine sehr interessante und komplexe Serie von Interaktionen.) Abigail spielt wenige kurze Schläge auf der Trommel, die sowohl Fiona als auch Anneliese kopieren – dies ist ganz offensichtlich in der musikalischen Textur (s.u.). Es gibt Raum und Ruhe, bis Hannah ihre *Caxixi*[31] schüttelt, und das wird sofort wiederholt von Anneliese. Abigail kommt erneut dazu mit einem stärkeren kurzen Motiv auf der Trommel – Anneliese wiederholt, und Hannah schließt sich an, indem sie zeitweise die Textur mit ihrer Craxixi unterstreicht. Es gibt eine wirkliche Atmoshäre des Zuhörens, warten auf Übernahme und Kollektivgefühl. Anneliese nimmt Hannahs Schüttelrhythmus mit einem Set von Trompetenstößen auf, Fiona kommt dazu und ermutigt Hannah, mit dem Schütteln fortzufahren. Dann gibt es eine lange Pause. Jessica schüttelt ihr Ghungharu in Richtung Fiona, und die antwortet musikalisch.«

31 Ein gewebter Korbshaker (vgl. *Anhang 2*).

Transkript 3: Instrumentenverteilung und Entstehung eines Trios (Sitzung 2)

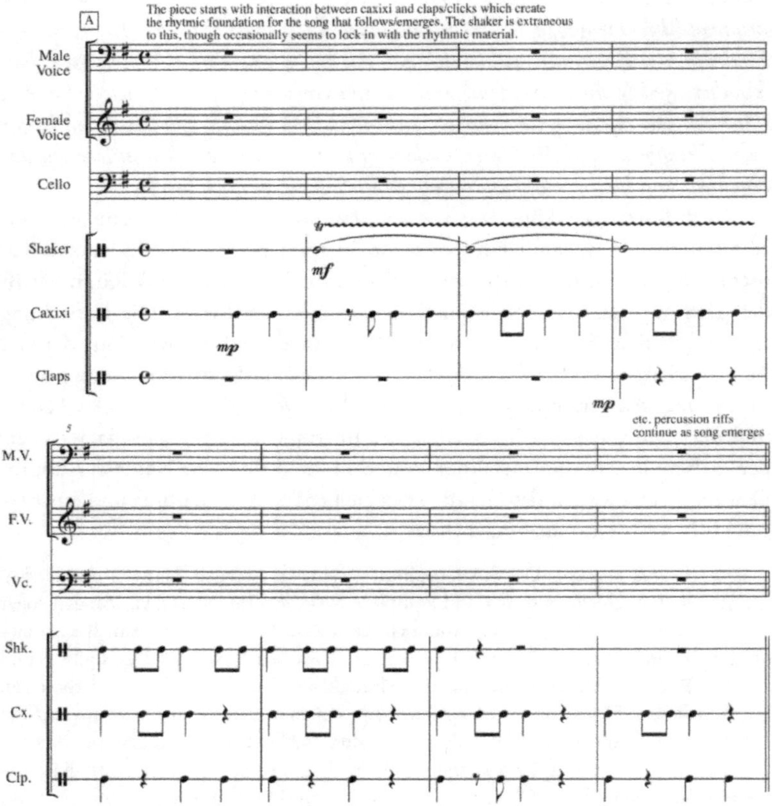

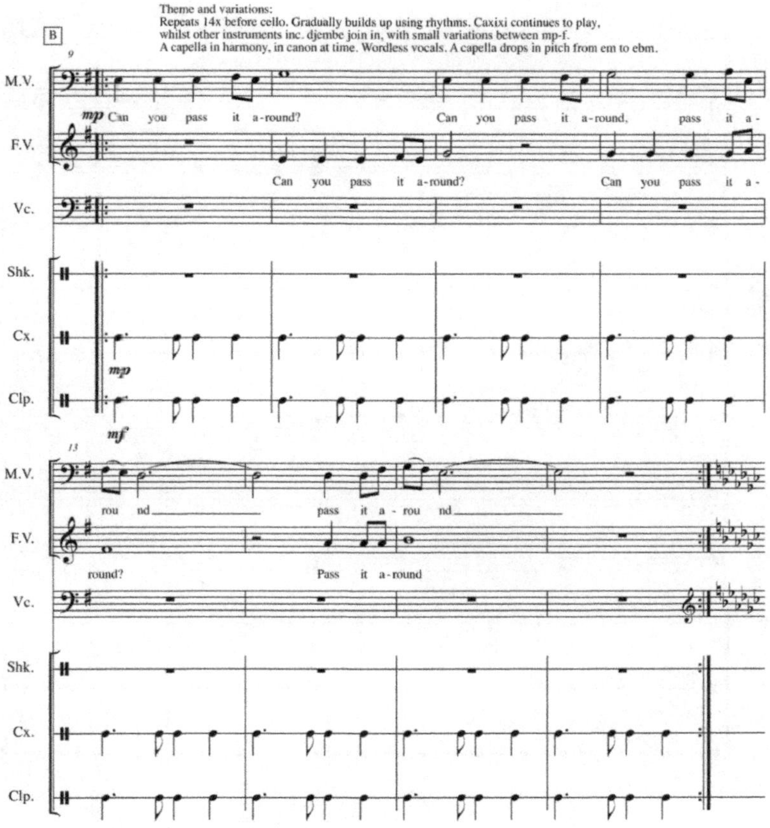
Theme and variations:
Repeats 14x before cello. Gradually builds up using rhythms. Caxixi continues to play, whilst other instruments inc. djembe join in, with small variations between mp-f.
A capella in harmony, in canon at time. Wordless vocals. A capella drops in pitch from em to ebm.
B
9
M.V.
F.V.
Vc.
Shk.
Cx.
Clp.
mp
Can you pass it a-round? Can you pass it a-round, pass it a-
Can you pass it a-round? Can you pass it a-
mp
mf
13
rou nd pass it a-rou nd
round? Pass it a-round

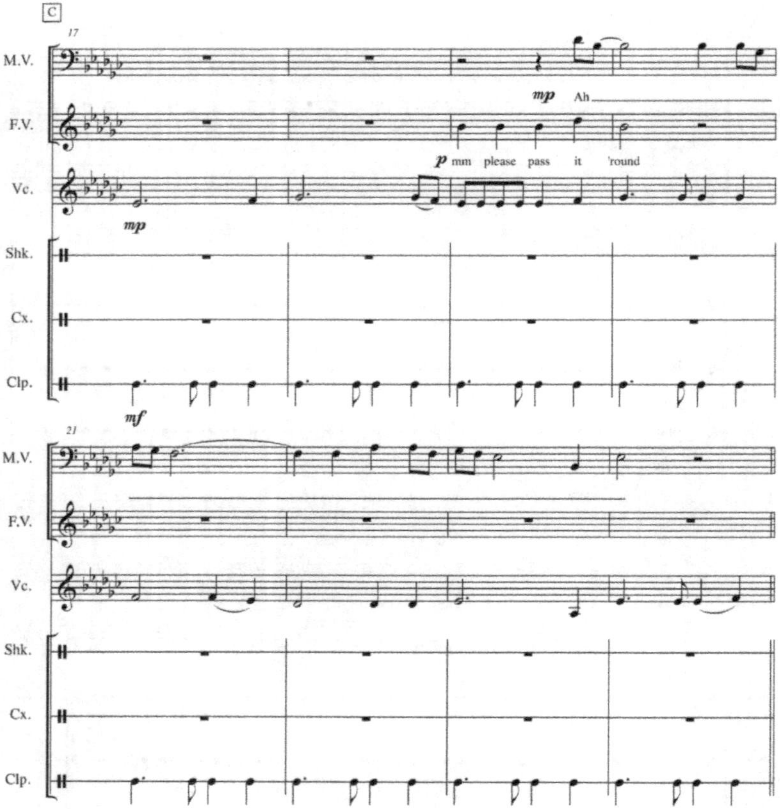
C
17
M.V.
F.V.
Vc.
Shk.
Cx.
Clp.
mp
Ah
p
mm please pass it 'round
mp
mf
21
M.V.
F.V.
Vc.
Shk.
Cx.
Clp.

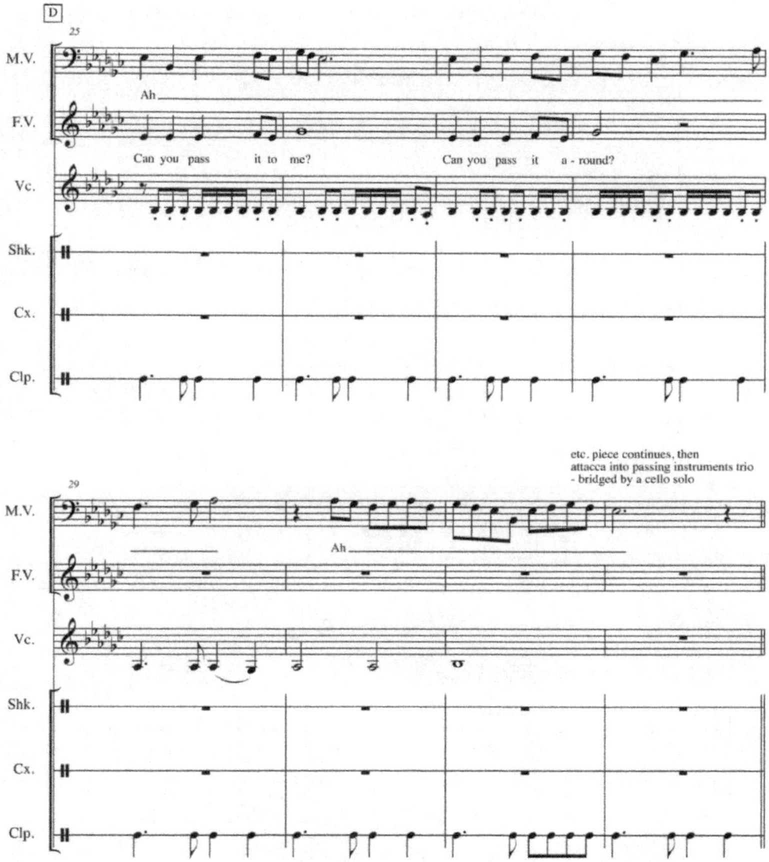
D
25
M.V.
Ah
F.V.
Can you pass it to me?
Can you pass it a - round?
Vc.
Shk.
Cx.
Clp.
etc. piece continues, then
attacca into passing instruments trio
- bridged by a cello solo
29
M.V.
Ah
F.V.
Vc.
Shk.
Cx.
Clp.

Cello solo linking full group instruments activity into 'trio' of residents. The harp enters and the character begins to change

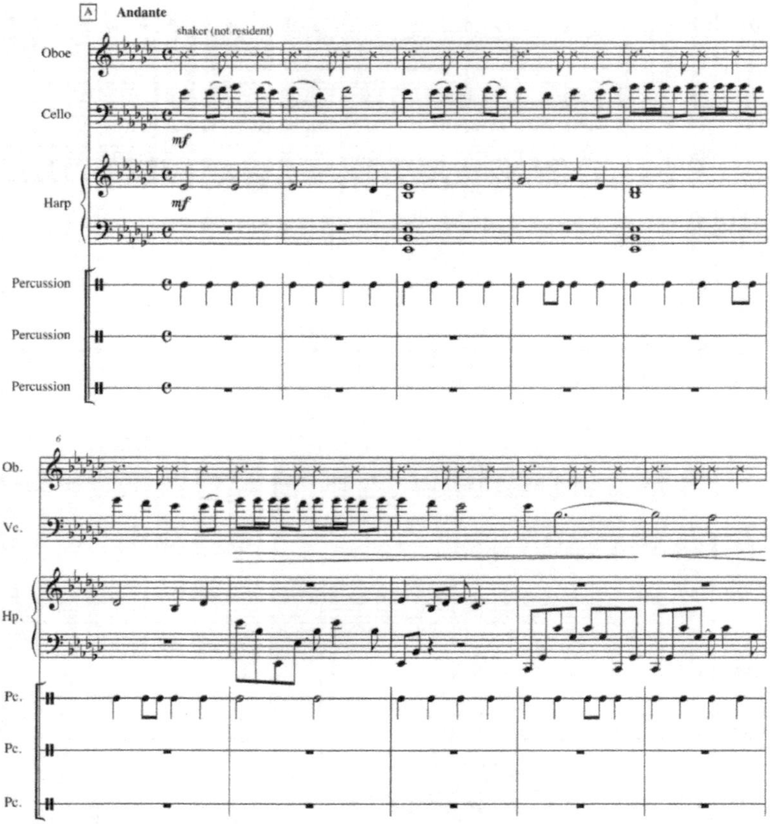

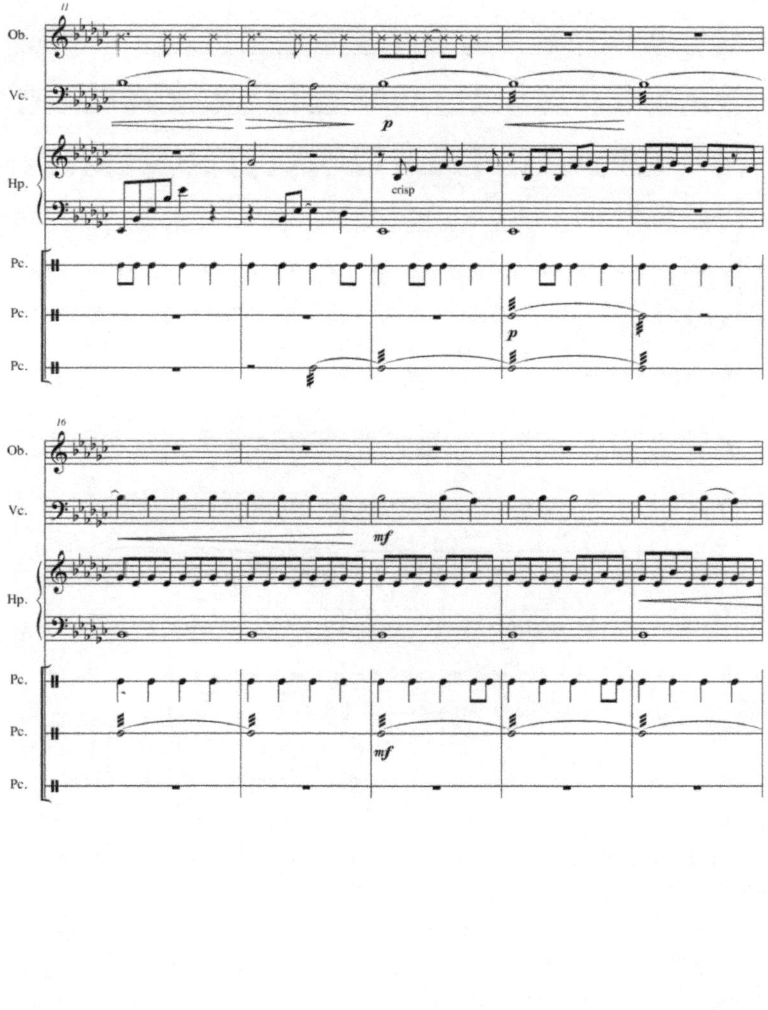
11
Ob.
Vc.
p
Hp.
crisp
Pc.
Pc.
p
Pc.
16
Ob.
Vc.
mf
Hp.
Pc.
Pc.
mf
Pc.

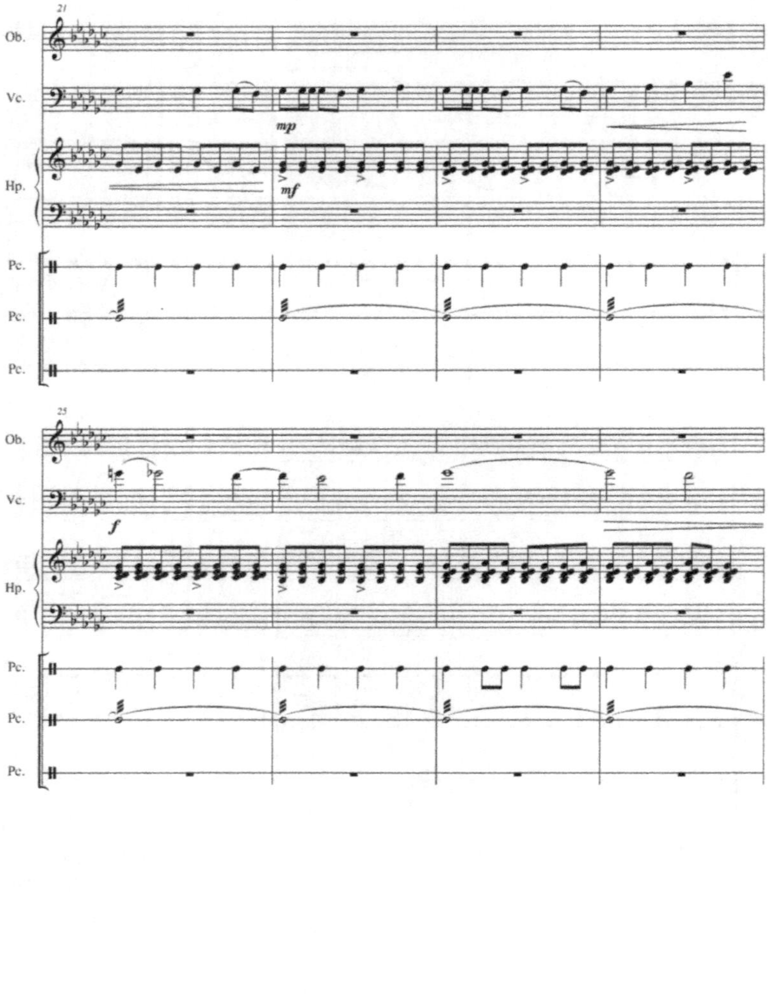
21
Ob.
Vc.
mp
Hp.
mf
Pc.
Pc.
Pc.
25
Ob.
Vc.
f
Hp.
Pc.
Pc.
Pc.

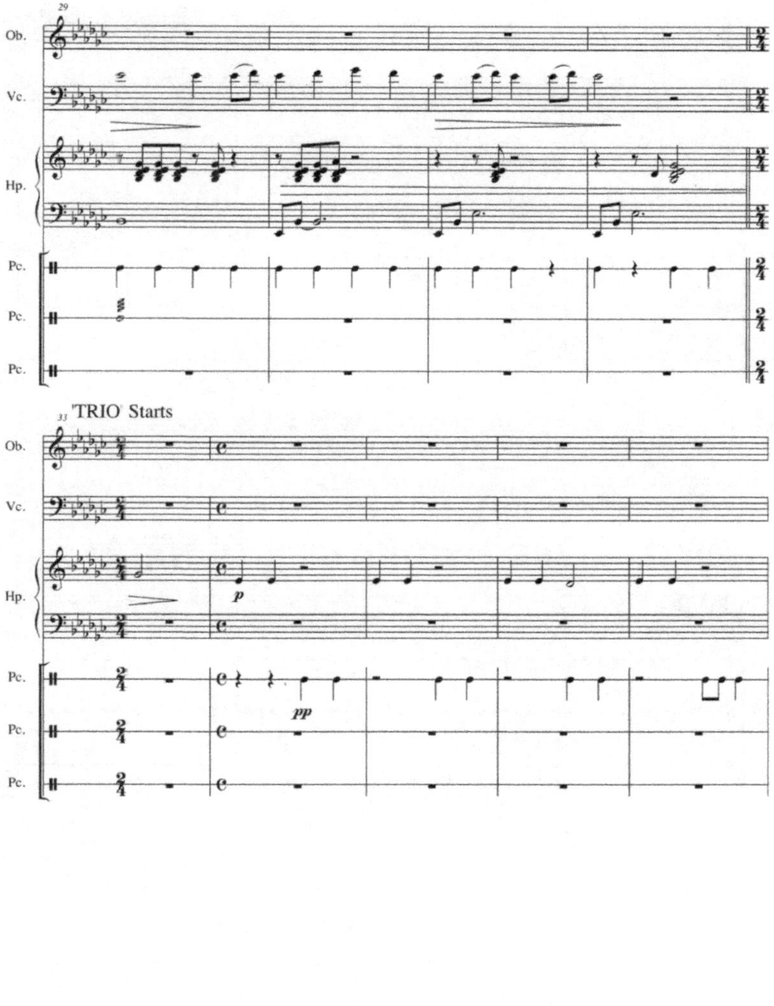
29
Ob.
Vc.
Hp.
Pc.
Pc.
Pc.
33 'TRIO' Starts
Ob.
Vc.
Hp.
p
Pc.
pp
Pc.
Pc.

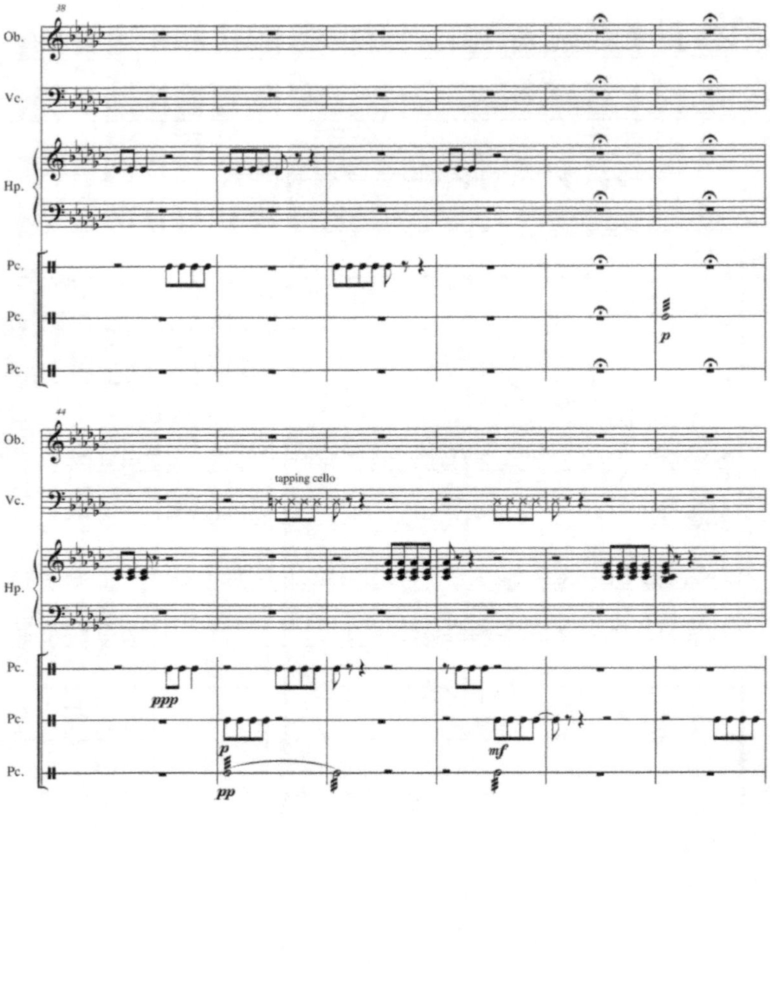
38
Ob.
Vc.
Hp.
Pc.
Pc.
Pc.
p
44
Ob.
tapping cello
Vc.
Hp.
Pc.
Pc.
Pc.
ppp
p
pp
mf

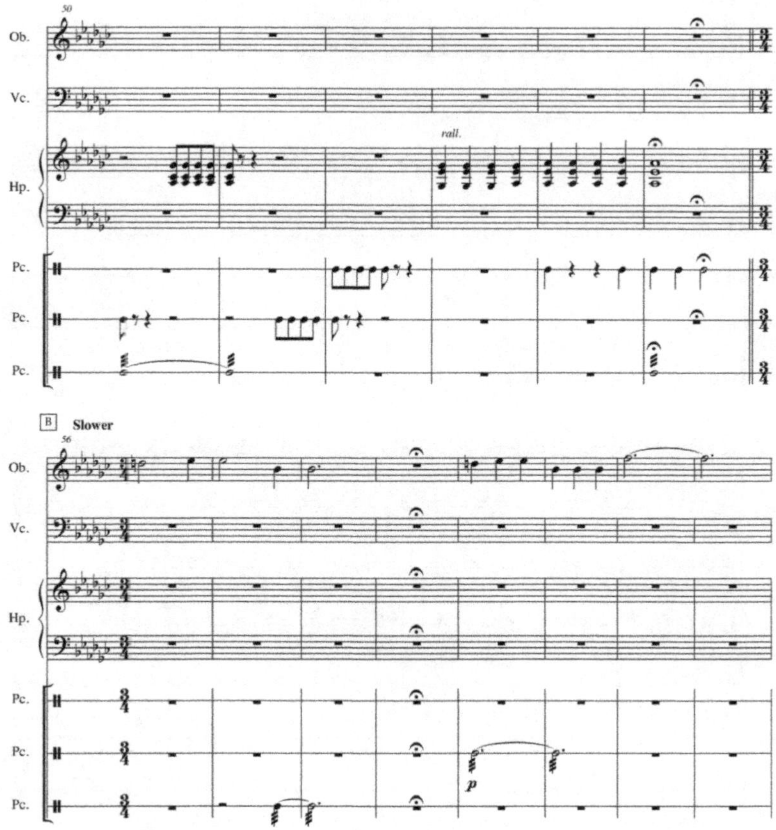
50
Ob.
Vc.
rall.
Hp.
Pc.
Pc.
Pc.
B
Slower
56
Ob.
Vc.
Hp.
Pc.
Pc.
p
Pc.

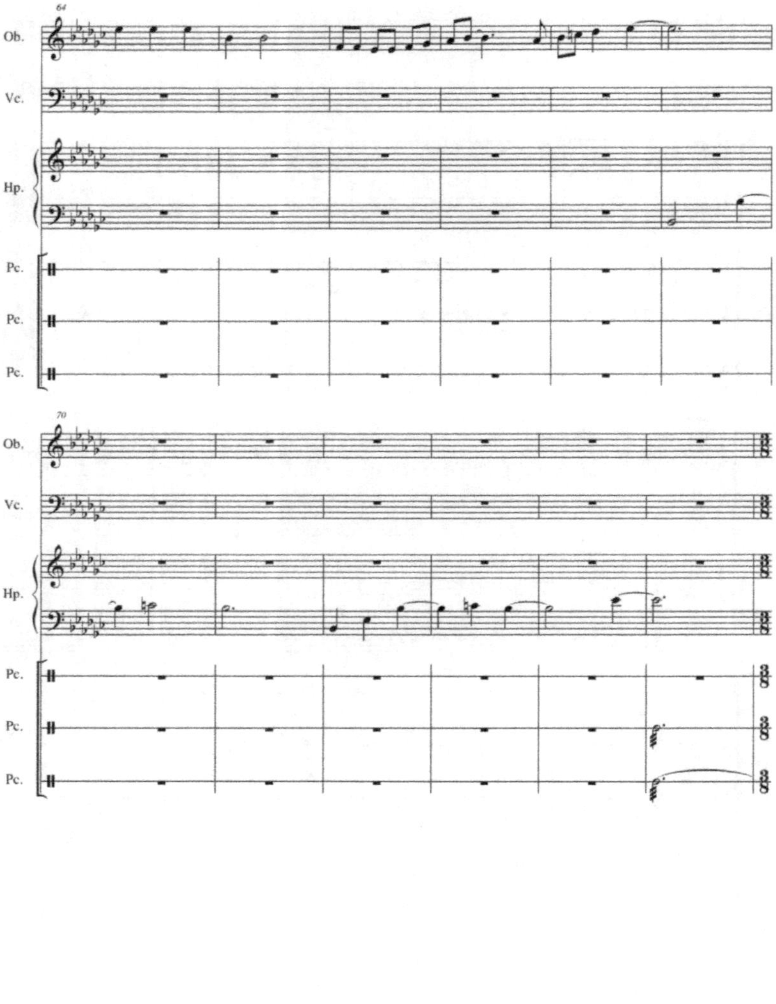
64
Ob.
Vc.
Hp.
Pc.
Pc.
Pc.
70
Ob.
Vc.
Hp.
Pc.
Pc.
Pc.

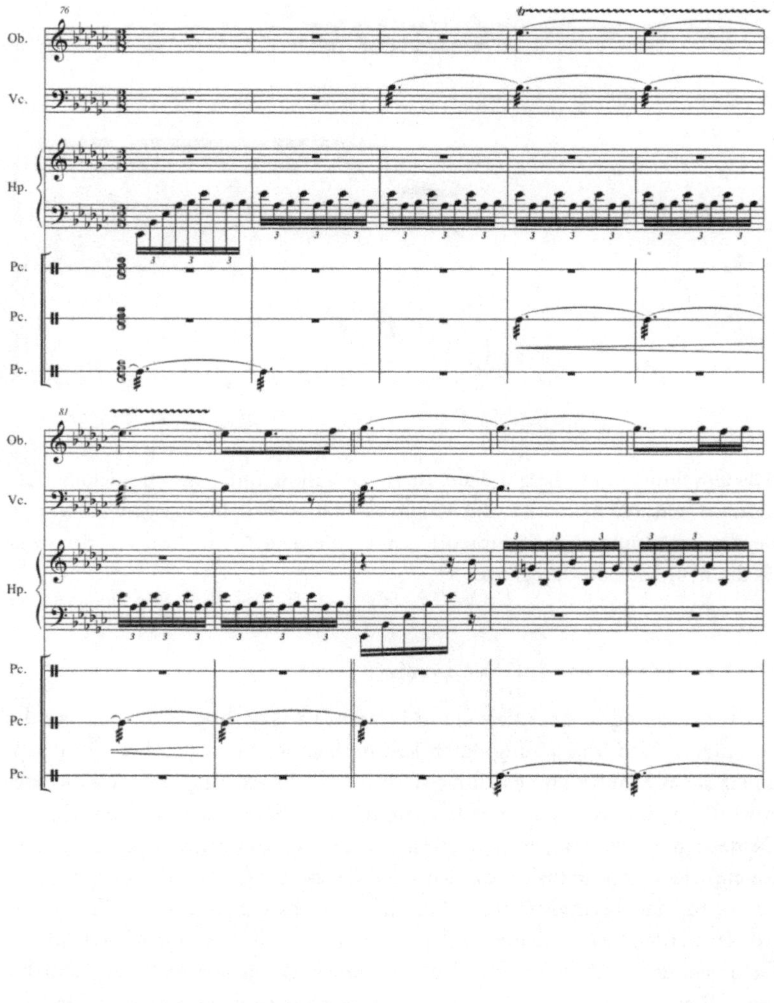
76
Ob.
Vc.
Hp.
Pc.
Pc.
Pc.
81
Ob.
Vc.
Hp.
Pc.
Pc.
Pc.

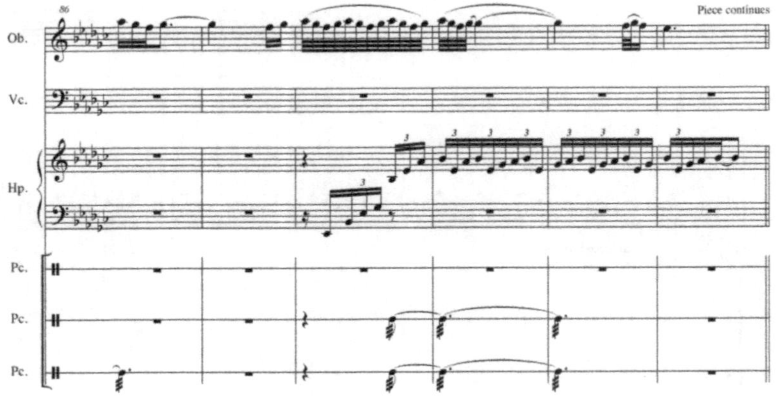

Wiederholung – in diesem Fall durch Imitation und Ausschmückung der Beiträge von anderen – hat die Möglichkeit für einen Dialog geschaffen und für die Entfaltung einer komplexeren musikalischen Architektur aus der (musikalischen) Interaktion heraus.

Qualität und Form musikalischer Sprache

In der Beziehung zu einer Person mit Demenz ist es wichtig, eine Botschaft der Bestätigung und Validierung durch kommunikative Strategien bereitzustellen, damit sie sich angenommen fühlt und ihre Wahrnehmung der Wirklichkeit zutrifft. In der Akzeptanz der kommunikativen Herausforderungen, die die Demenz mit sich bringen kann, muss jeder kommunikative Akt auf seinen wesentlichen Kern reduziert werden – auf die essenzielle Klarheit und Authentizität, bei der die transportierte Botschaft sowohl verstanden als auch beantwortet werden kann. Diese Authentizität in der Kommunikation kann zu Gefühlen der Verbundenheit, der Zusammengehörigkeit und der Gemeinschaft führen, zu dem Gefühl, Teil einer funktionierenden Gruppe zu sein.

Authentizität und tiefe Integrität sind zentral für musikalische Kommunikation. Selbst wenn die Musik und die Interaktionen innerhalb der Musik albern und schlicht wie Spaß erscheinen, entfalten sich Integrität und ein künstlerisches Ambiente in der musikalischen Kommunikation. Durch diese Art von Kunst und die Bereitschaft, das authentische Selbst des anderen zu finden und anzuerkennen, entsteht das Gefühl eines tieferen Verbundenseins durch Kommunikation:

Fiona: *»Du möchtest dein Bestes geben und musikalische Integrität haben, in dem, was du machst, denke ich.«*
Anneliese: *»Aber wir haben immer wieder gesehen, dass du das ohne musikalische Integrität nicht hinbekommst, du erreichst einfach nicht dieselbe Tiefe und Verbundenheit. Ich denke, das ist wirklich so, da liegt tatsächlich Wahrheit drin. Du kannst nicht einfach hingehen und irgendwas für sie spielen, das funktioniert nicht. Oder jedenfalls nicht auf die gleiche Art, du gehst eben nicht so tief.«*

Diese ›Tiefe und Verbundenheit‹ wird erreicht durch musikalische Integrität von höchster Qualität, wo die gespielte Musik kohärent und bedeutungsvoll ist. Wenn diese Dichte in der musikalischen Botschaft fehlt, kann es durchaus Einfluss auf die Erfahrungen der Teilnehmer haben. Es kann zu einem Gefühl der Angst führen, einer Botschaft, die sich in beliebigen Musikfragmenten verliert. Matthew sagt: *»Was die Musiker angeht, kannst du mit dem Gefühl enden, du machst deinen Job irgendwie, aber du hast nicht das Gefühl, gute Musik zu machen. Du dudelst herum und machst Musik, die du wirklich nicht gut findest, denke ich. Und gewiss kann das potenziell zu einem Gefühl von Angst auch bei den Demenzpatienten führen, wenn da keine musikalische Lösung gefunden wird. Und ich habe schon gedacht, ob Gabriellas Beschwerde und ihr Ausruf ›Mach weiter, spiel, mach weiter‹, ich weiß nicht mehr genau, was ihre Worte waren, aber da war so etwas wie ›Mach weiter damit, tu was, mach endlich weiter‹. Und ich dachte, ja, wirklich, wir spielen eigentlich nicht. Wir machen ein wenig Backgroundmusik, aber nichts geschieht.«*

Authentizität setzt auch voraus, dass eine Musik gemacht wird, die die Einzigartigkeit einer Person reflektiert, und das muss im Moment passieren, und ist deshalb auf Spontaneität und Anpassungsfähigkeit in der Kommunikation angewiesen. Allerdings, die Frische des Vorgehens und der gewählten musikalischen Sprache im Prozess der Auseinandersetzung wird vielleicht nicht immer erreicht und muss manchmal ein Ideal bleiben – als Ergebnis einer großen Fülle an Informationen, mit denen ein Musiker in einer Sitzung umgeht und die er deuten muss:

Fiona: *»Ich denke, du kannst in dieser Arbeit immer wachsen (...), dein Bestes zu bringen und neue Wege [der Kommunikation] zu finden. Denn du kannst in eine Art ›Standard-Modus‹ übergehen, nicht wahr, besonders wenn dir die vielen Dinge, die passieren bewusst sind, du kannst dich zurückbeziehen auf sicheres Terrain, ›Oh, das spiele ich jetzt, und genau davon verstehe ich was‹.«*
Anneliese: *»Ich mach' das oft, manchmal musst du es sogar, oder?«*
Fiona: *»Stimmt (...), aber ich hätte gern, dass es sich verbessert, dass sich mein [musikalischer] Wortschatz vergrößert, das ist das Ziel.«*
Matthew: *»Ja, genau so, genau so. Und dann entsteht auch das Gefühl, etwas geleistet zu haben, wenn du eine Sitzung hinter dir hast und du hast dich musikalisch ein bisschen angestrengt, du fühlst, dass du gut warst, oder?«*

Kombinationen musikalischer Elemente wie Tonhöhe, Melodie, Harmonie, Tonalität; Takt, Rhythmus, Tempo; Textur, Timbre und Dynamik interagieren miteinander in vielfältigen Variationen als Teil des [musikalischen] ›Lexikons‹ und bilden gemeinsam eine unwiderstehliche musikalische Sprache. Die Art, wie die Musiker diese Elemente anwenden und wie sie schließlich eine Form annehmen – ob durch eine sich im Prozess entfaltende Struktur oder innerhalb eines [konventionellen] musikalischen Rahmens –, hat einen starken Einfluss auf den Kontext [des hier beschriebenen Projekts]. Allgemein gesagt arbeiten diese Elemente zusammen, um einen übergeordneten Effekt zu erzeugen, eine musikalische Botschaft oder Stimmung, die dazu beiträgt, das soziale Ambiente zu verbessern. Irgendwann hat Brian darüber nachgedacht, wie die musikalische Qualität geradezu zwingend eine sichere Umgebung schaffen musste, in der sich die Heimbewohner wohlfühlten: *»Ich persönlich glaube, das geschah, weil die Qualität der Musik durch eine ganz ruhige und entspannte Atmosphäre bestimmt war. Sie führte die Leute zu einem Platz der Ruhe und Stille. Es entstand auch weniger Energie, denke ich, aber im guten Sinne, ein entspanntes Gefühl von Energie (...). Die Leute waren sehr gelassen und glücklich, da zu sein.«* Diese geringere Energie der Musik schaffte – umgekehrt – eine Situation, in der die Qualität der Musik gewissermaßen auf die Atmoshäre des sozialen Umfelds zurückzuführen war.

In einem anderen Fall in der ersten Sitzung lässt sich eine ähnliche Beziehung zwischen musikalischer Kommunikation und sozialem Ambiente beobachten, obwohl der Einfluss der musikalischen Kommunikation eine völlig andere Atmosphäre herstellt:

> *Aus den Feldnotizen:* »Die Musik geht in eine schnellere und turbulentere Gangart über. Es beginnt eine melodische Linie der Oboe, die vom Cello begleitet wird. Daneben entwickelt sich eine fantastische Harfenbegleitung. Die Gruppenteilnahme wird dadurch aktiver – Sarah und Rebecca beginnen, ihre *Maracas*[32] zu schütteln. Esther weist mit den Händen die Richtung und klatscht dabei, Hannahs *Cabasa*[33] wird lauter, Jessica und Abigail bleiben wach und scheinen aufmerksam zu sein.«

In diesem Beispiel zeigt sich, wie eine Richtungsidee und volle Energie, gepaart mit einem schnellen Tempo, Aufmerksamkeit und aktive Teilnahme in der ganzen Gruppe fördert. Freilich, es ist wichtig zu begreifen, dass diese Beziehung zwischen Musik und sozialer Umgebung einer Symbiose gleicht und deshalb Musikmachen an sich mit der sozialen Umgebung verknüpft ist. Fiona beschreibt im letzten Gruppeninterview, wie die ›Klangwelt‹ - unabhängig von der Tatsache, dass sie das soziale Ambiente beeinflusst – ihrerseit das Produkt

32 Ein portugiesisches Instrument (im Deutschen auch: ›Rhumba-Rassel‹, vgl. *Anhang 2*).
33 Ein Percussioninstrument (vgl. *Anhang 2*).

der Umwelt ist, in der sie kreiert wurde. Fiona hebt dabei besonders die emotionalen Erfahrungen der Gruppe hervor: *»Ich glaube, es sind natürlich die physischen Dinge wie die Kombination der Instrumente, die Einfluss haben. Das ist offensichtlich. Aber ich denke auch, vielleicht ist es die Dynamik der Gruppe. Es ist nämlich eine extrem schwierige Gruppe mit Leuten in einem ziemlich gebrechlichen Zustand, oder? Und ich denke, die Musik hat den Weg betreten, diese Fragilität und Schmerzlichkeit irgendwie auszuhalten und auf eine bestimmte Weise sicherer zu machen. Es ist fast wie eine emotionale ›Klanglandschaft‹.«*

Die Sprache der Musik hat ein großes Potenzial, auf verschiedene Weise emotionale Erfahrungen anzuerkennen und zu verändern. Eine Möglichkeit, dies zu tun, ist ihre stabilisierende Wirkung für Individuen, die Musik vielleicht brauchen, um eine Parallelerfahrung zu anderen, eher physischen Formen der Beruhigung – wie Warmhalten, Trösten oder Umarmen – zu haben. Die Musik wird dann zu einer Art ›Gefäß‹ des emotionalen Leides der Betroffenen, ein sicherer Rahmen, in dem sie getröstet und von dem Gefühl innerer Unruhe befreit werden können, wie dies Fiona nach der dritten Sitzung erwähnt: *»Letzte Woche war Sarah so verstört, dass wir diese Woche entschieden haben, sie als erste hereinzubringen und neben Anneliese zu setzen. Das schien tatsächlich zu helfen, und Anneliese arbeitete wunderbar mit ihr. Sarah war viel ruhiger, und obwohl sie gelegentlich etwas ausrief, wurde dies immer wieder durch musikalische Ablenkung gestoppt. Dann machte Sarah ein wundervolles Stück mit Matthew, genau an dem Punkt, wo sie wieder beginnen wollte zu rufen (...) Das führte mich zu der Überlegung, wie Musik zu einem Anker werden kann, wie sie Menschen zurück zum präsenten Augenblick führt und das ›Standard-Verhalten‹ unterbricht.«*

Jenes ›Standard-Verhalten‹, auf das sich Fiona hier bezieht, ist das Abschalten und die Not der Demenzpatienten – ein Kommunikationsmodus, zu dem Sarah wiederholt dann Zuflucht nimmt, wenn ihr Sicherheitsgefühl zu schwinden beginnt. In diesem Fall bietet die Qualität der Musik als eine Art ›Anker‹ für Sarah die Chance, im Hier und Jetzt zu kommunizieren, sich voll und ganz in einem sozialen Kommunikationsprozess zu engagieren und ein Gefühl von Wohlbefinden aufzubauen. Wie im Analyseabschnitt über *›Identität‹* beschrieben, bedenkt Fiona hier erneut die ›Ankerfunktion‹ der Musik, ihre entscheidende Rolle bei der Anerkennung von Identität wie schließlich die Möglichkeit der emotionalen Veränderung durch musikalische Kommunikation: *»Ich glaube, das unglaubliche Ding, was Musik angeht, ist, dass du im Augenblick festgehalten oder zu einem neuen Ort getragen werden kannst. Du kannst für einen sicheren Platz in der Musik sorgen, wo jede Person so angenommen wird, wie sie in dem Moment ist, oder du kannst ihnen helfen, sie aus ihrem augenblichen* *emotionalen oder mentalen Zustand wegzubringen zu einem anderen Ort – wenistens für einen Moment.«*

Musikalische Elemente, die die Gangart und die Qualität musikalischer Produktion beeinflussen – z.B. Tonart, Tempo, Dynamik und Tonfärbung – sind besonders wichtige Eigenschaften, die jener Ankerfunktion des ›Im-Augenblick-Haltens‹ zugrunde liegen. Durch die Entfaltung einer starken, ruhenden Tonalität in der musikalischen Sprache kann das Gefühl von Beruhigung und Sicherheit auf einem sozialen Niveau erreicht werden. Die Tonart wird oft betont durch Melodie und auch Harmonie. Ein ruhendes tonales Zentrum erscheint eindrucksvoller durch einfache Akkordfolgen, einen langsamen harmonischen Rhythmus und thematische Melodien mit unauffälligen Konturierungen. Eine tonale Reise im eigentlichen und einfachsten Sinn kann zu einer metaphysischen emotionalen Reise werden. Ein geringes Niveau von Modulationen und thematischer Entwicklung kann ein Gefühl für Veränderung und Hoffnung schaffen und von Akzeptanz, wenn man zu der dominanten Tonart zurückkehrt. Neben Tonart, Tempo, Wiederholung sind Bestätigung und Entschlossenheit von überragender Bedeutung; und wenn sie kombiniert werden mit einem langsamen Tempo, sanfter Dynamik und einem passenden instrumentalen Timbre, hat dies einen ganz erstaunlichen Effekt.

Die folgenden Feldnotizen präsentieren zwei musikalische Interaktionen: die erste, bei der Rosamund im Mittelpunkt steht, bei der jedoch Sarah verstört zu reagieren beginnt; und dann unmittelbar gefolgt von einer zweiten Interaktion, bei der Sarah aufgefordert wird, Matthew beim Dirigieren zu ›helfen‹. In beiden Szenarios wird es möglich wahrzunehmen, wie die Elemente von Tonart, Tempo, Dynamik und Timbre miteinander interagieren, und zwar mit Bezug auf den sozialen Kontext:

> *Aus den Feldnotizen:* »Anneliese beginnt ein melodisches Motiv in F-Dur in einem Dreiertakt. Es ist sehr klar im Charakter, aber sanft, was die Dynamik und langsam, was das Tempo angeht. Fiona gesellt sich mit ihrem Cello zur Improvisation, indem sie Annelieses Motiv kopiert und weiterentwickelt, während Anneliese sie unterstützt mit einer ›Oom-Cha-Cha‹-Begleitung. Matthew kommt hinzu und übernimmt eine melodische Rolle, unterstützt durch eine antiphonische Gegenmelodie auf dem Cello und einer Begleitung auf der Hatfe. Alle drei beziehen sich gelegentlich auf das ursprüngliche melodische Motiv. Das Stück seiner Natur nach zart, fast wie ein ›Lullaby‹. Irgendwann geht es für eine kurze Zeit harmonisch zu a-moll über, aber kehrt dann solide zur F-Dur-Tonart zurück. Während dieses Stückes hat Sarah ›*Mammi*‹ zu rufen begonnen – immer wiederholend und ununterbrochen. Diallo beschwichtigt Sarah und hält ihre Hand. Dies scheint sie manchmal ein wenig zu besänftigen, aber sie scheint immer verzweifelter zu werden mit ihren Rufen, die an Häufigkeit und Intensität während Rosamunds Stück zunehmen. Als es endet, scheint sie ein wenig ruhiger zu werden.«

Aus den Feldnotizen: »Matthew macht einen Moment Pause, bevor er sich direkt vor Sarah hinstellt. Er berührt ihre Oberarme und beruhigt sie, indem er ihren Namen sagt. ›*Mammi*‹ wird mit Traurigkeit gefärbt und ist jetzt ein wenig niedriger in der Tonhöhe. Matthew fragt Sarah: ›*Kann ich ein Musikstück für dich spielen?*‹, worauf sie sofort antwortet: ›*Ja, aber das ist nicht leicht.*‹ Es entsteht eine Pause, bevor Matthew fragt: ›*Können wir es versuchen?*‹ und sie unverzüglich mit einem ›*Ja*‹ antwortet. Matthew fragt: ›*Willst du mir helfen?*‹ und noch einmal ›*Willst du mir helfen, Sarah?*‹, und er gibt ihr den Taktstock.«

Wie bereits in der Analyse der Identitäts-Kategorie beschrieben, ist die Rolle der Musik in diesen Interaktionen, namentlich für die Bestätigung von Sarahs Identität, absolut entscheidend. Deshalb ist es wichtig, die musikalische Sprache zu verstehen, von der dieses Gefühl der ›Zugehörigkeit‹ ausgeht.

Aus den Feldnotizen: Matthew beginnt das Stück mit einer tastenden Melodie und kniet vor Sarah. Er wird durch eine ausgedehnte und leise Begleitung von Anneliese unterstützt sowie durch mysteriöse Tremolos von Fiona, die dann von Anneliese beantwortet werden. Sarah hat einen intensiven Augenkontakt mit Matthew und bewegt den Taktstock schnell, was wiederum Annelieses musikalische Reaktion beeinflusst: schwülstige, romantische auf- und abschwellende Arpeggio-Schnörkel auf der Harfe, die die gesamte Improvisation durchsetzen. Fionas Phrasierungen sind zunächst zart, aber nehmen während des Stückes an Intensität zu. Sie wirken oft antiphonisch zu Matthews leiser, anhaltender und sich ausweitender Melodie. Das Stück bewegt sich von der Verwendung niedriger und mittlerer Register der Instrumente während des anfänglichen, ruhigeren Teils in das hohe Register, wenn es am Ende zu seinem Höhepunkt kommt. Die Improvisation ist gekennzeichnet durch eine Menge dynamischer Crescendi und verläuft in einem freien, langsamen Tempo. Harmonisch kreist es um Abfolgen, die zwischen C-Dur und F-Dur hin- und hergehen. Matthew hat zumeist die melodische Rolle, Fiona vertritt die Gegenmelodie und Anneliese übernimmt die Rolle der harmonischen Begleitung. Als Sarah sich auszuklinken scheint, sucht Matthew einen intensiven Augenkontakt mit ihr, um sie zum Wiedermitmachen anzuregen. Sarah stellt ihre Ausrufe *(›Mammi‹)* während des gesamten Stückes ein.

In diesen Auszügen ist es möglich wahrzunehmen, wie die Musiker untereinander als Instrumentalisten kommunizieren, um jenes Gefühl des Verankertseins in der Improvisation herzustellen – obwohl alle verschiedene stilistische Funktionen übernehmen und sowohl bewahrende Positionen einnehmen als auch starke Rollen hervorlocken. Es liegt weniger ein Fokus auf der Idee, Sarah zu kreativen Entscheidungen innerhalb des Stücks zu motivieren, die Musiker scheinen ihr vielmehr ein ›Geschenk‹ machen zu wollen. Ihre musikalische Sprache konzentriert sich weniger auf kreative Entdeckungen und mehr auf Bestätigung und Einfachheit, was durch die musikalischen Rollen, die sie annehmen, noch verstärkt wird. Eine dreistufige Beziehung wird sichtbar, bei der jeder Instrumentalist durchgängig eine klare Rolle übernimmt, obwohl diese Rollen sich kuzfristig auch überlappen können, weil in ihnen die Qualität

Rollen sich kuzfristig auch überlappen können, weil in ihnen die Qualität der Tonfärbung jedes Instruments zum Vorteil des Gesamtprojekts genutzt wird. Dadurch dass klare Rollen eingenommen werden, kann auch die Textur der Improvisation klar und einfach bleiben. Anneliese hat die Rolle der Harfe fest und konsequent als ein Begleitinstrument eingeführt mit großem Einfluss auf den harmonischen Rhythmus und den Fortgang und die Gesamtformung der Improvisation. Durch verschiedene Begleitungsstile wirkt Anneliese auf Stil und Textur der Improvisationen ein und sorgt für ein wunderschönes, fließendes und erhebendes Gefühl von Dauer und Verbundenheit zu den eher langgezogenen Tönen und melodischen Entdeckungen der sensiblen und warmen Striche des Cellobogens und der träumerischen und schwebenden Oboe. Matthew interpretiert die Rolle des Oboisten als Verantwortlichem für die zentralen melodischen Themen in der Improvisation, was ausgezeichnet funktioniert mit der distinkten tonalen Qualität und dem Sopranregister der Oboe, die sich in dem Tonbett, das von Anneliese und Fiona ausgebreitet wird, ausgesprochen wohlfühlt. Die Verwendung der Oboe auf diese Weise unterstreicht die ›grundierende‹ Qualität der Cello- und Harfenbeiträge. Fiona übernimmt eine ganz und gar hilfreiche Rolle auf dem Cello – hilfreich sowohl für Anneliese wie für Matthew, indem sie das melodische und das harmonische Material verstärkt, manchmal indem sie direkt darauf Bezug nimmt, bei anderer Gelegenheit, wenn sie etwa durch Gegenmelodien eine Anregung zur Weiterentwicklung der melodischen Linie gibt. Die Entfaltung des tiefen Registers eines Instruments scheint einen beruhigenden, grundierenden Effekt zu haben, während das höhere Register eher eine erhebende Wirkung hat.

In Ergänzung zu den Qualitäten dieser Instrumente haben auch der Gebrauch der Singstimme und Elemente der Song-Form starken Einfluss während der Sitzungen. Brian identifiziert eine beinahe ›primitive‹ Qualität von Matthews Stimme als Klangkörper für Sarah in Zeiten ihrer Verstörung, indem er sie herausruft aus ihrem ›Standard-Verhalten‹ (eben jenes Zurückfallen in die Demenz): »*Ich habe versucht zu verstehen, warum … und was der Anstoß für ihr Rufen, aber auch für ihr Einstellen des Rufens während der Sitzungen ist? Ich hab' gedacht – an einer Stelle, wo Matthew, ich weiß gar nicht, wie ich's beschreiben soll, seine Stimme benutzt hat. Und ich hatte das Gefühl, ganz, wie soll ich sagen, fast eine ganz primitive Art von Ton. Und ich habe sofort gedacht, ob das mit ihr zu tun hatte, eine sehr urtümliche Art des Rufens.*« Mehr noch, die Stimme ist der Schlüssel für eine Verbindung zu Rebecca, wie Matthew in seinem Bericht über die siebte Sitzung zusammenfasst: »*Wir begannen, unsere Instrumente für sie zu spielen, uns sie schien – ich weiß nicht, ob konfus das richtige Wort ist oder was –, aber diese Art von angespanntem Mund und stierendem Blick war einfach auffällig, während wir spielten. Deshalb sang ich, anstatt nur für mich zu singen, zu ihr hin, und das schien der Schlüssel zu sein: für sie zu singen, zu ihr hin, was immer es bedeutet. Und da ist genau diese Sanftheit, die dann plötzlich da ist. Da ist ein wirklicher Unterschied. Ich gab ihr meine Hand zum Halten und sie tat es mit einem sehr harten Griff und einem Klopfen auf die Hand, aber es war ganz anders. Sie wollte auf meine Hand klopfen und sie dann fest halten. Und so haben wir dann beide unsere Hände zusammen ganz fest gehalten. Und sie lächelte, als das passierte – und zwar nicht dieses gezwungene Lächeln, sondern das wirkliche, ursprüngliche Lächeln, weißt du, sie war wirklich glücklich.*«

Die Singstimme ist ein machtvolles Instrument. Sie kann nicht nur die tiefsten und ursprünglichsten Emotionen ansprechen und hervorrufen, sie ist eine Quelle von Freude und Spaß: gesellig im Willkommenslied und entscheidend beim Aufbau einer humorvollen Atmosphäre durch den Einfluss von Texten. Wir kehren zurück zu Gabriella, die in der Analyse der Kernkategorie ›Identität‹ bereits vorkam, zu einem Auszug aus den Feldnotizen zur vierten Sitzung:

> *Aus den Feldnotizen:* »Harry geht hinüber zu Gabriella und sagt: ›*Hallo, Gabriella*‹, sie antwortet: ›*Hallo*‹. Harry kommentiert lebhaft: ›*Das ist ein fantastisches Tambourin*‹, wozu Gabriella sagt: ›*Ja, das stimmt ... es klingt gut, nicht?*‹ Matthew fügt hinzu: ›*Und Rachel hat auch eins. Ihr könntet ein Tambourin_Duett spielen oder ein Trio für Tambourine und Flöte.*‹ Rachel und Gabriella beginnen, ihr Tambourin zu schlagen. Gabriella sagt: ›*Das klingt gut! ... Ja, ja, sehr gut!*‹ Dann entsteht eine kleine Lücke im Spiel, deshalb verwendet Harry das ›*Klingt gut!*‹ und entfaltet eine Art Sprechgesang für den Text: ›*Klingt gut!*‹ Dies wird verwendet für abwechselnde Aktivitäten, je Takt ein anderer Protagonist, z.B. ein Flötenduett für zwei Takte, gefolgt von ›*Klingt wirklich gut, klingt wirklich gut!*‹ Harry singt und spielt und ermutigt Gabriella, zu rezitieren und mitzusingen, und Rachel, den Takt zu schlagen. Es ist sehr rhythmisch und lebendig in F-Dur. Am Ende sagt Harry: ›*Gabriella ... das klang wirklich gut!*‹ Sie lachen. Matthew fragt: ›*Gabriella, wie war die Musik?*‹ Und sie macht einen Scherz: ›*Es klingt wirklich gut!*‹«

Transkript 4: **»Klingt gut, klingt wirklich gut« (Sitzung 4)**

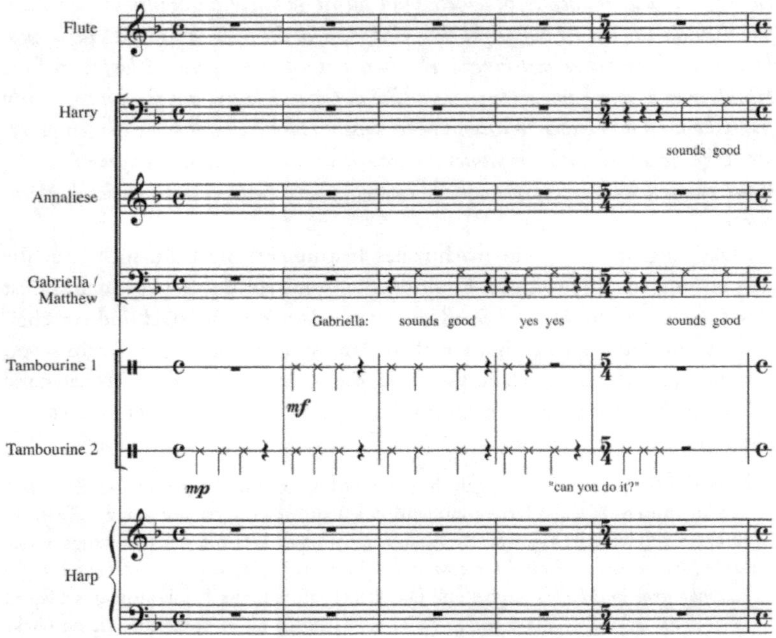

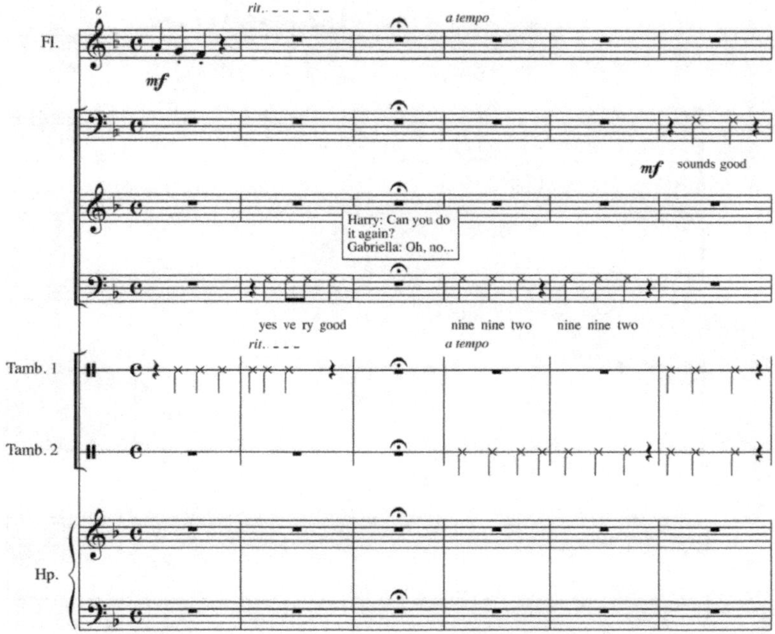
6
rit.
a tempo
Fl.
mf
sounds good
Harry: Can you do it again?
Gabriella: Oh, no...
yes ve ry good
nine nine two
nine nine two
Tamb. 1
Tamb. 2
Hp.

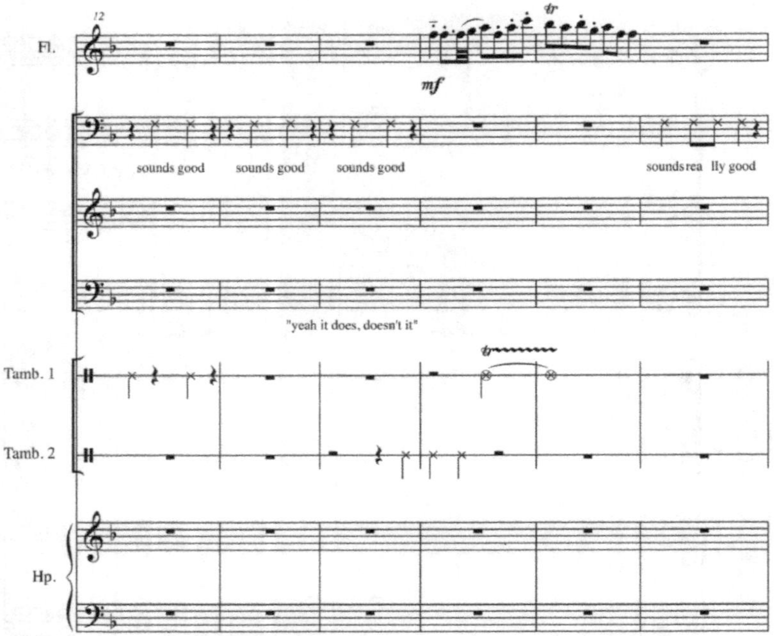
12
Fl.
tr
mf
sounds good
sounds good
sounds good
sounds rea lly good
"yeah it does, doesn't it"
Tamb. 1
Tamb. 2
Hp.

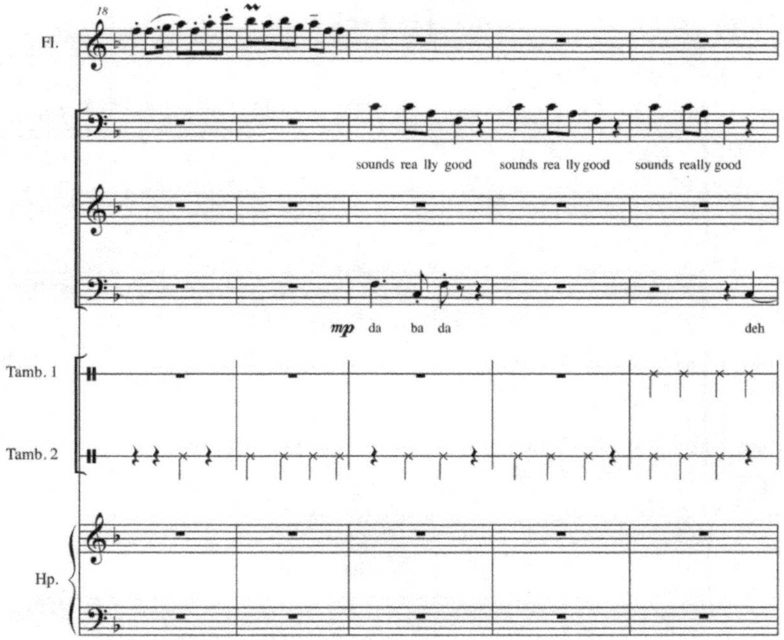
18
Fl.
sounds rea lly good sounds rea lly good sounds really good
mp da ba da
deh
Tamb. 1
Tamb. 2
Hp.

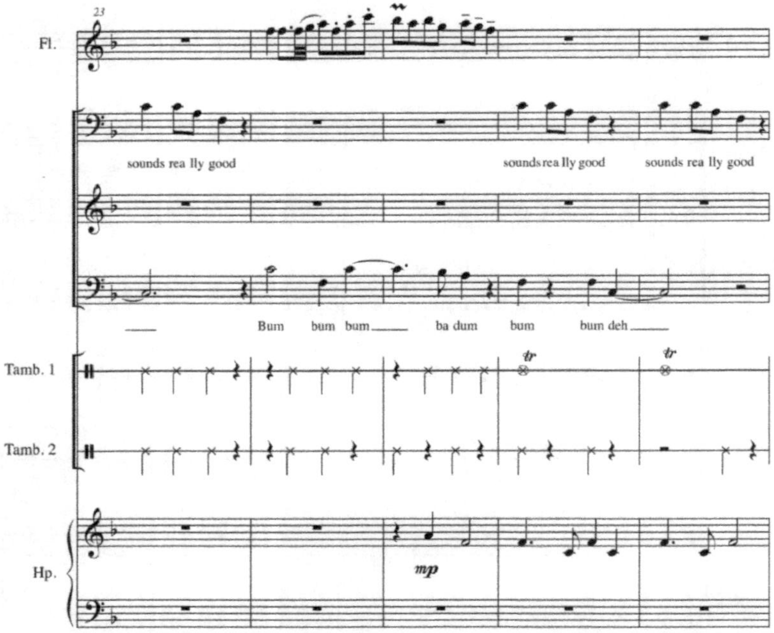
23
Fl.
sounds rea lly good
sounds rea lly good
sounds rea lly good
Bum bum bum ba dum bum bum deh
Tamb. 1
tr
tr
Tamb. 2
mp
Hp.

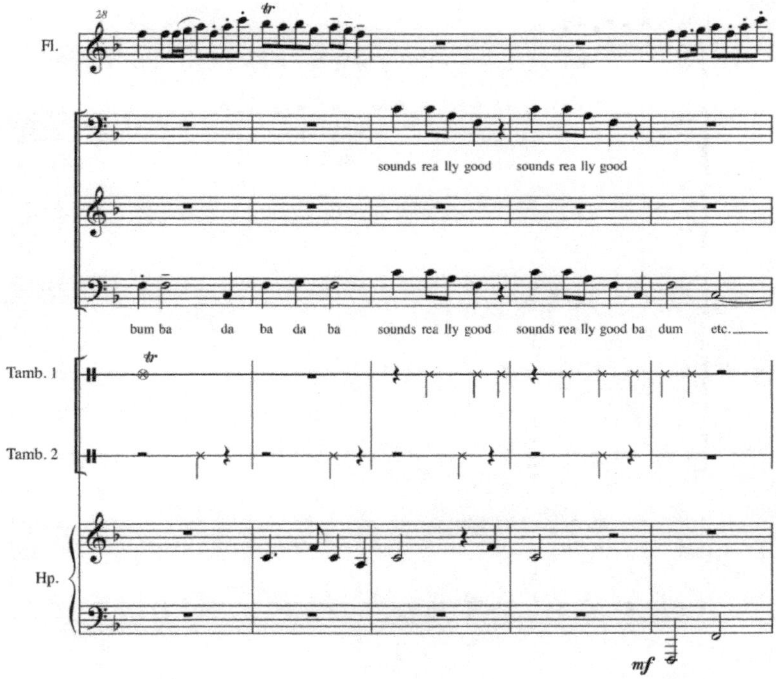
28
Fl.
tr
sounds rea lly good sounds rea lly good
bum ba da ba da ba sounds rea lly good sounds rea lly good ba dum etc.
Tamb. 1
tr
Tamb. 2
Hp.
mf

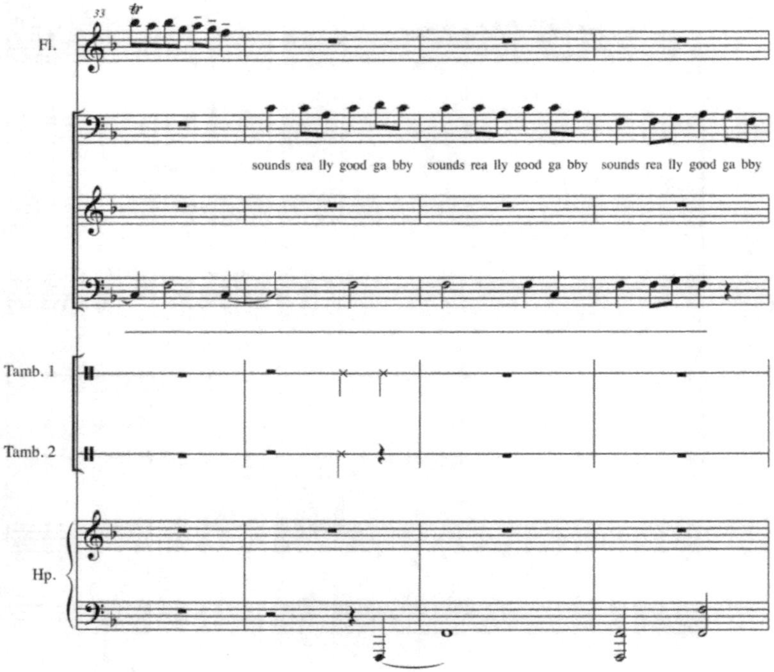
33
Fl.
sounds rea lly good ga bby sounds rea lly good ga bby sounds rea lly good ga bby
Tamb. 1
Tamb. 2
Hp.

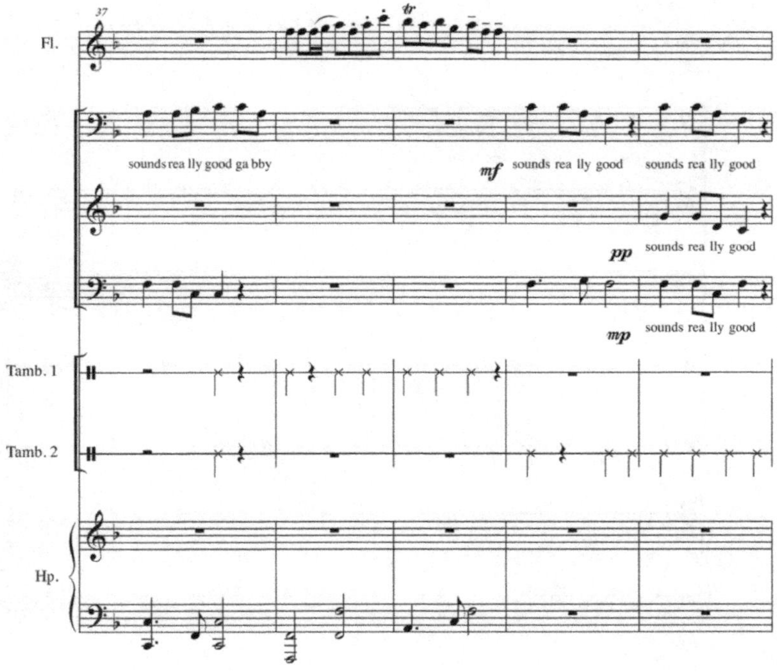
37
Fl.
sounds rea lly good ga bby
mf
sounds rea lly good
sounds rea lly good
pp
sounds rea lly good
mp
sounds rea lly good
Tamb. 1
Tamb. 2
Hp.

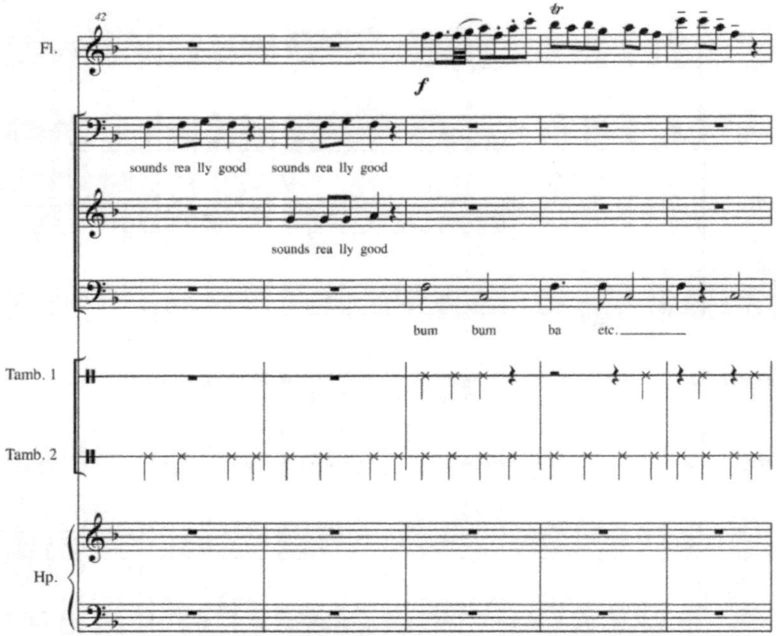
42
Fl.
f
tr
sounds rea lly good sounds rea lly good
sounds rea lly good
bum bum ba etc.
Tamb. 1
Tamb. 2
Hp.

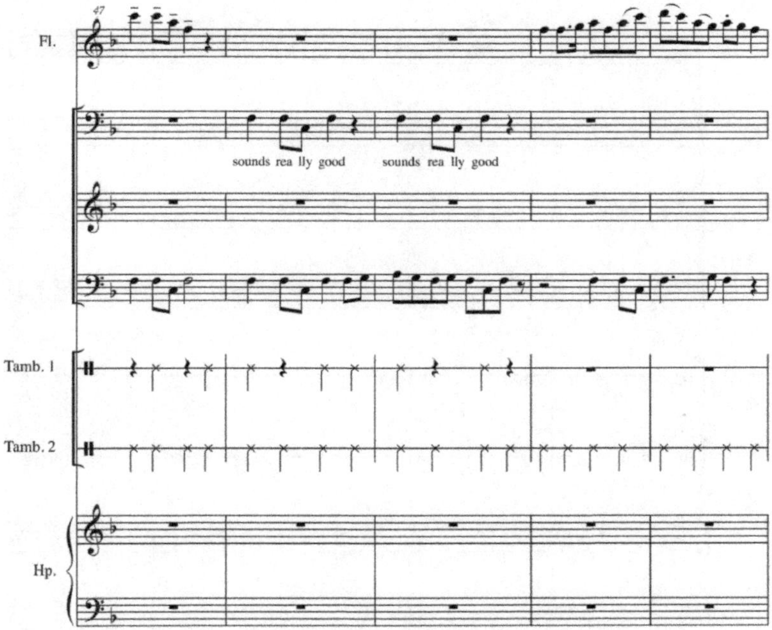
47
Fl.
sounds rea lly good
sounds rea lly good
Tamb. 1
Tamb. 2
Hp.

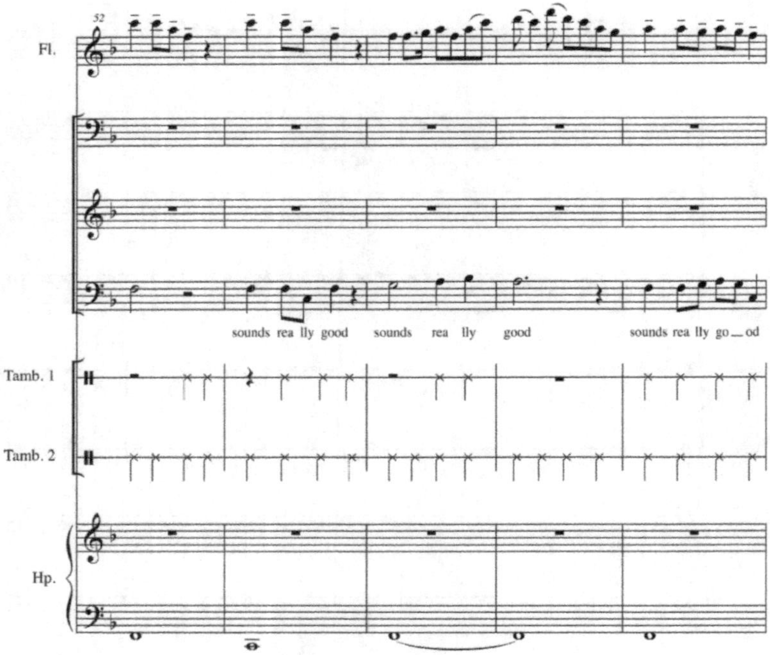
52
Fl.
sounds rea lly good sounds rea lly good sounds rea lly go od
Tamb. 1
Tamb. 2
Hp.

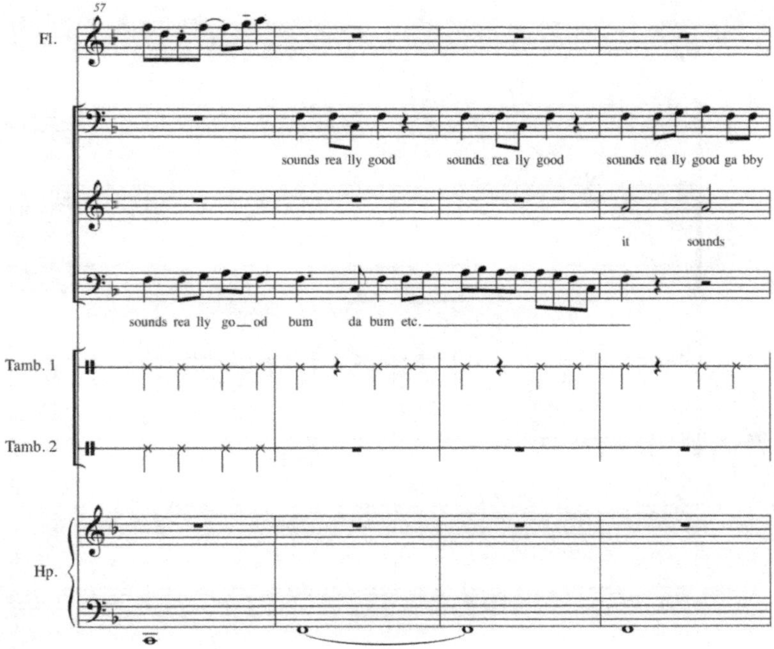
57
Fl.
sounds rea lly good sounds rea lly good sounds rea lly good ga bby
it sounds
sounds rea lly go__od bum da bum etc.
Tamb. 1
Tamb. 2
Hp.

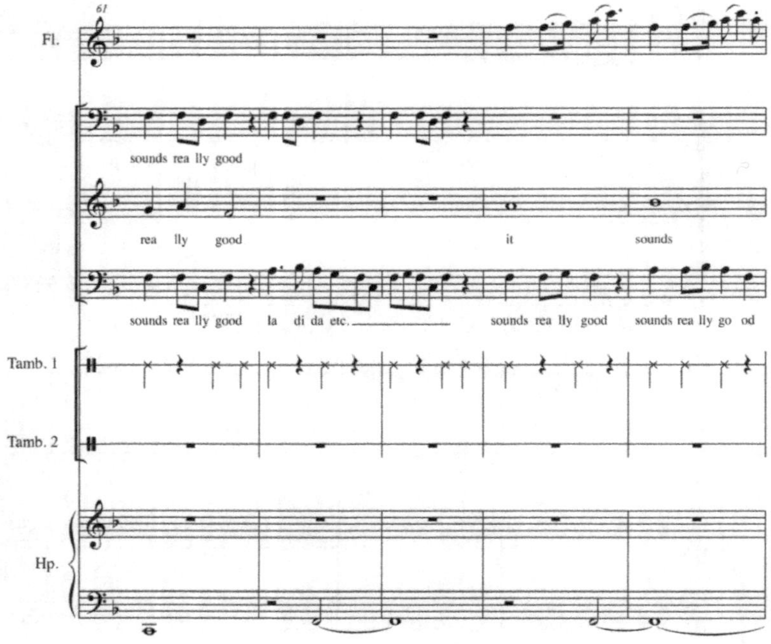
61
Fl.
sounds rea lly good
rea lly good
it
sounds
sounds rea lly good
la di da etc.
sounds rea lly good
sounds rea lly go od
Tamb. 1
Tamb. 2
Hp.

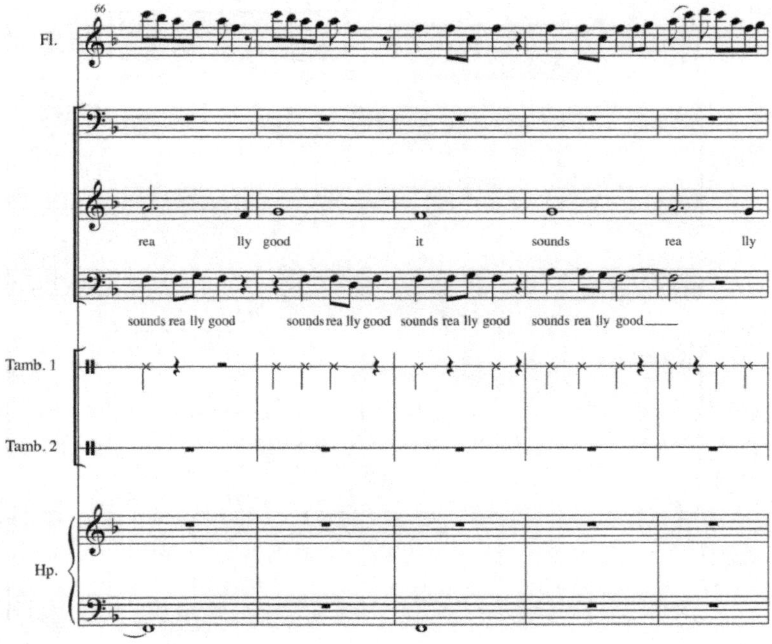
66
Fl.
rea lly good it sounds rea lly
sounds rea lly good sounds rea lly good sounds rea lly good sounds rea lly good
Tamb. 1
Tamb. 2
Hp.

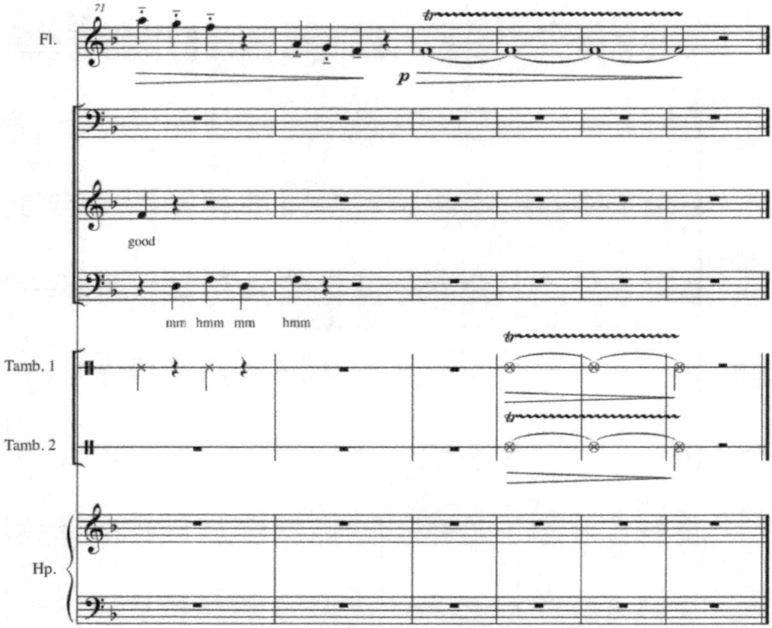
71
Fl.
p
good
mm hmm mm
hmm
Tamb. 1
Tamb. 2
Hp.

In diesem Fall hat der Gebrauch der Stimme den Anstoß dafür gegeben, dass ein musilalischer Rahmen entwickelt werden konnte, in dem der musikalische Beitrag Gabriellas angeregt, einbezogen und wiederholt, schließlich zum musikalischen Schlüsselmotiv der Improvisation wurde. Matthew hatte in seiner Reflexion der vorhergehenden dritten Sitzung die Bedeutung eines Gefühls für Spontaneität reflektiert: *»Ich wünsche mir wirklich, dass die Musik bald einmal ›abhebt‹. Ich glaube, das wird das nächste Stadium eines Zusammengehörigkeitsgefühls der Gruppe sein und uns alle auf die nächste Stufe führen.«* Der Sinn für Humor, Informalität und Spontaneität, der in dieser Interaktion offenbar wird, ist ein wichtiges Zeichen, dass dieses ›nächste Stadium‹ von Gleichberechtigung und Zugehörigkeit erreicht worden ist.

In anderen Interaktionen während des Projekts hat die Stimme eine wichtige Rolle als Instrument für das Mitmachen aller beim Musizieren, z.B. wenn die Teilnehmer das Rahmenstück oder das Willkommenslied mitsingen (vor allem in der fünften Sitzung, wo Hannah den Rahmengesang singend beginnt und beschließt); Teilnehmer drücken ihren Dank aus für den ›schönen Gesang‹ wie etwa Abigail und Rosamund, und explizit das ›Musikgeschenk‹ an die Heimbewohner wie in der achten Sitzung zwischen Fiona und Rosamund, wie bereits in der Analyse der Kernkategorie ›Identität‹ untersucht:

> *Aus den Feldnotizen:* »Fiona beginnt, für Rosamund zu singen. Es ist ein schöner und sanfter Gesang ohne Worte, eine Gegenmelodie zu Annelieses Spiel. Sie setzt ihren ganzen Körper durch Gesten ein und hat ein fragendes und strahlendes Gesicht, während sie für Rosamund singt. Sie halten hier und da Augenkontakt. Fiona streicht beim Singen sanft Rosamunds Hand und fragt nach einer Weile: *›Singst du mit mir?‹* Sie singt weiter ohne Worte, und dann singt sie einmal: *›Rosemund, das ist für dich.‹* Rosamund reagiert auf der Stelle und sagt: *›Es ist für dich‹*, worauf Fiona antwortet: *›Nein, es ist für dich!‹* Sie lacht und sagt: *›Vielleicht ist es für uns beide.‹* Mit dieser Interaktion hört das Stück auf. Rosamund sagt leise: *›Das ist wunderschön‹*, und Fiona antwortet mit *›ich danke dir‹*. Dann sagt sie ein wenig lauter: *›Danke, dass ich das gemeinsam mit dir machen konnte‹*, und Rosamund antwortet: *›Das ist doch selbstverständlich.‹* Sie fügt noch hinzu: *›Ich möchte fast weinen‹*, und Fiona antwortet: *›Ich weiß, es bringt dich wirklich zum Heulen, so ist es doch?‹* Matthew bekräftigt noch einmal in Richtung Rosamund: *›Danke‹*, und dann, ihnen zunickend: *›Danke, Fiona und Anneliese‹*. Es ist das ruhige Ende einer sehr behutsamen Interaktion.«

Durch diesen sehr intimen, sensiblen und doch eindrucksvollen Einsatz der Stimme gelingt es Fiona und Rosamund, ein Gefühl der Verbundenheit zu erreichen – tiefer als jemals während der vorangegangenen acht Wochen.

Die Rolle der Instrumente

Die Wahl der Instrumente, die in den Sitzungen verwendet werden, ist außerordentlich wichtig, denn es geht um Instrumente, die geeignet sind, Selbstdarstellung durch musikalische Kommunikation zu befördern. Instrumente werden jeweils vor den Sitzungen sorgfältig ausgewählt, wobei auf frühere Vorlieben und Bedeutung für die einzelnen geachtet wird. Während der Sessions werden sie gewöhnlich durch Absprache oder zufällig bei der Instrumentenweitergabe ausgesucht.

Die taktile Qualität des Instrumentenspiels ist ein sinnlicher Akt der ›*Timalation*‹[34]. Jedes Handpercussion-Instrument entlockt einen anderen taktilen Sinneseindruck, der aus einer Vielfalt von Klängen hervorgeht: z.B. das Ertasten des glatten Fells einer Trommel im Gegensatz zu der rauen, unebenen Beschaffenheit eines *Seedshakers*[35] oder das Schütteln einer *Maraca*[36] versus den Klang eines Glockenspiels. Die sinnliche Qualität der Instrumente schafft Möglichkeiten für Menschen mit akuten Gehör- oder Sehbehinderungen, Musik auf andere Weise zu erfahren – z.B. durch Berührung eines vibrierenden Trommelfells. Auf ähnliche Art können Schwingungen, die durch den Gebrauch der Singstimme erzeugt werden, das Atmen stimulieren und dabei vielleicht zum Wohlbefinden beitragen.

Auf der Gruppenebene sind die interaktiven Möglichkeiten der Instrumente nicht zu unterschätzen, z.B. die Erfahrung, ein großes Instrument gemeinsam zu spielen oder der visuelle Kontakt zu einer anderen Person, die das gleiche Instrument benutzt. Auf individueller Ebene könnte die Eigenart oder der Klang eines Instruments Aspekte der Identität einer Person, einschließlich ihrer kulturellen Identität, spiegeln – sei es, dass an nationale Traditionen erinnert wird, sei es, dass vergangene spirituelle Praxis eine Rolle spielt. Bestimmte Instrumente können als Auslöser einer anderen Art von Kommunikation dienen – einer Kommunikation, die sonst nicht vorkommt. Der Gebrauch eines klangvollen tiefen Metallophons wie bei Rebecca in der sechsten Sitzung[37] ist solch ein Beispiel. Als sie in vorhergegangenen Sitzungen Handpercussion-Instrumente und den Taktstock ausprobiert hatte, war die hektische Angst zum Vorschein gekommen, die ihren emotionalen Zustand untermauerte und die Aufmerksamkeit auf die Natur ihrer Demenz konzentrierte. Die klangvolle

34 Mit dem Begriff ›*timalation*‹ bezeichnet Kitwood (1997, 90) eine sensorische oder sinnbezogene Zugangsweise zu Menschen mit Demenz ohne die zwingende Notwendigkeit intellektuellen Verstehens.

35 Vgl. die Liste der verwendeten Instrumente *(Anhang 2).*

36 Vgl. ebd.

37 Beschrieben in der Analyse der Kernkategorie *Identität* (vgl. *Kapitel 4*, S. 74).

Qualität und Gravität des Metallophons und die sichtlich langsame Art, mit der es zum Klingen gebracht wurde, hatte eine ganz andere Kommunikationsweise bei Rebecca hervorgerufen – eine Kommunikationsbereitschaft, auf die sich die Musiker einstellen und die sie teilen konnten, statt sie ›übersetzen‹ zu müssen, eine Kommunikation, in der Raum für Reflexion, Dialog und ein Gefühl der Verbundenheit entwickelt werden konnte. Anneliese kommentiert in einer Auswertungssitzung, warum sie glaubt, dass das Instrument ein exzellentes Medium für Rebeccas Selbstdarstellung war:

> *Aus den Feldnotizen:* »Anneliese sagt zur Gruppe, dass sie betroffen gewesen sei von *›dem Gestus ... der Strenge dessen, was Rebecca zu sagen hatte‹*. Sie sagt zu Matthew, dass es *›eine gute Instrumentenwahl (war) – die Art, wie es klang ... gab ihm einen Atem‹*, und es ermöglichte einen intensiven Kontakt mit Matthew. *›Sie trug Verantwortung.‹*«

Matthew bezieht sich in einem Interview auf diese Episode aus seiner Perspektive: *»Sie hat einmal [auf das Metallophon] geschlagen, was wirklich anders ist. Normalerweise würde es, wenn sie nach irgendetwas greift, dieses wiederholte Schlagen oder Schütteln sein, das weiter und weiter geht, bis du es ihr wegnimmst oder so. Und sie machte nun diesen einen Schlag auf dem Metallophon. Ich glaube, das führte dazu, dass ich dachte, ja, das ist gut. Sie tut das gern (...), das macht Sinn für sie.«* Matthew deutet hier, dass das Metallophon mit einigen Aspekten von Rebeccas Leben korrespondiert. Es wird zum kommunikativen Hilfsmittel, mit dem sie sowohl Bedeutung schaffen als auch Sinn herausziehen kann. Es gibt dabei sehr physikalische Faktoren – etwa die Resonanz eines Instruments, die Art, wie ein Klang produziert wird –, aber eben auch symbolische Aspekte, die diese Ausführungsformen stützen. Matthew zieht eine Parallele zwischen der Qualität dieses Stücks und der musikalischen und spirituellen Sprache der jüdischen Tradition: *»Es war ein einzelner, sehr kraftvoller Schlag – wie das Läuten einer Glocke (...) Und dann habe ich sehr intensiv gesungen. Und dann sang ich etwas, das sich irgendwie sehr jüdisch anhörte. Als ich mir selbst zuhörte, habe ich gedacht: ›Oh, das ist wie ein Kantor‹, diese Art von Musik. Vielleicht hat auch das bei ihr etwas zum Schwingen gebracht (...) Für mich fühlte es sich beinahe ein wenig wie eine Zeremonie an. Sie würde die Glocke läuten und dann würde die Musik wieder anfangen, bis sie zum Ende käme, und die Sache wäre wieder bei ihr und sie würde die Glocke wieder läuten und die nächste Welle in Gang setzen. Und man hatte den Eindruck, es war sehr ernsthaft, es war sehr, sehr ernsthaft. Und genau das stand ihr auch ins Gesicht geschrieben.«* Bei dieser Zeremonie wurde ein Prozess musikalischer ›Rollenübernahme‹ praktiziert, indem Rebecca und Matthew den Raum bekamen, einen spirituellen Dialog zu beginnen.

Matthew fühlte eine alles überspannende Spiritualität während der musikalischen Kommunikation, eine Verbindung zwischen seinem Geist und dem Geist von Rebecca: *»Ich denke erneut an Rebecca und singe mit Rebecca. Mir fällt nicht ein, dass irgendetwas, das ich in meinem Leben getan habe, dem gleichkommt, weißt du, dieses Sich-selbst-Verlieren im Wesen einer anderen Person (...) Die musikalische Unterstützung ist anders als die körperliche Bestätigung durch Handhalten, es ist eine wirkliche Verbindung mit dem Geist [des anderen], denke ich.«*

Brian denkt ebenfalls über die Spiritualität nach, die in der Musik liegt, wenn er eine direkte Parallele zwischen den feierlichen Aspekten der Liturgie und den kommunikativen Ritualen zieht, die in ›Music for Life‹-Sitzungen erlebt werden: *»Liturgie hat oft mit Feier zu tun, der Feier des Lebens. Du kommst, um dich selbst zu schenken, ob es die Gemeinschaft oder eine höhere Macht ist. Aber du kommst, wie du bist, und irgendwie öffnest du dich und feierst mit anderen Menschen. Und ich glaube, dass es in Liturgien oft ein Zusammenkommen gibt, da ist ein Grüßen, und dann gibt es etwas, was wie ein Tiefersinken beschrieben werden könnte, was dann in eine Art gemeinsamer Feier übergeht, wenn gesagt wird: ›Hier sind wir, das ist es, was wir anzubieten haben.‹ Und das ist, als würde die Musik anfangen; und gewöhnlich gibt es in der Liturgie einen Abschlussteil und ein ›Aussendungsmotiv‹.«*

Diese Idee von Feier, Zeremonie und Spiritualität ist Bestandteil der Kommunikation zwischen Matthew und Rebecca. Im Fall Rebecca beobachten wir eine intensive Nähe zu der Ausdrucksstärke, die das tiefe Metallophon anbietet. Das Instrument scheint einen Kommunikationsmodus vorzuschlagen und eine Verbindung zu spirituellen Traditionen, die [Rebeccas] Sinn für Spiritualität berühren. Das Metallophon gibt ihr außerdem den Status einer Führungsperson im Interaktionsgeschehen. Mit jedem Instrument ist ein Status verbunden – eine Kombination des Klanges, den das Instrument produziert, mit der Funktion, die es in der musikalischen Kommunikation übernimmt. Mit diesem Status ist eine Rolle verknüpft, gleichsam eine Funktion. Das Instrument wird das visuelle, körperliche und symbolische Medium der Kommunikation. Z.B. kann das Schlagen der Trommel in einer musikalischen Improvisation eine Achtung gebietende visuelle und akustische Präsenz erhalten. Deshalb übernimmt am Ende die Person, die die Trommel schlägt, die Führungsrolle in der Entwicklung und dem gesamten Charakter der Musik.

Vielleicht ist das Instrument mit dem höchsten Status und dem größten Aktionsradius der *Taktstock*. Matthew beschreibt in einem Interview, wie der Dirigentenstab Abigail irgendwie die Möglichkeit gab, ›Verantwortung zu übernehmen‹: *»Ihre Bewegungen waren sehr zurückhaltend, und der Taktstock betonte das noch, fokussierte es in gewisser Weise. So gab es einem eine Menge zu*

›lesen‹. Da ist erst einmal ein ganz praktischer Grund. Zweitens läuft da eine Art Status-Ding ab, ihr wurde ein Taktstock übergeben. Das bedeutet ja tatsächlich, diese Person soll Verantwortung übernehmen. Und das heißt dann auch, einverstanden sein, wenn diese Person eine Wahl trifft. In dem Sinne: ›Ja, ich will den Taktstock übernehmen, ich will dieses Stück dirigieren.‹ Und es ist auch ein Signal an den Rest der Gruppe, dass die entsprechende Person bei Übernahme des Taktstocks für die nächste Zeit im Mittelpunkt der Musik steht, wie lange es auch immer dauert. Und wichtig ist, einen Taktstock zu haben, weißt du, ein wirkliches Ding. Es ist ein richtiger Dirigentenstab und eben kein Kompromiss, ein Bleistift oder ein Trommelstab oder ähnliches. Es ist das wirkliche Ding, und alles deutet daraufhin: ›Ich bin der Dirigent. Ich übernehme die Verantwortung!‹«

Manchmal kann die Übernahme musikalischer Leitung auf subtilere Weise passieren. Wir sehen das in der Praxis in der siebten Sitzung, als ein Musikstück entsteht, bei dem die Mehrzahl der Teilnehmer einen Eiershaker oder eine Maraca[38] benutzt.

> *Aus den Feldnotizen:* »Jessica probiert ihre Maraca aus, indem sie sie sanft schüttelt (...) Anne antwortet auf Jessicas Schütteln und beginnt einen Rhythmus, der sich schnell durchsetzt. Fiona nimmt einen hölzernen *Agogô*[39], das die musikalische Textur ›aufbricht‹, und das Stück beginnt abzuheben. Als das Stück sich in einen Song verwandelt, ergänzt Fiona ein sich wiederholendes [Percussion-]Muster, Anneliese kommt hinzu, passt sich dem Muster an und versucht, das Muster in die Musik einzubetten.«

In diesem Stück herrscht eine Atmosphäre von Ebenbürtigkeit, die von Idividuen hergestellt wird, die die gleichen Instrumente besitzen. Allerdings kann diese Uniformität musikalischer Entwicklung Grenzen setzen. Durch den Gebrauch des Agogô kann Fiona die Uniformität der musikalischen Textur durchkreuzen und für einen Kontrast zu den Percussion-Instrumenten sorgen, was den Beginn und die Forcierung eines strengen rhythmischen Motivs ermöglicht, das nun – umgekehrt – als Katalysator musikalischer Entwicklung und dem wiedergewonnenen Gefühl von Richtung und Energie. Matthew denkt über seine ursprüngliche Einschätzung dieser Herausforderung nach, die jene Uniformität geschaffen hatte: *»Die Musik ging heute sehr auf die Leute ein, aber es gab tatsächlich einige riskante Momente. Das Stück begann nämlich mit allen, die ein Schüttelinstrument hatten. Ich wusste nicht, was ich tun sollte und dachte nur: ›Mein Gott, jeder hat einen Shaker, wie sollen wir da ein Stück draus machen, wenn alle nur diese Schüttelinstrumente haben‹, weißt du? ›Was, um Himmels Willen, machen wir hier gerade?‹«* Matthew denkt weiter darüber nach,

38 Beides Percussion-Instrumente (vgl. *Anhang 2*).

39 Ein brasilianisches Aufschlagidiophon (vgl. *Anhang 2*).

wie solche Situationen durch ihn als Workshop-Leiter aufgefangen werden können: *»Es ist wie eine Angst vor dem, was als nächstes passieren könnte. Und es liegt an mir als dem Leiter, klar zu machen, dass irgendwas passiert, und es ist wichtig, dass es das Richtige und nicht das Falsche ist. Da ist ein Erwartungsdruck.«* Gewiss, der Wunsch nach musikalischer Kommunikation hat dann sichergestellt, dass eine Lösung gefunden wurde. Wenn man Matthew folgt: durch Gewährung eines Raums für andere, die Situation zu interpretieren und (neue) Kommunikation anzuregen: *»Warte und sieh, was passiert; jemand wird ein Signal geben (...) Letztendlich tun sie es immer. Oder eine der anderen Musikerinnen könnte eine Idee haben, was als nächstes zu tun ist oder einfach zu spielen beginnen. – Ich denke, es ist etwas, womit du sicher besser arbeiten kannst, wenn das Projekt vorangeschritten ist. Am Anfang, denke ich, während der ersten Sitzungen, ist es, glaube ich, nicht das, was unbedingt getan werden muss: die Gruppe in dem Gefühl zu lassen, sie weiß nicht, was als nächstes passiert. Es braucht ein wenig Vertrauen, das dasein muss, um sicher zu sein, dass als nächstes etwas passieren wird.«* Was Matthew implizit sagen will, ist, dass diese Spontaneität in der [musikalischen] Kommunikation im Lauf der Zeit entsteht auf der Basis eines gewissen Sicherheitsgefühls und von Bindungen, die auf Vertrauen aufbauen.

Der Gebrauch der ›Sprache‹

In Ergänzung dazu und oft neben dem wirksamen Gebrauch des physikalischen Raums, der Dynamik von Bewegung und Raum und einer begründeten Auswahl der Instrumente haben Kommunikationsstile und -methoden einen außergewöhnlichen Einfluss auf die Entwicklung einer Atmosphäre, die der Stärkung von Kommunikation und Teilhabe dient. Dies bewirken der spezifische Typ von Sprache und die Register in der Sprache in Verbindung mit der Qualität der Kommunikation. Der Gebrauch einer annehmenden, bejahenden Sprache ist ein wichtiger Aspekt in der Kommunikation während der Sitzungen, und zwar sowohl in der verbalen wie in der non-verbalen wie auch in der musikalischen Sprache. Bejahende Sprache ist sanft und doch stark, klar in dem, was sie will, und ausgeführt mit einfühlsamer Rücksicht und Respekt für die Würde und Kraft einer anderen Person. Sie schafft die Atmosphäre von Einladung und Inklusion wie auch von Bestätigung und Wertschätzung. Aus dieser Bestätigung kann das Gefühl von Sicherheit hervorgehen, das wiederum ein größeres Potenzial an Kommunikation und Teilhabe anregt.

In der sechsten Sitzung ist Matthews und Annes verbale und non-verbale Sprache entscheidend für die Begrüßung und die Integration von Esther, die bezeichnenderweise erst ankommt, nachdem die Sitzung begonnen hat. Matthew gebraucht auch die Umgangssprache, die Esthers verbalen Ausdrücke am ehesten nahekommt:

> *Aus den Feldnotizen:* »Anne und Matthew heißen [Esther] herzlich willkommen: ›*Möchtest du gern zu uns kommen? Komm einfach her.*‹ Sie fragen, ob sie Lust hat, dabei zu sein. Dann erklärt Matthew, dass er einen Stuhl für sie finden wolle, sodass sie beim Kreis dabeisein könne. Anne winkt mit ihrem Tambourin Esther zu, um sie damit zu locken. Matthew bringt für Esther einen Stuhl in den Kreis, erklärt, was in der Sitzung passieren soll, und sagt: ›*Ist das okay, Schatz?*‹ Und dann bestätigend: ›*Willkommen!*‹ Esther und Anne kommunizieren – sie reden und spielen.«

Während der achten Sitzung kommt Esther wieder erst, nachdem die Sitzung begonnen hat. Diesmal begrüßt Fiona sie warmherzig durch non-verbale und musikalische Kommunikation:

> *Aus den Feldnotizen:* »Esther kommt während des Willkommensliedes herein. Sie beobachtet still den Kreis von außen und wird neben Brian (in den äußeren Kreis) gesetzt. Esther singt ein wenig, lässt sich auf den Rhythmus ein – so wie Matthew trommelt und singt. Fiona hört das, dreht ihren Körper, um Esther ansehen zu können und winkt mit ihrer Hand und singt auf einladende und anerkennende Weise in Esthers Richtung. Esther schlägt sanft einen Rhythmus auf ihre Tasche und klatscht fröhlich weiter zu der Musik, und es ist sehr musikalisch.«

In der Praxis wird ein gewisses Maß an Zuneigung und Respekt durch verbale und non-verbale Sprache gewährleistet, die Inklusion befördert. Dieser Prozess verläuft nicht nur zwischen Musikern und Demenzpatienten, sondern zwischen allen Teilnehmern in dieser Gemeinschaft, obwohl Musiker und Pflegeteam ihn zu einem hohen Grad und auf vielfältige Weise beeinflussen: durch Besänftigung, Beruhigung und Wertschätzung. Das geschieht in einem Tempo, das für andere angenehm zu sein scheint. Im folgenden Auszug aus den Feldnotizen zur siebten Sitzung bestätigt Fionas behutsame Konbination von verbaler und non-verbaler Sprache, was Rosamund fühlt; und dies geschieht auf eine Weise, die ausreichend Raum lässt für eine Reaktion von Rosamund, indem sie sich auf ihren Ausdrucks-›Ton‹, ihren Ausdrucksstil und ihr Ausdruckstempo einlässt:

> *Aus den Feldnotizen:* »Fiona spricht sanft mit Rosamund – sie fragt, wie sie sich heute fühle und sagt: ›*Es ist wirklich nett, dich wiederzusehen*‹. Fiona fragt, wie ihre Woche gewesen sei. Rosamund antwortet sehr leise. Fiona sagt: ›*Du siehst wirklich reizend aus, wirklich wunderschön*‹, und fragt sie, ob sie müde sei. Nachdem sie mit Jessica gesprochen hat, setzt sich Fiona zu Rosamund und hält ihre Hand. Diallo kommt dazu und hilft, Rosamund zu ihrem Stuhl zu bringen. Fiona fragt nach einem Kissen für Rosamund, um es ihr bequem zu machen, was [Diallo] auch bringt. Rosamund setzt sich hin, schließt ihre Augen und sieht friedlich aus.«

Wir sehen an diesem Beispiel, dass Fiona auf sehr unterschiedliche Weise hochsensibel mit Rosamund umgeht: Sie erkundigt sich nach ihrem Wohlbefinden, sie bestätigt Rosamunds Spaß am Leben, sie macht ihr Komplimente, und indem sie fragt, ob sie müde sei, respektiert sie Rosamunds möglichen Zustand und macht deutlich, dass sie akzeptiert ist. Außerdem hält sie ihre Hand, ist ihr nah und sitzt direkt neben Rosamund, macht also klar, dass sie bei ihr ist. Die Aufmerksamkeit für Details rund um Rosamunds körperliches Wohlbefinden schafft zudem ein größeres Gefühl von Sicherheit für Rosamund – eine Sicherheit, so sein zu dürfen, wie sie sich fühlt. Eine andere Strategie der Musiker, die Patienten bei den ständigen Veränderungen zu beruhigen, ist durch sanftes Musizieren wie in dem folgenden Fall:

> *Aus den Feldnotizen:* »Anneliese ist zu ihrem Platz zurückgekehrt und spielt sanft auf ihrer Harfe, als Hannah hereinkommt und in ihren Stuhl gesetzt wird. Sie spielt auch in Richtung Sarah, die ihren Kopf in ihren Händen hält. Sarah ist offensichtlich verstört und ruft ununterbrochen nach ihrer Mutter.«

Offene Minensprache, also die non-verbale Kommunikation mit dem Gesichtsausdruck, und der Augenkontakt sind wichtige Hilfsmittel zur Beruhigung und Bestätigung – wie etwa in der siebten Sitzung:

> *Aus den Feldnotizen:* »Matthew ist wieder sehr aktiv – er kniet sich nahe vor [Abigail], aber doch mit genügend [Frei-]Raum für sie. Er blinzelt leicht und lächelt gelegentlich, was sie zu beruhigen scheint. Auch Anneliese lächelt quer durch den Kreis zu Abigail hin, während sie ihre Hatfe spielt. Annelieses Augen liegen auf Abigail und dem Taktstock [den sie hält], und ihre Minensprache, besonders um ihre Augen herum, ist sehr offen und neugierig.«

Ähnliches, dass nämlich Lächeln eine Person nötigt, Kontakt aufzunehmen und ihrerseits die Geste zu erwidern, wird deutlich an einem Auszug aus den Feldnotizen zu der achten Sitzung:

> *Aus den Feldnotizen:* »Rebecca schaut glücklich zu den Musikern und scheint äußerst entspannt zu sein. Sie sitzt ruhig, ihre Hände im Schoß gefaltet. Sie und Rachel sind sich körperlich nahe – in einer Art Umarmung. Rebecca hat ein breites Lächeln und ihr Gesicht wird lebendig, als Matthew die Trommel spielt und singt. Sie scheint das wirklich zu mögen. Sie lächelt auch warm zu Matthew zurück, als er ihr zulächelt.«

Wir finden hier eine neue Idee von Freiheit, Spontaneität und Zuversicht in Rebeccas Kommunikation: Vorherige Ausdrucksweisen mit geschürzten Lippen und starrem Blick sind nun ersetzt durch lächende Lippen und sanfte Augen.

In Ergänzung dazu ist das Drücken und Streicheln der Hände wie auch das Streicheln der Arme und des Rückens eine wichtige Methode der Beruhigung und Stärkung in dieser Praxis. Die Hand zu halten ist buchstäblich ein Symbol nicht nur einer körperlichen, sondern auch einer sozialen Beziehung zwischen Individuen, und es geschieht oft auf Initiative der Pflegenden und der Musiker. Häufig kann diese Form von beruhigendem Kontakt zur Chance werden, eine musikalische Erfahrung miteinander zu teilen, z.B. durch Wiegen verschlungener Hände im zugrundeliegenden musikalischen Takt, wie dies bei Samantha und Gabriella in der siebten Sitzung der Fall ist.

> *Aus den Feldnotizen:* »Gabriellas Augen sind geschlossen. Samantha hält sanft ihre Hand und streichelt sie von Zeit zu Zeit. Als Gabriella die Augen öffnet, beginnen sie und Samantha auf eine wundervolle Weise zu kommunizieren: Sie winken mit ihren Händen Matthew zu, und Matthew winkt zurück mit einer etwas größeren Bewegung, die sie ermutigen soll, mit dem Winken fortzufahren. Gabriellas Gesichtsausdruck scheint lebendig zu werden, und sie sieht aus, als fühle sie sich wohl.«

Durch diesen Auszug ist es möglich zu sehen, dass sich diese Interaktion aus einer langsamen, sanften, nicht fordernden und bestätigenden Kommunikation entwickelt, die von Samantha eingeleitet wird, im Wesentlichen durch Handhalten, Wiegen im Takt mit den Händen. Samantha spiegelt und weitet in gewissem Sinn das, was Gabriella zur Kommunikation beiträgt.

Interessanterweise konnte man feststellen, dass die Demenzkranken mit zunehmender Projektdauer ihrerseits begannen, Kontakte zu initiieren. Indem sie mit den Musikern und dem Pflegeteam Handberührung aufnahmen. Diese Art, ›Führung‹ zu übernehmen, symbolisiert ein gewachsenes Gefühl der Zugehörigkeit und des Teilhaberechts im sozialen Umfeld, das die Heimbewohner zu spüren schienen, wie der folgende Auszug aus der sechsten Sitzung belegt:

> *Aus den Feldnotizen:* »Rosamund ist während Jessicas Stück eingeschlafen. Fiona weckt sie behutsam am Ende des Stückes auf, und es entsteht ein sehr intimer Moment zwischen beiden. Rosamunds Hand liegt auf der von Fiona, und während sie die Hände halten, streichelt Rosamund Fionas Hand sanft.«

Der folgende Auszug aus der achten Sitzung dokumentiert eine komplexere Serie von Interaktionen, in denen sowohl der Musiker als auch der Patient den natürlichen Wunsch verspürt, die Neigung für den jeweils anderen auszudrücken, gleichsam das Produkt einer starken Bindung, die über viele Wochen der Interaktion gewachsen war:

> *Aus den Feldnotizen:* »Als Hannah dran war, beugte sich Anneliese nahe zu ihr. Hannah realisiert das und streckt ihre Hand aus, um die von Anneliese zu finden. Die Hände umfassen sich, und die Finger ›verflechten‹ sich und schließen sich zusammen. Hannah scheint das festzuhalten. Ein paar Sekunden später zieht Han-

> nah ihre Hand zurück und dehnt ihre Finger weit. Dann schließt Anneliese ihre Finger um Hannahs. Sie beginnen, ihre Hände genau mit der Musik zu wiegen, und das wird eine größere Geste. Anneliese ist noch in der Lage, mit ihrer rechten Hand die Harfe zu spielen, und sie zupft Arpeggien, wie sie kommen, und sie tun dies für eine gewisse Zeit.«

Es ist von Bedeutung zu registrieren, dass diese Interaktionen in einem größeren Gruppenumfeld stattfinden. Die Musiker sind versiert darin, Individuen in einer Gruppe zu stärken, aber auch gleichzeitig ein Gruppengefühl aufrechtzuerhalten. Dies erreichen sie hauptsächlich durch non-verbale Sprache, z.B. durch wechselnden Augenkontakt während des Spiels oder längeren Augenkontakt mit einem Individuum, während sie nach außen, hin zur Gruppe gestikulieren und deren Aufmerksamkeit auf andere lenken. Matthew beschreibt dieses Vorgehen genauer, als er über das Problem reflektiert, die Natur einer musikalischen Interaktion zu verändern, wobei er sich auf Sarah in einem Gruppenstück mit geteilter Leitung in der achten Sitzung bezieht: *»Ich wollte versuchen, ihre Aufmerksamkeit auf den Rest der Gruppe zu richten (...) Ich realisierte, da war all diese Aufmerksamkeit auf sie fokussiert: Anneliese auf der einen Seite an der Harfe, dann Anne und ich, die vor ihr standen. Sie war tatsächlich abgeschnitten vom Rest der Gruppe, und auch ich stand mit dem Rücken zum Rest der Gruppe. Deshalb denke ich, ja, es war eine wirklich bewusste Entscheidung, das Stück [aus dieser Hermetik] herauszuholen und in den Rest der Gruppe zu verlagern, sodass sie [Sarah] jede/n sehen konnte. Und ich denke, das war für sie die Erfahrung, dass ihr Stück von allen aufgenommen wurde und – umgekehrt – der Aufmerksamkeitsfokus von ihr zur Gruppe überging und nun bei der Gruppe lag, sodass sie in dieser Gruppenaufmerksamkeit gehalten werden konnte. Denn sie ist Teil der Gruppe, sie hat unsere Aufmerksamkeit, alle haben unsere Aufmerksamkeit, ohne dass es notwendig wäre, sich so eng auf eine einzige Person zu fokussieren.«* Mehr noch, indem Matthew den Fokus von Sarah auf die Gruppe überträgt, kann er es ihr ermöglichen zu sehen, dass sie die Unterstützung der anderen hat, dass sie zu einer Gruppe von Gleichen gehört, die alle zur Hilfe bereit sind: *»Ich war mir auch sehr bewusst, dass ich diese Art von Abhängigkeit von gerade meiner Aufmerksamkeit nicht wollte und dass es nötig war zu zeigen, dass sie auch die Hilfe von anderen Leuten in Anspruch nehmen kann. Anneliese war nahe bei ihr, Anne ist da. Weißt du, es muss wirklich nicht nur meine Aufmerksamkeit sein.«*

Man kann hier sehen, dass Leitungsentscheidungen [und Matthew ist Workshop-Leiter] – z.B. die Veränderung des Aufmerksamkeitsfokus einer Aktivität oder Kommunikation – hilfreich sein können, die Dynamiken und die Aufmerksamkeitsfelder in einer Gruppe zu verändern sowie die Erfahrung von dem zu machen, was man ›Eigentum der Gruppe‹ nennen könnte. Diese

Erhöhung individueller Aufmerksamkeit für andere in der Gruppe ist ein entscheidendes Element, eine neue kommunikative Atmosphäre zu schaffen – eine Atmosphäre, die die Barrieren von Isolation und Rückzug durchbricht, wo die umfassende soziale Natur unseres Wesens gefeiert werden kann:

> *Aus den Feldnotizen:* »Als Rosamunds Name gesungen wird, nimmt Fiona zu ihr Kontakt auf, und sie sprechen leise miteinander. Rosamund flüstert. Dann lächelt Rosamund Fiona an und kichert. Sie sieht auch in Richtung Matthew, als er zu Fiona hin singt und scheint neugierig und interessiert zu sein. Sie fängt auch an, sich im Kreis umzuschauen. Sie und Fiona haben eine weitere kurze Konversation, und sie lächelt erneut Fiona an. Danach erscheint Rosamunds Gesicht wirklich entspannt und fast freudig erregt, besonders um ihre Augen herum, die zu glänzen scheinen.«

In diesem Beispiel aus der achten Sitzung wird Rosamund eine ›Erleuchtete‹, Mitglied einer Gruppe, in der sie frei und mit Lust kommunizieren kann und Rücksicht auf andere nimmt. Dies ist das Ergebnis von acht Wochen konzentriertem Engagement der Musiker und des Pflegeteams, die durch ihre Kommunikationspraxis Rosamund die Chance geben, Barrieren zu durchbrechen und ihre Mitgliedschaft in der Gruppe feierlich zu begehen.

›Modellieren‹

Eines der wichtigsten Hilfsmittel, um eine Sprache und einen [Lern-]Prozess gemeinsam zu teilen, Gelegenheiten zu schaffen, musikalische Fähigkeiten, Vorlieben und die Aktivitätsbereitschaft aller Teilnehmer auszudrücken, ist das sogenannte *›Modellieren‹*. Modellieren ist ein entscheidender Faktor bei musikalischen Aktivitäten, weil es die Aussichten möglicher Wege der musikalischen Kommunikation deutlich macht – mit einer dazugehörigen Einladung, eine vorliegende [musikalische] Aktion oder Sequenzen von Aktionen nachzuspielen oder auszubauen. Modellieren reduziert außerdem das Risiko, etwas Neues zu versuchen, weil es ein klares Beispiel bereitstellt. Modellieren schafft Gelegenheiten für Musiker, das ursprüngliche Interessenniveau zu überprüfen, wenn eine mögliche Aktivität begonnen werden soll. Im Folgenden soll das Beispiel der Einführung der Funktion eines Taktstocks in der ersten Gruppensitzung des ›Music for Life‹-Projekts diskutiert werden. Das Modellieren findet hier auf rein non-verbalem Niveau statt:

> *Aus den Feldnotizen:* »Matthew setzt sich hin und dirigiert dann Fiona in einem sehr gestenreichen Solo, am Modell demonstrierend, wie der Taktstock arbeitet. Eine sanfte Cello-Melodie beginnt. Rebecca interessiert sich für das, was Matthew tut, und er bietet ihr den Taktstock an, ohne ein Wort zu sagen.«

In diesem Fall war Matthew in der Lage, Rebeccas Engagement zu deuten und es in eine Chance für musikalische Interaktion umzuwandeln, die von Rebecca ausging. Matthews Modellieren und die Beteiligung der Musiker bei der Kreation eines musikalischen Beispiels bildet eine Brücke zwischen einer Aktivität, die von den Musikern eingeleitet wurde und einer Aktivität, die Rebecca beginnen und durchhalten kann.

Diese Beispiele beziehen sich auf ein Modellieren, das zu einer von den Demenzpatienten angestoßenen Improvisation führt. Indessen kann Modellieren sehr viel subtiler in einer laufenden Improvisation eingesetzt werden. Das passiert relativ oft und ist eine Strategie, die musikalische Kommunikation eines Individuums und die dabei entstehende musikalische Sprache und Form eines Stücks zu unterstützen, zu entwickeln und zu entfalten, wie der folgende Auszug aus der ersten Sitzung demonstriert:

> *Aus den Feldnotizen:* »Esther hat zu singen angefangen. Matthew nimmt das sofort auf und kopiert sie. Ein Stück beginnt, sich zu entwickeln. Während dieses Stücks spielt Matthew einen hölzernen Agogô[40] und bekommt es hin, Esther in die Lage zu versetzen, ebenfalls dieses Instrument zu spielen – zunächst indem er ihr modellhaft zeigt, wie das Instrument zu spielen ist, während er fortfährt zu singen (...) Das Stück ist sehr lebendig. Am Ende des Stücks äußert sich Esther freudestrahlend und sagt: ›*Ich wusste nicht, dass es so toll werden würde.*‹«

Hier entsteht eine Art Flow in der Interaktion. Zunächst validiert Matthew Esthers musikalische Kommunikation, indem er sich dazu gesellt und ihren Beitrag ›spiegelt‹. Es gelingt ihm, Esthers musikalische Kommunikation und Partizipation durch die modellhafte Darstellung des Agogô-Spiels auszuweiten. Hier modelliert er naturgemäß den Gebrauch des Instruments, ohne die wachsende Energie und die Entwicklung der Improvisation zu gefährden.

Manchmal modellieren die Musiker vielleicht, wie man den Taktstock gebraucht simultan mit der Person [die es lernt], z.B. in der vierten Sitzung, wo – nach einer kurzen Improvisation, die Hannah dirigiert – Matthew Hannah motiviert, erneut den Taktstock in die Hand zu nehmen und sie ermutigt, ihre non-verbalen Gesten beim Dirigieren auszudehnen. Matthew hält Hannahs Hand mit dem Taktstock und hilft ihr, buchstäblich zu fühlen, wie sie entdecken kann, dass Dinge unterschiedlich ausgedrückt werden können: größere Gesten, bestärkt durch verbale Vorschläge, z.B. dass sie Gestalten zeichnen kann und einfach experimentieren darf. Anneliese unterstützt diese gemeinsame kinästhetische Erkundung musikalisch, indem sie eine musikalische Sprache benutzt, die mit Hannahs sichtbaren Gesten korrespondiert, aber auch mit der diesen Gesten zugrundeliegenden Energie und Dynamik. Als Hannah die

40 Vgl. Anmerkung 39.

Wechsel in Annelieses Spiel wahrnimmt, beginnt sie konzeptionell und ganz praktisch zu verstehen, welche musikalischen Effekte ihre Gesten erzeugen, und sie entwickelt ihre musikalische Sprache.

Das Fundament des Modellierens ist eine sich entfaltende Beziehung zwischen Menschen, in der ein Individuum ein anderes Individuum mit den Instrumenten ausstattet, sich wechselseitig durch Kommunikation auszudrücken. Denn Individuen machen Dinge nach. Jemanden nachzumachen bedeutet, dass man zuhört, dass man seine Aktionen gutheißt, auch seine Kommunikation billigt. Nachmachen schließt deshalb den Respekt vor der Kommunikation einer anderen Person ein.

Modellieren befähigt auch zur Leitungskompetenz. Es stattet uns nicht nur mit einer erweiterten Sprache aus, sondern auch mit einem Vorgang, in dem wir diese Sprache anderen vermitteln können. Im Laufe des ›Music for Life‹-Projekts konnte man die Beobachtung machen, dass das teilnehmende Pflegeteam diese Art zu interagieren übernommen hat. Matthew reflektiert über das gewachsene Vertrauen in musikalische Kommunikation und Leitung bei den Pflegenden nach der dritten Sitzung: *»Pflegeleute haben toll gespielt, sehr natürliches Spielen vor allem von Anne und Diallo, sehr natürlich. Und sie wählten das Niveau, auf dem sie spielten, sehr richtig, instinktiv richtig. Und sie spielten nicht zu viel, sie spielten nicht zu laut, aber sie spielten so, dass sie gehört werden konnten (...) Ich fühle mich wirklich gut dabei, Anne gefragt zu haben, ob sie in einem Stück mit Rebecca und Anneliese arbeiten wolle, und denke, dass ich ihr beim Start helfen kann und sie dann in der Lage ist, damit fortzufahren. Auch mit Diallo, auch ihn konnte ich bitten, Dinge zu übernehmen. Was ich jetzt wirklich gerne hätte, ist, mehr Kontakt mit ihnen zu haben während der gesamten Sitzung, mehr Augenkontakt, und ihnen irgendwie mehr Impulse zu geben, oder dass sie mich mehr um Hinweise bitten oder austesten: ›Soll ich das tun?‹.«*

Matthew berührt hier die Schlüsselfunktion non-verbaler Kommunikation in der Betonung geteilter Leitung im Rahmen musikalischer Kommunikation. Ein späteres Beispiel dieser zunehmenden Übernahme der Modellierungsstrategie ist die Entwicklung von Interaktionen, die in der siebten Sitzung – mit Unterstützung der Musiker – von Diallo angeregt werden:

> *Aus den Feldnotizen:* »Fiona schlägt vor, dass Diallo und Jessica gemeinsam ein Stück beginnen könnten. Diallo klopft auf seine Trommel und sagt: *›Okay, Jessica!‹* Diallo übernimmt selbstsicher die Führung und fragt Jessica: *›Möchtest du anfangen?‹* Matthew sagt: *›Mit wem möchtest du gern spielen?‹* Und Diallo schlägt vor: *›Abigail, möchtest du dazukommen?‹ ›Ja‹*, antwortet sie. *›Du gibst mir dann das Startzeichen‹*, sagt Diallo, und bald danach schüttelt sie ihre Ghungharus[41].«

41 Ein indianisches Instrument, das einem Glockenspiel ähnelt (vgl. *Anmerkung 23*).

Musikalische Rahmen

Musiker nutzen musikalische Rahmen[42] in den Sessions, um Kommunikation und die Aufmerksamkeit für andere in der Gruppe anzuregen und hervorzulocken, während sie gleichzeitig auf jedes Individuum bezogen eine inklusive Atmospäre herstellen wollen, in der sich die Dynamik der Kommunikation nach den persönlichen Bedürfnissen jedes einzelnen richtet. Wie in *Kapitel 2* beschrieben, können die Rahmen lose vorbereitet werden oder vollständig spontan sein und aus der Situation hervorgehen. In jedem Fall schließen sie eine Fülle von Techniken ein, die den Kontakt mit der Kommunikation der Teilnehmer herzustellen versuchen. Vorbereitete musikalische Rahmen haben die Funktion, Sicherheit zu geben. Dies gilt besonders in den Anfangsstadien des Projekts, wo ein Verständnis dafür formuliert wird, ›was Teilnahme eigentlich bedeutet‹. Und sie können Grundstein für eine ›Feier‹ sein, wenn dieses Verständnis stärker wird. Es braucht Zeit für wiederholte Rahmungen, bis sie eine wirklich von allen geteilte Tatsache werden – von der ersten Erfahrung in eine veränderte neue, von einer konstruierten Aktivität zu einer angeeigneten und in der Gruppe verankerten Praxis, in der es eine Fülle von Kommunikations- und Partizipationschancen gibt. Im Laufe der Zeit sind musikalische Rahmungen in der Lage, eine wachsende Vielzahl von Kommunikations- und Partizipationsstilen und eine Atmosphäre für Feier und Gemeinschaft zu kreieren.

In dem Rahmenstück, das jede wöchentliche Sitzung [des Projekts] eröffnet und schließt, wird ein Reichtum und eine Differenziertheit musikalischer Sprache eingeführt und ausprobiert. Die Musiker wechseln fließend musikalische Rollen und bewegen sich durch eine Vielzahl musikalischer Elemente, sie schaffen eine Atmosphäre und deuten die Reaktionen der Gruppe. Im Folgenden wird ein interessantes Beispiel aus der sechsten Sitzung dokumentiert, bei dem der fließende Charakter dieses Austauschs besonders deutlich zum Tragen kommt:

> *Aus den Feldnotizen:* »Es ist ein sehr zurückhaltender Beginn mit Pausen an den Enden der [musikalischen] Phrasen. Fiona spielt anfänglich im tiefen Register mit kleinen Interpunktionen durch Anneliese, deutlich auf G-Dur konzentriert. Matthew spielt zuckersüß im höheren Register, wird durch Anneliese wiederholt und durch ein Pizzicato von Fiona begleitet. Fiona und Anneliese spielen das Thema zusammen im Einklang mit einer gegenmelodischen Antwort von Matthew. Sie gehen sehr kurz nach e-moll, und Anneliese summt leise mit. Matthew spielt erneut die Melodie, während Fiona eine wellenförmige Cellosequenz präsentiert. Die Gruppe singt und antwortet auf Matthews Führung. Die Textur dünnt aus, als Hannah da-

42 Vgl. noch einmal *Kapitel 2.3* (›Angewandte musikalische Improvisation‹, S. 43ff.).

> zukommt und das Thema singt. Die Stimmung und die Richtung des Stückes erholt sich durch das anregende Summen Fionas, durch die rhythmische Djembé-Begleitung von Matthew und harmonische Konturen durch Anneliese. Es wird rhythmischer – Fiona kommt auch dazu und klopft auf das Holz ihres Cellos. Es entwickelt sich erneut ein vokal geführtes Thema, das Matthew anleitet, mit Begleitungen auf der Djembé und der Harfe.«

In diesem Rahmenstück wird ein wirkliches Gefühl von Vorfreude und Exaltiertheit entwickelt – freilich mit genügend Sensibilität, auch die Beiträge der Demenzpatienten aufzunehmen, so wie Hannahs Gesangsbeitrag.

Transkript 5: Rahmenkomposition (Sitzung 1)

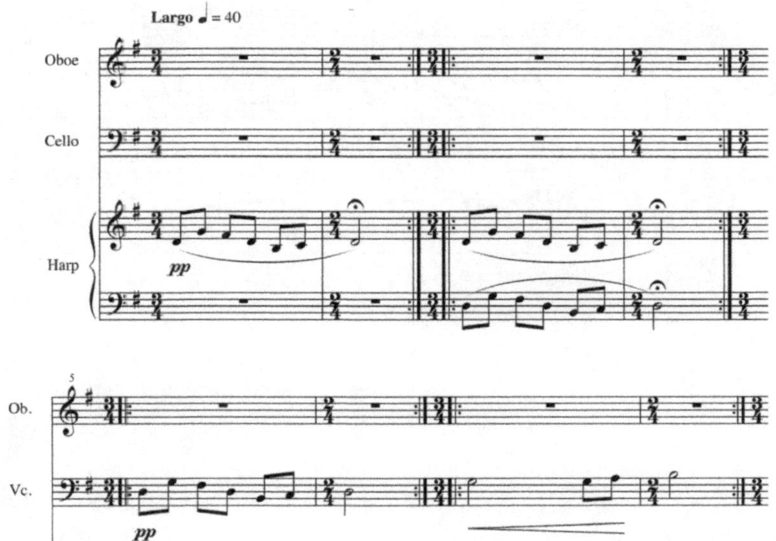

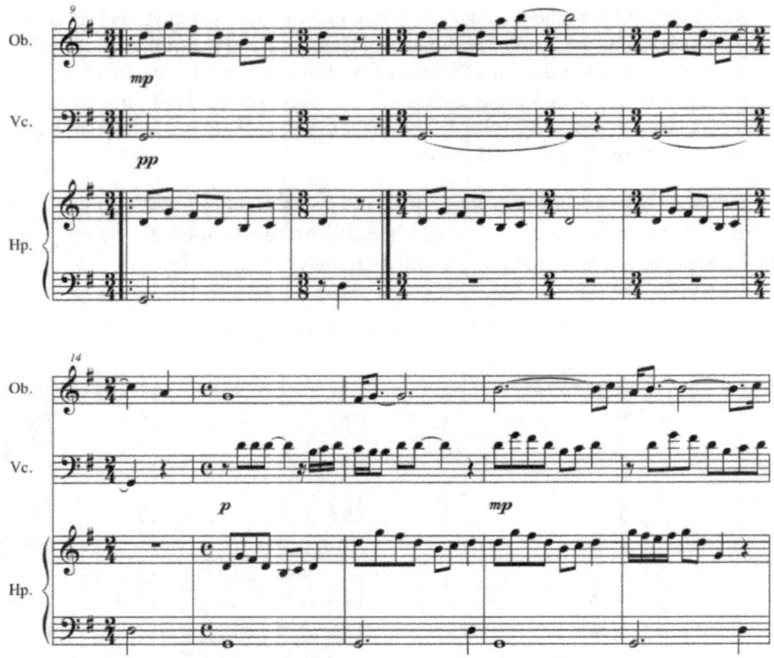
9
Ob.
mp
Vc.
pp
Hp.
14
Ob.
Vc.
p
mp
Hp.

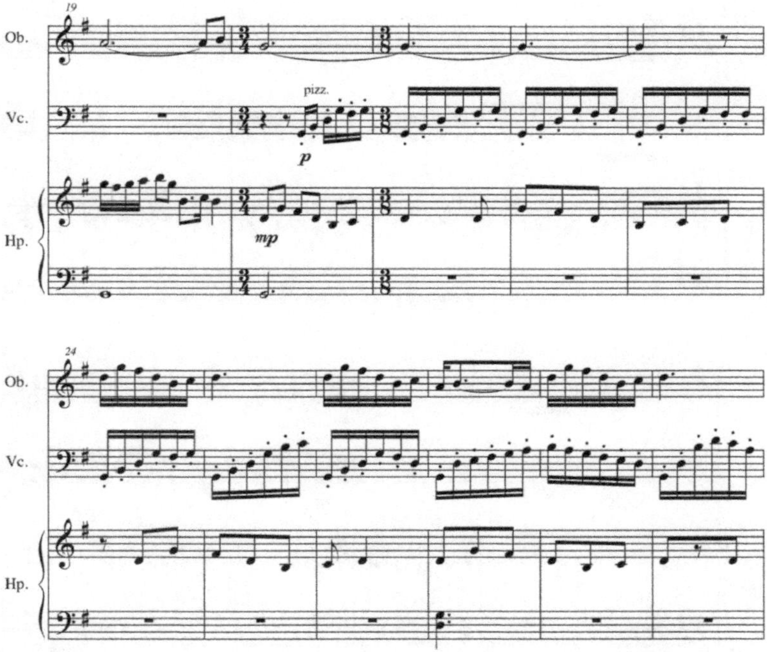
19
Ob.
Vc.
pizz.
p
Hp.
mp
24
Ob.
Vc.
Hp.

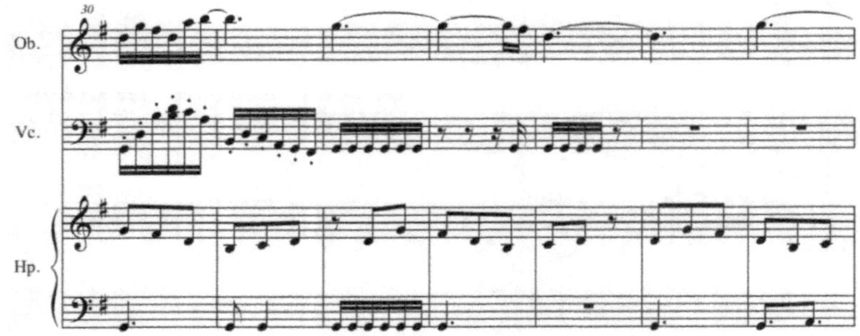
Ob.
Vc.
Hp.

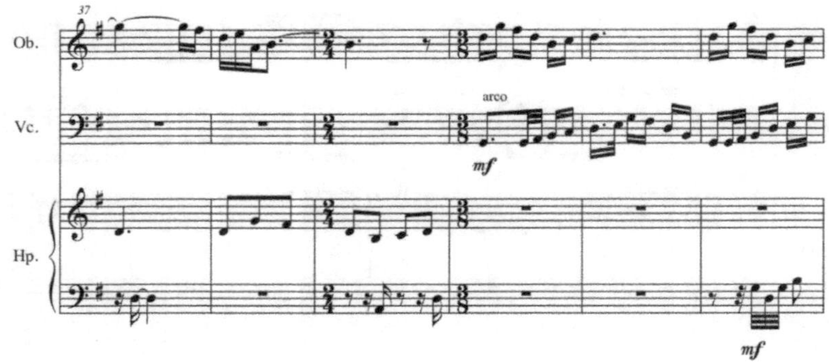
Ob.
Vc.
arco
mf
Hp.
mf

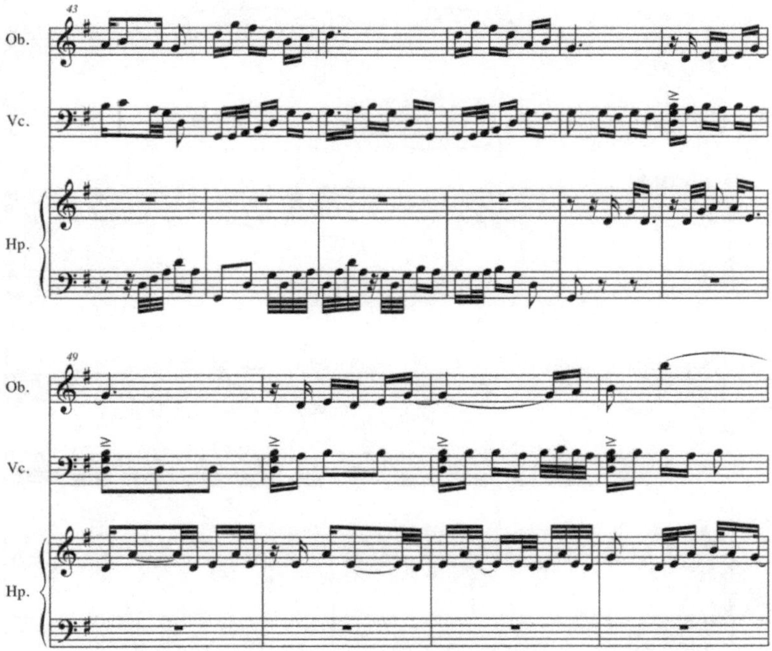
43
Ob.
Vc.
Hp.
49
Ob.
Vc.
Hp.

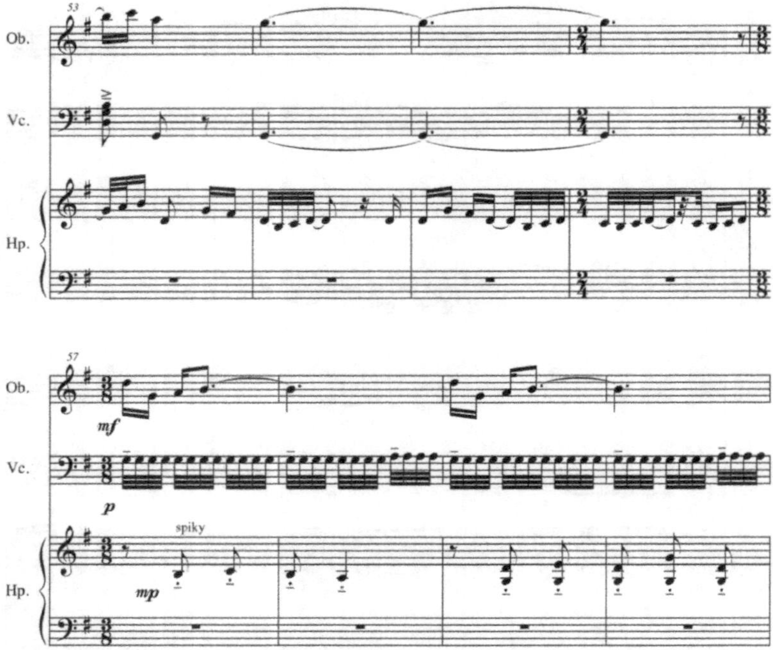
53
Ob.
Vc.
Hp.
57
Ob.
mf
Vc.
p
spiky
Hp.
mp

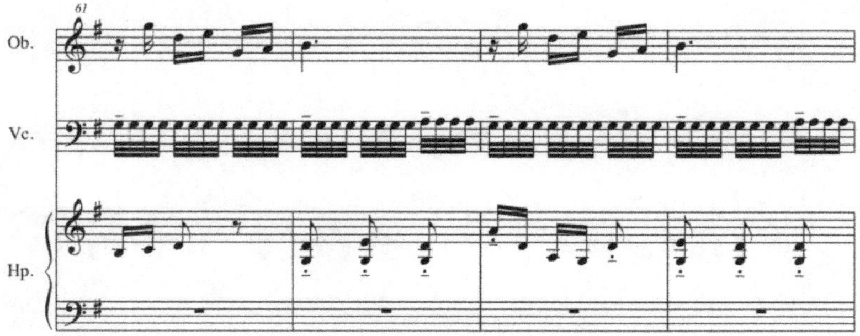
61
Ob.
Vc.
Hp.

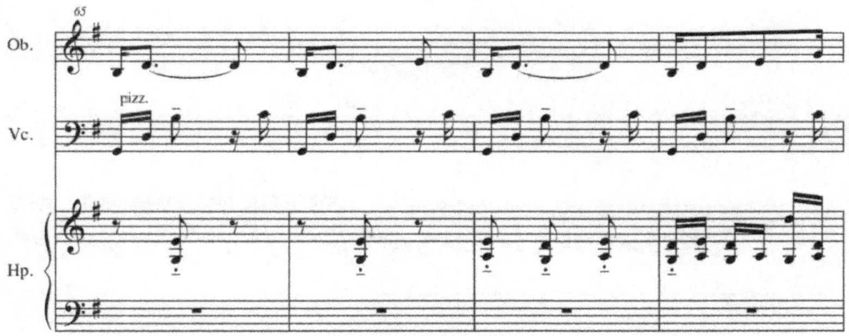
65
Ob.
pizz.
Vc.
Hp.

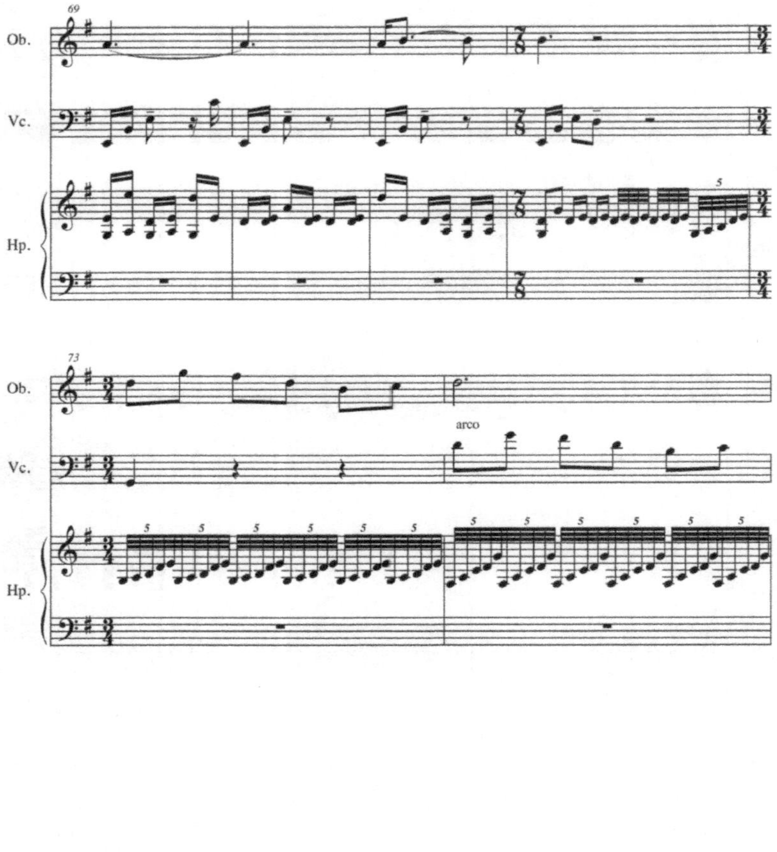
69
Ob.
Vc.
Hp.
73
Ob.
arco
Vc.
Hp.

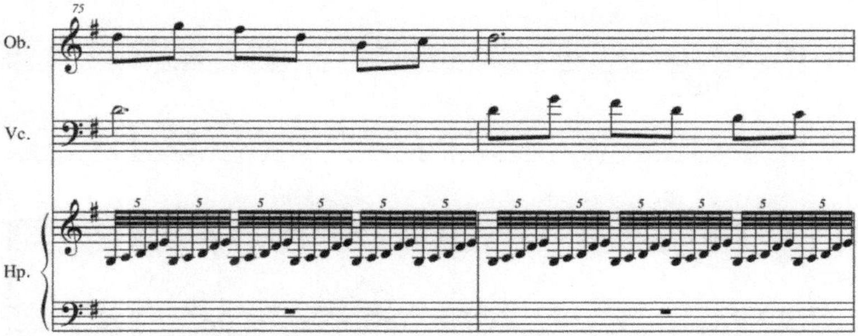
75
Ob.
Vc.
Hp.

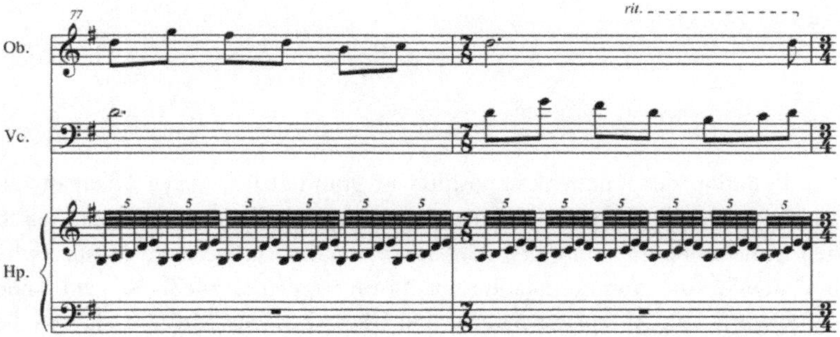
77
rit.
Ob.
Vc.
Hp.

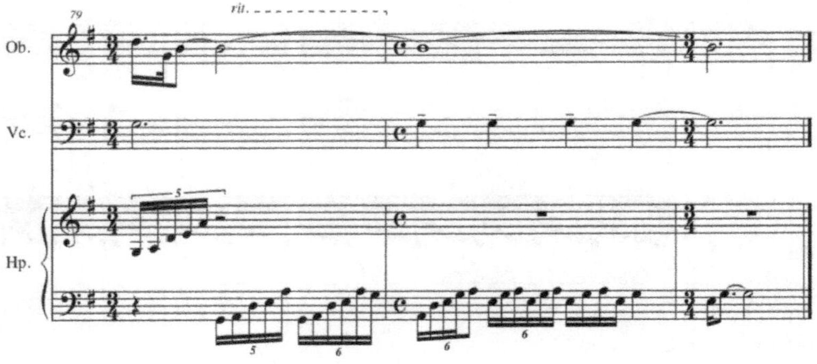

Die Funktion der Rahmenkomposition ist grundsätzlich, einen Übergang zu schaffen von der Ankunft und der Begrüßung der Demenzpatienten – also dem sozialen Raum – in einen *musikalischen Raum*, in welchem musikalische und non-verbale Kommunikation zur Norm werden, schließlich – am Ende der Sitzung – die Akzeptanz des erneuten Übergangs vom Musikmachen in die Alltagsroutinen und die Traditionen des Lebens im Heim. Das Rahmenstück schafft also die Voraussetzung, dass die Patienten, die eine Fülle von emotionalen Irritationen durch den Wechsel des Ambientes erfahren, ›ankommen‹ können. Es dient aber auch dazu, eine Gruppenerfahrung zu ermöglichen, die ohne besondere Herausforderungen an die Teilnehmer auskommt. Das Rahmenstück erlaubt Freiheit in der Kommunikation zwischen allen Teilnehmern, wie dies in der folgenden Passage aus Fionas Reflexionstagebuch mit Bezug auf Esthers Ankunft in der dritten Sitzung hervorgehoben wird: »*Ich saß in dieser Woche neben Esther. Sie wurde gerade zu der Zeit hereingebracht, als das Rahmenstück begann – exakt, was wir in dieser Woche versuchen wollten. In der letzten Woche hatte sie den Kreis, sogar bevor wir anfingen, bereits verlassen. Sie schien von Anfang an in die Musik versunken zu sein, und es gab einen wundervollen Moment am Ende des Rahmenstückes, wo wir einen Augenblick wirklicher Verbundenheit erlebten. Ich glaube, Hannah war gerade dabei, das musikalische Thema zu singen, was die singende Wiedergabe dieses Themas im ganzen Kreis inspirierte. Ich denke, ich begann mit einer Geste, als ich auf Esthers hin sang, die ihre Hände passend zur Musik bewegte. Esther ist sehr musikalisch, nutzt aber oft nur sehr kleine rhythmische Gesten. Am Ende des Eröffnungsstückes jedoch begannen wir beide große, mitreißende Gesten zu verwenden, die die Bewegung der Musik*

wiedergaben. Und das wurde zu einem wirklichen Zeichen der Verbundenheit. Ich spiegelte die Bewegungen ihrer Hand für einige Augenblicke, und nach einer kurzen Zeit – in der Mitte einer unserer Gesten – nahm sie meine linke Hand. Ich fühlte unmittelbar, dass es schien, als habe sie realisiert, dass wir in der Musik zusammengewesen waren. Von diesem Zeitpunkt an war sie sehr liebevoll mir gegenüber.« Hier können wir sehen, wie Fiona zunächst eine Aktivität ›modelliert‹ und dann die sich daraus ergebenden Gesten von Esther ›spiegelt‹. Diese Gesten sind sehr natürlich aus einer sich verändernden Beziehungsstruktur von Modellieren und Spiegeln hervorgegangen und zu einer neuen Beziehung geworden, in der ein dauerhafter Dialog entsteht. Spiegeln ist ein sehr ausgleichender, einfühlender Weg, jemandem zu begegnen. Es kann nützlich sein, einen Beitrag aufzuwerten und zu verstärken; es kann auch Raum schaffen für Entwicklung und Dialog.

Dem Rahmenstück folgt das Willkommenslied[43]. Seine Funktion ist es, Gelegenheiten individueller Anerkennung in der Gruppe zu schaffen und zur Interaktion und Sorgfalt im Umgang mit anderen anzuregen. Das Rahmenstück versucht, so effektiv wie möglich auf die Tatsache aufmerksam zu machen, dass das Musizieren im sozialen Umfeld einer Gruppe stattfindet, in der jedes Mitglied eine wichtige Rolle spielt. Das Willkommenslied ist charakterisiert durch Singen. Die Unmittelbarkeit und Wirksamkeit des Singens ist entscheidend, um bei Individuen in einer Gruppe Reaktionen hervorzulocken – beinahe, als würden die Stimmen jede Person rufen und sie aus ihrer Demenz holen wollen, damit sie sich eingeladen fühlen, zu kommunizieren und zu partizipieren. Wenn sich ein Gruppengefühl und eine gewisse Achtsamkeit für die anderen zu entwickeln beginnen, werden auch die Musiker fantasievoller mit dem Format des Liedes. Statt immer wieder einen nach dem anderen in der Gruppe singend zu begrüßen – sehr sichtbar im Kreis herum –, beginnen sie, Individuen, die benachbart oder sogar einander gegenüber sitzen, paarweise durch Singen und verstärkt durch begleitende non-verbale Gesten anzusprechen.

Die Aktivität der ›Instrumentenweitergabe‹ bezieht sich auf das Gruppengefühl, das im Willkommenslied durch die sehr sichtbare Dimension des Kreises entstanden ist, und transformiert es in eine Aktivität, die mit Berühren und Anfassen zu tun hat, und jedes Individuum auffordert, aktiv an dem Prozess teilzunehmen. Die Instrumentenweitergabe ermöglicht zum einen ein Gefühl der Sicherheit und Gleichwertigkeit, weil es eine sich wiederholende Aktivität ist, in der jede/r eine ähnliche Folge von Aufgaben hat. Zum anderen gibt dieser Vorgang zugleich die Chance, Personalität und individuelle Kreativität

43 Vgl. oben, S. 82ff.

zu betonen, weil jede/r die Instrumente auf seine Weise erkunden und verwenden kann. Auch in diesem Prozess ist das ›Tempo‹ wieder von großer Bedeutung, sodass jede Person Zeit hat, den Ablauf der Aktivitäten zu verstehen, z.B. Aufnahme der Instrumente, Erforschung, Weitergabe etc. Wenn dann die Aufgaben verstanden werden, entwickelt sich eine Grunddynamik und eine gewisse Konstanz des Tempos, die es erlauben, mehr Instrumente einzubeziehen, um die Gesamtaktivität zu stabilisieren und weiterzuentwickeln, auch um ein Klangbett für die Musiker vorzuhalten, das es ihnen erlaubt, zu improvisieren und als Antwort auf die kommunikative Atmosphäre neue musikalische Rahmen zu entwickeln.

Vorbereitete Rahmen(-Kompositionen) haben, wenn auch ihr Nutzen nicht infrage steht, durchaus ihre Fallstricke. [Musikalische] Rahmen können dazu dienen, Individuen zur Teilnahme einzuladen, aber sie können auch ›veralten‹, antiquierte Produkte werden, die nicht notwendigerweise die Realität der kommunikativen Situation oder des ablaufenden Prozesses reflektieren, wie Harry dies mit Bezug auf das Rahmenstück feststellt: *»Das Rahmenstück war für mich eigentlich immer ein Zankapfel. Ich habe immer das Gefühl gehabt, dass es ein zweischneidiges Schwert ist. Manchmal ist es eine wundervoll beruhigende, besänftigende und vereinigende Sache. Und die Leute singen es und gehen aus der Sitzung raus – immer noch singend, und sie kommen in die Sitzung und singen es. Und dann gibt es aber andere Zeiten, wo ich dann spontan denke: ›Oh, wir müssen diese entsetzliche Melodie loswerden, die lässt doch alle einschlafen, und wir müssten eigentlich genau das Gegenteil tun.‹«*

Mehr noch, es kann riskant sein, eine Gruppenaktivität wie die Instrumentenweitergabe zu initiieren und durchzuführen. Z.B. mag die visuelle und taktile Anregungsatmosphäre der Aktivität Individuen inspirieren und aufmuntern, sich in diesem Prozess zu engagieren und eine Art Gruppengefühl der aktiven Teilnahme herzustellen. Aber die Aktivität kann genauso dazu beitragen, dass die Gegenwart der Demenz unterstrichen wird, weil die Patienten nicht länger verstehen, warum die Instrumente weitergegeben werden sollen oder was überhaupt von ihnen in diesem Prozess erwartet wird. Schließlich kann es Teilnehmer in die Situation bringen, wo sie sich gleichsam zur Teilnahme genötigt fühlen und nicht in der Lage sind, eine Wahl zu treffen.

Matthew wägt nach der zweiten Sitzung ab, ob diese Instrumentenweitergabe für Rosamund jedenfalls in diesem Stadium des Projekts möglicherweise doch keine angemessene Aktivität gewesen sein könnte: *»Sie war da irgendwie in einer Zangenbewegung, ihr wisst, was ich meine? (...) Entweder du nimmst es, wenn sie es weitergeben, oder du nimmst es nicht. Es gab keine dritte Option, was meiner Meinung nach wahrscheinlich ein Fehler ist. Bei einigen Patienten kann es das Richtige sein, weil es ein Gefühl von Durchblick gibt, was passiert (...) Aber für*

Rosamund war das nicht der Fall. Ich denke, sie wusste genau, was von ihr gefordert wurde, aber diese Art von Aktivität setzt voraus, dass man sich irgendwie als Teil der Gruppe fühlt, und sie akzeptierte nicht, dass sie Teil der Gruppe war, jedenfalls nicht in dem Moment.« Es ist durchaus möglich, dass Matthew etwas in Rosamunds Verhalten ›hineinliest‹ und ihr seine eigene Deutung der Situation zuschreibt. Allerdings, es ist wichtig für die Musiker, über die Art der Rahmen[-Kompositionen] nachzudenken, ihre Effektivität zu prüfen durch die Kreation und Stimulation von Kommunikations- und Teilnahmemöglichkeiten.

Auch Brian fragt nach den Herausforderungen, die mit der Instrumentenweitergabe für Menschen mit Demenz verbunden sein können, wenn er Rosamunds Engagement in einer späteren Sitzung kommentiert: *»Einige versuchten sehr intensiv [während der Instrumentenweitergabe], sich um Rosamund zu kümmern. Ich fand, es wurde zu viel Energie darauf verwendet, dass Rosamund etwas leistete, was für sie eigentlich zu schwer war. Und ich glaube nicht, dass es darum geht, was Rosamund tut. Es geht vielmehr darum, dass sie einbezogen und beruhigt wird (...) Ich denke, es muss eine gewisse Akzeptanz der Tatsache da sein, dass diese Person eine Demenz hat – eine komplizierte Voraussetzung, die eine Reihe von Behinderungen einschließt (...) Ich bin oft überrascht in diesen Situationen während der Sitzungen, dass eine Person tatsächlich mehr von den laufenden körperlichen Aufgaben tun will, als ich von ihr erwartet hätte, aber meine Frage würde bleiben: ›War es die richtige Aufgabe?‹ (...) Denn für mich passieren da eine Menge Dinge: Es geht um ein Verstehen, was etwas ist, um ein Verstehen, wie etwas verwendet wird, um das schlichte Verstehen der Worte.«*

Im Gegensatz dazu deckt Brian [auch bei sich selbst] eine gewisse Ambivalenz im Umgang mit der Instrumentenweitergabe auf, wenn er nach der zweiten Sitzung argumentiert, dass diese Aktivität dazu beigetragen habe, ein Gruppengefühl herzustellen und das Gefühl, eine sinnvolle Tätigkeit ausgeübt zu haben. Diese zwiespältigen Sichtweisen sind nicht einfach zu korrigieren, weil die Aktivität gleichzeitig einen positiven Einfluss auf das Kommunikations- und Partizipationsklima haben kann: *»Heute habe ich etwas gelernt über die Chancen, soziale Interaktion zwischen den Patienten herzustellen. Eine der anfänglichen Übungen hatten mit der Instrumentenweitergabe von Person zu Person zu tun. Es war sehr interessant zu beobachten, wie die Demenzpatienten das bewältigten, um ein Gruppen- und Zusammengehörigkeitsgefühl zu erleben. Das brachte mich zum Nachdenken darüber, wie oft Patienten denselben Lebensraum teilen, aber keine Kontakte aufnehmen. Die Bedeutung, Wege zu finden, die Kontakte herstellen, wurde in dieser kleinen Übung für mich überdeutlich. Ich hatte den Eindruck, dass dieses Gefühl, zusammen zu sein und Beziehungen aufzubauen in dieser Sitzung gelungen war.«*

Ähnlich betont auch Fiona die musikalischen Konsequenzen: In diesem Fall regte die Instrumentenweitergabe spontane Kreativität und einen musikalischen Dialog zwischen den Teilnehmern an. Sie beschreibt dies folgendermaßen: *»Matthew begann mit der Instrumentenweitergabe, und das war erneut ein großes Risiko bei dieser Gruppe. Allerdings zahlte sich die endlose Wiederholung schließlich aus. Sie schafften es tatsächlich, die Instrumente zu jedem von ihnen weiterzugeben. Es dauerte oft ein wenig, aber wenn sie die Zeit bekamen, bewältigten sie die Aktion. Wir waren erstaunt, die Fähigkeiten der Patienten zu verfolgen und wir hatten den wundervollen Moment eines von drei Heimbewohnern quer durch den Kreis spontan initiierten Stückes, die jede auf die Harfe und meine Musik reagierten wie in einem Muster von Ruf und Antwort. Plötzlich war da ein Gruppengeist zu spüren.«*

Was abschließend noch erwähnt werden muß: Eine zentrale Sache ist die Organisation von Übergängen bei musikalischen Rahmen. Dabei ist die deutliche Setzung von Anfängen ein wichtiges Hilfsmittel, vorhergehende Interaktionen zum Abschluss zu bringen und einen Wechsel anzukündigen – durch Fokussierung auf eine neue Interaktion, wie Matthew bekräftigt: *»Es ist wichtig, dass sie wissen: Dies ist ihr Stück und das beginnt jetzt. Und dann ist auch ein reales Gefühl da, dass es zu einem Ende kommt. Beginn und Abschluss sind von Bedeutung, um das andauernde Gefühl eines Schwebezustands zu verhindern, weil für Demenzpatienten Erfahrungen begrenzt werden müssen (...) Sie haben sich exponiert, sich angestrengt, dies zu tun. Und sie haben eine Beziehung zu dir aufgebaut. Und deshalb sind sie verlassen, entblößt und offen, wenn die Geschichte nicht zu einem guten Schluss gebracht wird. Man muss zu einem Ende kommen, wo sie spüren, dass es erfolgreich gewesen ist: ›Wir haben das zusammen gemacht, wir haben eine Beziehung.‹«*

Führung beim Interpretieren

Wie zuvor erwähnt, enthält jeder Interpretationsakt Risiken und verlangt nach Reflexivität, die von einer Zugangsstrategie gestützt wird, die durch Reflexion aufgeklärt ist. Leitungskompetenz hat mit Interpretation zu tun, wenn ein Wechsel im Kommunikationsstil notwendig wird oder wenn irgendwelche anderen Probleme im Kommunikationsprozess entstehen. In manchen Fällen mag es schwierig sein zu interpretieren, was eine Person mitzuteilen versucht.

Im Projektkontext ist Hannah häufig ein Rätsel. Ihr Demenzstadium und ihre akustische Wahrnehmungsfähigkeit werden oft diskutiert, und zwar mit beträchtlichen Variationen in der Deutung, wie diese Faktoren auf ihre Kommunikationserfahrungen einwirken, einschließlich ihrer Möglichkeit, andere überhaupt zu verstehen. Anneliese schreibt nach der dritten Sitzung: »*Hannah ist ein wenig wie ein Puzzle für mich. Sie erscheint so stimmig und wach. Hat sie möglicherweise nur ein Hörproblem? Wir müssen ihr mehr musikalische Verantwortung übertragen.*« Obwohl sich Hannah oft bereitwillig musikalisch engagiert, haben die Musiker den Eindruck, dass sie den ›richtigen‹ Weg finden müssen, mit Hannah zu arbeiten – mit Worten und musikalisch. Matthew bringt sich häufig durch langen verbalen Austausch mit Hannah ein und versucht mehr über Hannahs Geschichte zu erfahren. Hannah scheint auch solchen verbalen Austausch manchmal zu meistern, während sie zu anderen Zeiten nichts versteht, obgleich sie sich dieses Mangels durchaus bewusst ist. Das führt über die Projektlaufzeit hinweg zu vielerlei Experimenten und Untersuchungen, einschließlich des Versuchs, Hannah das Harfenspiel zu ermöglichen, wie Matthew kommentiert: »*Wir dachten, wir hätten diesen Gedankenblitz, wie wir mit Hannah in Kontakt kommen könnten; und wir hatten diese Idee, dass sie eigentlich die Harfe spielen könnte, weißt du. Also ein wirklich echtes Instrument spielen. Alle Instrumente sind zum Anfassen, aber eine Harfe ist auf besondere Weise berührbar. Sie könnte auch die Vibrationen des Tones fühlen, weil der Resonanzkörper einem so nahe ist und in unmittelbarem Kontakt. Und ich glaube, dies ist eines der Dinge, die wir uns skurrilerweise vorgestellt hatten, dass es womöglich eine Antwort sein könnte und Hannah die Harfe fantastisch spielen würde und wir mit ihr wundervolle Musik machen könnten.*« Die Musiker suchten immer wieder nach verschiedenen Wegen, Hannah auf intensivere Weise einzubeziehen, die ›richtige‹ Musik für sie zu finden, die tatsächlich für sie passend wäre. In diesem Sinne waren sie ununterbrochen damit beschäftigt, über Hannahs Kommunikation und die Art ihrer Teilnahme nachzudenken, um neue Interpretationen und mögliche Zugänge zu ihr zu entdecken und auch Gelegenheiten zu finden, ihre Kommunikation in der Gruppe zu verbessern.

In anderen Fällen könnte Interpretation die Entscheidungsfindung bezüglich der Angemessenheit eines besonderen Kommunikationsstils mit einem Individuum in Frage stellen, z.B. wann die Technik des ›Spiegeln‹ anzuwenden sei. Da Spiegeln die explizite und direkte Kopie verbaler, non-verbaler, sozialer und musikalischer Kommunikation eines Individuums einschließt, spiegelt es im Grunde auch die Emotionen, die diese Aktionen hervorbringen, indem sie die Kommunikation der anderen Person verbessern oder gar aufbauschen. Es verlangt deshalb Sensibilität und Integrität im Vorgehen und ein Wissen darüber, ob es angemessen oder ungefährlich ist, Kommunikation zu spiegeln, wie in der Aktion zwischen Matthew und Rebecca in der dritten Sitzung:

Aus den Feldnotizen: »Matthew hat registriert, dass Rebecca den Taktstock hat, geht nun hin und kniet vor ihr mit seiner Oboe. Es ist nicht ganz klar, ob sie lächelt oder kurz davor ist zu weinen. Sie hält den Taktstock ziemlich ruhig und schüttelt ihn gelegentlich energisch, aber die Musiker scheinen nicht auf gleiche Weise darauf zu reagieren. Matthew entscheidet, Rebeccas Gesicht näher zu kommen und singt nahe bei ihr. Er gestikuliert mit dem Taktstock, den sie ihm gegeben hat, und dann dirigiert er Fiona und Anneliese mit einer großen, flüssigen Armbewegung, bevor er den Taktstock Rebecca zurückgibt.«

Matthew kommentiert aus seiner Perspektive diese Episode und die Gründe seines Vorgehens: *»Als sie den Taktstock hatte, bewegte sie sich nicht sehr viel. Aber was sie machte, war dieses wirkliche Schütteln des Taktstocks, was so ähnlich aussah, als würde sie deine Hand grabschen und sie sehr heftig schütteln. Es schien wie ein Ausdruck von ihr zu sein, nicht Frustration, denn ich fühlte zu diesem Zeitpunkt durchaus nicht, dass sie frustriert war. Aber das war ..., ich meine, wenn man hinter die tatsächliche Bewegung sah, die sie machte, die man ›als eine Art mit dem Taktstock auf jemanden zeigen‹ deuten konnte, und auch hinter das sehr schnelle Schütteln, dann ging es irgendwie um Anerkennung oder um den Wunsch, sich einzubringen – jedenfalls viel eher als in einem schnell zitterden Sound zu spielen. Ich glaube wirklich nicht, dass es das war, was sie wollte. Ich denke, das was sie wollte, war Kontakt und beinahe eine Art von Erregung, der Wunsch, eine Verbindung zu knüpfen, und es zeigte sich an diesem Schütteln.«*

Matthew interpretiert hier ihre non-verbale Kommunikation – das Schütteln des Taktstocks im Kontext anderer Aspekte ihres Verhaltens –, um zu einer neuen Einsicht zu kommen, einer Perspektive, die das ungewöhnliche Schütteln von einem Zeichen der Angst und des Rückzugs in einen Ruf nach Dialog umdeutet. Die Musik, die dabei entsteht, ist keine Musik, die ihre Bewegungen spiegelt, sondern stattdessen diese Bewegungen in einen flüssigeren, verbindenden Stil musikalischer Kommunikation zu übersetzen versucht. Matthew fährt fort in diesem Interview, über die Natur des Spiegelns und des Übersetzens nachzudenken: *»Spiegeln ist, wenn ... okay, wenn jemand etwas tut, das anders ist, weißt du, eine andere Seite von sich zeigt. Und dann, ja, ist Spiegeln ein großes Ding, eine große Chance, zu verstärken, was jemand macht. Übersetzen ist eine Technik, wenn jemand in einem Wiederholungskreislauf festsitzt oder wenn es nicht sinnvoll ist, in diesem Wiederholungskreislauf durch Verstärkung zu fixieren (...) Es geht um Raum, glaube ich, oder? Wenn du also spiegelst und sagst, das bedeutet Raum schaffen für jemanden, um sich besser ausdrücken zu können oder etwas Neues auszudrücken, [dann musst du auch überlegen], ob dein Spiegeln jemanden [in seiner Situation] festhält (...) Vielleicht ist das eine gute Art, darauf zu blicken, ob es nämlich mehr Raum schafft für Betroffene, sich besser ausdrücken zu können.«* Hier ist das Vorgehen von den dahinter liegenden Ziel bestimmt: Ausdrucksfähigkeit in der Kommunikation herzustellen. Während des gesamten Projekts werden Musiker und Pflegeteam fortfahren, Rebeccas Kommunikation immer wieder zu interpretieren.

Brian reflektiert einen Vorgang aus der fünften Sitzung, bei dem Rebecca eingeladen wird zu dirigieren, und die Möglichkeiten, die sich für die Musiker daraus ergeben: *»Ich hatte während der Auswertungssitzung den Eindruck, dass da eine feine Einsicht kam, ob wir ihrem Takt folgen sollten, ihr folgen sollten, weißt du. Sie wurde sehr intensiv, was vielleicht der musikalische Ausdruck dieser Intensität sein mag und manchmal passiert, und es wurde ein lautes Musikstück, weil es ausgedrückt wurde in ihrer Intensität, aber gab ihr das eine Befreiung oder nicht?«* Es ist vielleicht dieses ›Lesen‹, das die Musiker – und besonders Matthew – in die Lage versetzt, sich mutig genug zu fühlen, in der sechsten Sitzung einen anderen Typus von Dialog mit Rebecca zu erfinden, wie dies bereits im Abschnitt über die Kernkategorie ›Identität‹ untersucht wurde[44]. In dieser Episode schlägt Rebecca ein tiefes Metallophon und beginnt einen Dialog mit Matthews Gesang im Stil eines jüdischen Kantors – eine Interaktion, in der Rebeccas Intensität und Ärger ein Ausdrucksmedium gegeben wird.

In einigen Fällen treffen die Musiker Leitungsentscheidungen, in denen sie versuchen, die Kommunikationssituationen neu zu definieren. Nach Fionas Einschätzung müssen *»niedrige Energie, Traurigkeit und Leid, die man im Kreis aufnimmt, validiert werden«*, weil es *»Vertrauen aufbaut«*, zugleich besteht aber manchmal die Notwendigkeit, *»sie [niedrige Energie etc.] auch herauszunehmen«*. Sie spricht in der Auswertungssitzung von ihrer Entscheidung in der fünften Sitzung, *»sich wirklich darum zu bemühen – es ist nicht immer leicht, gegen den Strom zu schwimmen, aber es muss zur rechten Zeit geschehen«*. ›Gegen den Strom schwimmen‹ kann eine Herausforderung des Status quo sein, freilich, dies ›zur rechten Zeit‹ war eine von den Musikern getroffene bewusste Entscheidung bezogen auf die Reflexion der vorangegangenen Sitzungen und mit dem Gefühl, dass ein gewisses Maß an Vertrauen in den Beziehungen erreicht worden ist.

Ergänzend wurde die Fähigkeit zu bestimmen, welche Art von Vorgehen das angemessene ist, ganz stark durch die Natur der Gruppe vorgegeben. Fiona sagt: *»Wir hatten diesen Satz, dass die Musik der ›Spiegel‹ oder sogar ›Hammer‹*[45] *sei – mit Rücksicht auf das, was wir gelegentlich gefühlt und gesehen haben und was wir dann zu einem anderen Zeitpunkt zu durchtrennen und zu brechen versuchen würden. Ich glaube, wir waren irgendwie immer in der Mitte, indem wir diesen sehr fragilen Drahtseilakt zu bewältigen versuchten, gelegentlich zur einen oder zur anderen Seite schwankend, aber man durfte weder in die eine noch die andere Richtung zu weit gehen. [Die Demenzpatienten] konnten damit nicht um-*

44 Vgl. oben, S. 74ff.

45 *Spiegeln* und *Hammer* sind Techniken der angewandten musikalischen Improvisation (vgl. oben *Kapitel 2*, S. 43ff).

gehen. Ich denke, es musste irgenwo in der Mitte sein.« Fiona reflektiert weiter, wenn sie über die Leitungsentscheidung, eine gezieltere und konzentriertere Energie einzuführen, in der fünften Sitzung schreibt: *»Ich denke, dass wir uns in den vorhergehenden Wochen des fragilen Zustands vieler Patienten sehr bewusst waren und dass es ein großes Bedürfnis gab, eine Musik zu kreieren, die reflektierte, wie die Patienten sich selbst fühlten – oder sogar half, sie zu stärken. Ich glaube, das war richtig und nötig. Allerdings ist das Problem dabei, dass du als Musiker blockiert werden kannst beim Zurückspiegeln der Atmosphäre und bei der Suche der angemessenen Musik, dass – in einer Gruppe mit niedriger Energie – plötzlich keine Energie mehr da ist. Es ist wichtig, im richtigen Moment eine Musik zu spielen, die anders ist und ›die Atmosphäre aufbricht‹, besonders wenn ein Gruppengefühl aufgebaut werden soll. Wir versuchten das wirklich in der fünften Sitzung, und ich fühlte tatsächlich, dass in der Art, wie die Gruppe während der Sitzung miteinander umging, ein wirklicher Durchbruch zustande kam. Stellenweise hatte ich den Eindruck, dass [die Demenzpatienten] durch unsere Energie und unsere musikalischen Überzeugungen mitgerissen wurden, und dass dies in vieler Hinsicht ein neues Gefühl von Leben und Freiheit in der gesamten Gruppe aufkommen ließ. Auch als Musiker ist es fantastisch, hier und da die Freiheit und das Serlbstvertrauen zu haben, sich spontan für etwas zu entscheiden! Häufig fühlt man sich in diesen Sitzungen unsicher und als ob man über Eierschalen liefe. Aber Momente von musikalischer Freiheit und Klarheit als Team zu haben, gibt dir Zeit, dich als Gruppe neu zu ordnen und eine Bindung zu finden.«*

Fiona fühlt, dass dieses kommunikative Vorgehen für die Musiker befreiend ist und ihre Leitungsfunktion und künstlerische Kreativität bestärkt und sicherer macht. Dieser Ansatz gibt den Musikern die Chance, besser miteinander zu kommunizieren und die vorhandenen Dynamiken in den Beziehungen neu auszubalancieren – in einem [neuen] Kontext, in dem alle Teilnehmer, die Musiker eingeschlossen, wirklich gleich sind. In diesem, auf neue Weise emanzipierten Stadium geben sich die Musiker selbst die Erlaubnis, mit jedermann wahrhaftig auf Augenhöhe zu kommunizieren, indem sie ihre künstlerische Identität, ihr ›Selbst‹, einschließen, und zwar jenseits ihrer Leitungsfunktion und formellen Verantwortlichkeiten. Das verändert die kommunikative Atmosphäre in ein Ambiente, wo Musiker das Selbstvertrauen entwickeln können, sowohl reaktionsfähig als auch entscheidungsfähig in ihrer Leitungsfunktion zu sein und ohne ihr eigenes Bedürfnis nach Kommunikation in der Gruppe zu gefährden.

Gelegentlich können Differenzen bei der Interpretation zu einem Auseindergehen in der Praxis führen. Dieser Konflikt kann seinen Ursprung in verschiedenen Erwartungen haben, was die Funktion und Anwendung von Musik und musikalischen Aktivitäten ganz allgemein betrifft: etwa die Entscheidung rund um die Frage nach der ›richtigen Zeit‹, auf eine bestimmte Weise zu spielen, einen besonderen Rahmen zu nutzen, Instrumente auszugeben, eine konzentrierte Interaktion in der Gruppe, eine ausdrückliche Aktion der Gesamtgruppe, solche Beispiele für Divergenzen könnten vorkommen. Auch Missverständnisse in der Kommunikation sind nicht selten, meistens in der Frühphase des Projekts, wenn die Flüchtigkeit des ›Unbekannten‹ sich mit einem gewachsenen und höchst reaktionsfähigen kommunikativen Vorgehen mischt und Beziehungen noch in einem Entwicklungsstadium sind. Missverständnisse können zwischen Musikern und Pflegeteam auftreten, wenn sie in Begriffe fassen, was Leitung im spezifischen Kontext des Projekts bedeutet. Z.B. in der dritten Sitzung, in der Pflegende und Musiker eine Situation, in der Matthew Instrumente ausgibt, völlig anders interpretieren. Matthew beschreibt die Konsequenzen dieses Konflikts in einem Interview: *»Was ich eigentlich bewirken wollte, war, fortzufahren [mit dem Stück] als Gesangsstück und wollte Hannah eine Rolle darin geben. Und es wurde vom Rest des Teams, genauer vom Pflegeteam, verstanden als ein Signal, Instrumente an alle auszugeben. Ich versuchte irgendwie ... es hatte ja begonnen, bevor ich wirklich irgendetwas tun konnte, und die einzige Person, die nahe bei mir war und die ich bat, nicht [die Instrumente zu verteilen], war Rachel. Und in der Auswertungssitzung wurde offensichtlich, dass sie sich schrecklich gefühlt hatte bei meiner Reaktion. Dass sie das Falsche getan hätte und dass sie nicht verstanden hätte, warum die Instrumente nicht hätten ausgegeben werden sollen, und dass Diallo und Anne doch nicht gestoppt worden wären; und es war wirklich unangenehm und schwierig.«*

In dieser Episode werden Matthews implizite Intentionen unabsichtlich durchkreuzt, und dann wird seine explizite Leitungsfunktion missverstanden. Dies führt indessen zu einer kommunikativen Situation, in der Lernen stattfinden kann: Rachel bringt die Geschichte mit Matthew zur Sprache und das gibt der Gruppe die Chance, über ›reflektives‹ und ›reflexives‹ Planen zu reden und damit einen Prozess wechselseitigen Verstehens der Motivationen und Verletzbarkeiten des jeweils anderen zu beginnen und Wege zu finden, die kommunikative Klarheit in der Praxis sicherstellen.

Außerdem kann Missverständnis auch zwischen Musikern vorkommen, wenn das Gefühl entsteht, aneinander vorbeizureden. Matthew erklärt, dass diese Art von Missverständnis vor allem in der ersten Sitzung vorkam: *»Ich fühlte, dass wir sehr oft aneinander vorbei gespielt haben und dass wir uns gegenseitig irritierten. Ich glaube nicht, dass wir in Bezug auf das, was wir in der ersten Sitzung erreichen wollten, irgendwie gegeneinander gearbeitet haben, aber wir kammen musikalisch einfach nicht zusammen, wie wir es eigentlich hätten tun können.«* In dieser ersten Sitzung wird von Matthew die gesamte musikalische Kommunikation als unentschieden, ohne Zusammenhalt und ›weitschweifend‹

beschrieben, auch ohne klare Anfänge und Schlüsse und eine Vielfalt der musikalischen Sprache. Wie Fiona feststellt: »*Die erste Sitzung eines Projekts ist immer entmutigend und voll von Unbekanntem, und diese Sitzung war keine Ausnahme.*« In dieser kommunikativen Atmosphäre ist geradezu der Boden bereitet für spezifische Fälle von Missverständnissen, z.B. wenn Fiona einen vorgeblichen musikalischen Fingerzeig von Matthew aufnimmt und ihn als Hinweis auf das letzte Rahmenstück interpretiert, oder ein anderer Fall, wo sich Anneliese musikalisch aus einem Stück zurückzieht, möglicherweise, um ›Raum‹ zu geben, oder wenn Matthew die Chance des Stücks zu wachsen ganz anders deutet: »*Da war eine Zeit, in der ein Stück, das wir spielten, von einem ganz langsamen, träumerischen Stück zu einem Stück überging, das plötzlich Fahrt aufnahm. Und ich sagte: ›Ja, toll, toll!‹ Deshalb bin ich direkt dazu gekommen, und ich denke, Anneliese begann damit, indem sie etwas auf der Harfe spielte, das dem Stück Bewegung verlieh. Und als ich dann anfing zu spielen, hörte sie auf. Und mir ging es so: ›Nein!‹ Ich war dabei fortzufahren. Ich hätte gleichsam die Führung übernehmen können, und die Gruppe wäre gefolgt. Aber sie hatte es offensichtlich völlig anders interpretiert. Als ich dazukamm, zog sie sich zurück und gab mir den Raum.*«

Im Laufe der Wochen, als die Beziehungen – musikalische und soziale Beziehungen – sich zu entwickeln und zu wachsen anfangen, beginnt auch das Verständnis von Interpretationen sich in ein gemeinsames Verstehen zu verwandeln, unterstützt durch individuelle und Gruppenreflexionen. Obwohl über die Projektlaufzeit hinweg Rätsel, wie etwa Hannah, ungelöst bleiben und noch Meinungsverschiedenheiten da sind, die die einzelnen Individuen der Kommunikationsweise von anderen zuschreiben, stärken die anhaltenden Reflexionen das entstehende Netzwerk von Beziehungen, das aus wechselseitigem Engagement in gemeinsam geteilten Erfahrungen hervorgegangen ist. Es sind diese Erfahrungen – ›reflektive‹ und ›reflexive‹[46] –, die das Wissen über die Identität jedes Individuums vertieft, Lernprozesse bei den Kommunikations- und Partizipationsstilen angeregt und die Entstehung einer größeren Übereinstimmung der Interpretationen bewirkt haben.

Neuinterpretation setzt voraus, dass sowohl auf individueller als auch auf Gruppenebene ein Lernprozess stattgefunden hat. Ein Beispiel: Im frühen Projektstadium führten Interpretationen von Rebecca sowohl bei den Musikern wie beim Pflegeteam zu Angst und Vorsicht. Rebecca wird gezeichnet als

46 Die Unterscheidung von *reflektiven* (durch intellektuell-analytische Evaluation charakterisierten) und *reflexiven* (durch lange, intensive Praxis erworbenen, zum ›impliziten Wissen‹ gewordenen, aber spontan verfügbaren) *Erfahrungen* stammt aus musikwissenschaftlichen Diskussionen und wird weiter unten noch einmal explizit aufgenommen.

›die Einsame‹, voll von ›Wut und Groll‹. Im Lauf der Zeit jedoch, so scheint es zumindest, entsteht über Beobachtungen und Erzählungen aus erster Hand das Gefühl einer engeren Beziehung zu Rebecca. Die Neubewertung ihrer Kommunikation führt zur Neuinterpretation ihrer Teilnahmeaktivitäten und noch viel wichtiger zu einem größeren Verständnis, ja, fast einer Liebe zu der Frau hinter der Demenz. Das Image von Rebecca verändert sich im Bewusstsein und in den Herzen der Musiker und der Pflegenden, und mit dem Image ändern sich auch die Beziehungen: aus Angst wird Liebe, aus Vorsicht Akzeptanz, und Missverständnis wird zur Anerkennung. Wenn wir mehr über andere lernen, lernen wir auch mehr über uns selbst, über unsere eigenen Ängste, irrigen Meinungen und über unsere Chancen, als Lerner zu wachsen und uns zu verändern.

3. Die Kernkategorie »Partizipation«

In der Analyse der Kernkategorie »Kommunikation« wurde die Qualität und Form von verbaler und non-verbaler Sprache zum entscheidenden Faktor bestimmt, um eine einladende Atmosphäre für Kommunikation zu schaffen. Die Fähigkeit für andere, Bedeutungen interpretativ aus Sprache zu gewinnen, wurde erhöht durch den kompetenten Gebrauch musikalischer Rahmen, durch die Nutzung von Raum und Tempo und durch die Qualität der Sprache bei den Musikern. Kommunikation wurde definiert als ein Dialog-Zyklus, der die Interpretation der Kommunikation von anderen einschließt, ihnen eine Bedeutung zuschreibt und in eine sich daraus ergebende Aktion überführt. Diese Kreation eines Dialogs, bei dem jede Person durch eine Reihe von kommunikativen Interaktionen in einem Gruppenkontext Kontakte wahrnimmt, kann als *Partizipation* betrachtet werden.

Die Idee der Zugehörigkeit zu einer Gruppe ist das zentrale Thema, das diesem Unterkapitel über Partizipation zugrunde liegt. Die Bedeutung der Zugehörigkeit macht plausibel, dass wir kommunizieren und immer zugleich an einem sozialen Kontext teilhaben. Um dazuzugehören, muss man sich sicher fühlen, in der Lage sein, frei zu agieren, Dinge zu erkunden, ohne beurteilt zu werden, jenseits von Gefahren eine spielerische Einstellung einzunehmen. Um dazuzugehören, müssen wir uns auch willkommen und als Mitglied einer Gruppe respektiert fühlen – mit einer einzigartigen Rolle und Stimme, wo Eigentum und Leitungsfunktionen geteilt werden. Zu wissen, ob wir zu einer Gruppe gehören oder nicht, ist etwas, was wir intuitiv spüren und auf emotionaler Ebene fühlen. Wir wissen nicht nur, wie es sich anfühlt dazuzugehören, sondern auch, wie wichtig es ist, um unserer eigenen Identität und unseres Selbstwerts willen. Schließlich soll in dieser Analyse der Partizipation der Einfluss der sozialen und physikalischen Umwelt auf individuelle und Gruppen-Partizipation untersucht werden.

Partizipationsmodi

Wir sind alle einzigartig – einzigartig in der Art, wie unsere Erfahrungen unsere Wahrnehmungen der anderen, unserer Umwelt und auch unserer selbst formen. Deshalb ist der Modus, in dem wir partizipieren, eine Reflexion unseres einzigartigen und gleichwohl sich immer wieder wandelnden Selbst, der Bedeutung, die wir sozialen Situationen zuschreiben, und der Idee, welche Rolle wir spielen könnten in diesen Situationen. Wir beobachten eine Vielzahl von Partizipationsmodi, die in den untersuchten Sitzungen zum Tragen kommen. Manchmal entscheiden sich Teilnehmer, ›aktiv zu partizipieren‹ und übernehmen eine aktive und sichtbare Rolle, die dann die daran anschließenden Aktionen der Menschen um sie herum massiv beeinflusst. Manchmal übernehmen sie eher Rollen im Hintergrund, aktiv zuhörend und vollständig engagiert – obwohl es für andere nicht unbedingt offensichtlich ist, für die sie vielleicht nur ›passiv aufmerksam‹ erscheinen. Manchmal scheinen Teilnehmer sogar vollständig ausgeschert zu sein, wenn sie sich ›am Rand‹ aufhalten, oder durch Unterbrechung des Kontakts zum aktuellen Ereignis, häufig aufgrund des Einflusses der Demenz.

In der Analyse zur Kommunikation wurde die Relevanz von Deutungskompetenz beim Verstehen der Kommunikation und Partizipation einer Person angesprochen. Diese Fähigkeit schließt ein Verständnis der verschiedenen individuellen Partizipationsmodi ein, die während einer Sitzung auftreten können. Aber auch die Tatsache, dass Pflegende und Musiker unterschiedliche Sichtweisen bezüglich der Aussagekraft oder Tiefe der Teilnahmepraxis von Demenzpatienten haben, wurde untersucht. Die Interpretation der Bedeutung der Partizipation einer Person setzt spezifische Fertigkeiten voraus, besonders die Deutung partizipativen Verhaltens einer Person mit Demenz, das hier und da unklar und gebrochen erscheinen mag. Zeichen aktiver Teilnahme können subtil sein, besonders bei den Demenzpatienten. Das kann an ihrer physischen Gesundheit und Stärke liegen oder auch eine Reaktion auf Medikamente sein, die die Betroffenen nehmen.

Matthew kommt auf Abigail in der dritten Sitzung zu sprechen: *»Ich denke an Abigail, die die Augen geschlossen hatte und eine Hand sehr ruhig bewegte, so als passe es zum Takt. Das nahm ich damals wahr, und ich dachte: ›Ja!‹ Weißt du,* *sie schläft gar nicht, und sie ist ganz verbunden mit dem, was passiert, und sie freut sich darüber.«* Es ist möglich, die Feinheit von Abigails Engagement nicht wahrzunehmen. Sie mag ganz und gar weggetreten erscheinen oder nur passiv aufmerksam. Aber subtile Zeichen wie dieses könnten auch auf ein hohes Maß an Teilnahme deuten – jedenfalls für Menschen mit Demenz. Fiona kommentiert dieselbe Episode: *»Abigail schlief während der meisten Zeit der Sitzung. Es gab hier und da Momente einer stillen Interaktion zwischen Diallo, einem Mitglied des Pflegeteams, und ihr, aber tatsächlich fühlte es sich richtig an, sie einfach so sein zu lassen. Ich weiß, dass einige von den Pflegern sich über sie ärgerten und über andre ruhigeren Patienten, aber es fühlte sich wirklich okay an.«* Hier akzeptiert und wertschätzt sie Abigails Teilnahmeniveau und bestätigt zugleich die sensible, subtile und unterstützende Aktion von Diallo. Fiona reflektiert ferner, warum dieser Typ von Partizipation für Abigail sinnvoll erscheint: *»Am Ende der Sitzung sagte [Abigail] einfach: ›Ich bin eingeschlafen ... Es war die Musik, die das bewirkte. Es war sehr beruhigend. Es tat mir gut.‹«* Indem sie Demenzpatienten in den Stand setzt ›einfach so zu sein‹, kann Musik eine inklusive Plattform darstellen, auf der sehr verschiedene gültige Arten von Partizipation sich präsentieren können: ob aktiv oder passiv, randständig oder zentral.

Arrangement des Raumes

Das Motiv des ›Raumes‹ wiederholt sich bei Partizipation. In der Analyse der Kommunikation wurde Raum begrifflich untersucht. Hier ist er in einem sehr körperlichen Sinn bedeutsam. Der wichtigste Aspekt bezogen auf den körperlichen Raum ist die Herstellung einer physischen Umwelt, die direkt zur Partizipation überleitet, und zwar eine, in der Sicherheit im Mittelpunkt steht. Um den ›sicheren Raum‹ zu schaffen, ist sowohl ein Verständnis notwendig, wie eine physische Umwelt eine soziale Umwelt beeinflussen kann, als auch die Entwicklung von Lösungen, jegliche Tatbestände zu mildern, die Kommunikation und Partizipation gefährden. Durch das Einbeziehen von Beobachtungen, Reflexionen der Beteiligten und Interviewmaterial sehen wir, dass der existente physische Raum durch Verstärkung struktureller Aspekte der physischen Umwelt sowie der Entwicklung veränderter Perspektiven auf die Natur dieser Umwelt teilweise angepasst werden kann.

Einen passenden Ort zu finden, wo der Workshop stattfindet, ist ein Schlüsselproblem, das auf die Entwicklung eines ›sicheren‹ Teilnahme-Umfeldes erheblichen Einfluss hat. Probleme mögen mit dem Design zu tun haben, mit dem Ort an und für sich und sinnlichen Aspekten des Raums. Viele Variablen spielen eine Rolle, wenn eine physische Umwelt entstehen soll, die dann noch angepasst und sorgfältig vorbereitet werden muss, um ihr Potenzial als einladender Raum für Kommunikation und Partizipation bereitstellen zu können. Das schafft dann eine Voraussetzung für Lernen und Kreativität durch Überprüfung und Ausprobieren von Variablen, wie Fiona nach der zweiten Sitzung beschreibt: *»Die praktische Organisation einer Sitzung ist ein wirklich wichtiger Teil dieser Arbeit, und diese Sitzung half mir, den Unterschied zu sehen, den es machen kann. Es ist so wichtig so viele Wege wie möglich zu finden, diesen sicheren Raum aufzubauen und kreative Ideen zu haben, wie das geschehen kann, auch wenn du die Grundstruktur des Raums, in dem du arbeitest, nicht ändern kannst.«* Fiona schreibt weiter, wie ein Lärmproblem, das von einer Klimaanlage verursacht wurde, dazu beitrug, eine Umwelt zu schaffen, die Kommunikation und Partizipation förderte: *»Wir experimentierten mit dem Abschalten der Klimaanlage, sodass der Raum ruhiger war. Als dies funktionierte, machte das tatsächlich einen großen Unterschied. Die Musik war das einzige Geräusch, und dies half, die Demenzpatienten in die Situation ›hineinzuziehen‹ und uns als Musikerteam, so viel leichter in den Kreis hineinzuhören.«* Hier wird die Bedeutung der Arbeit in einer Atmosphäre der Ruhe, die akustische Stille und die Abwesenheit von Nebengeräuschen einschließt, betont, weil sie Kommunikation und Gelegenheiten zur Partizipation fördert.

Matthew beschreibt, wie der Raum des Workshops und seine traditionelle Nutzung als Durchgangsbereich den Zusammenhalt der Kommunikation der Musiker während der Vorbereitung beeinträchtigte. Und er denkt dabei an seine Erfahrung während der Vorbereitungsstunde vor der dritten Sitzung: *»Der Raum hat dieses Büro, das irgendwie Teil des Raumes ist und es den Leuten [auch während der Vorbereitung] noch ermöglicht, rein oder raus zu gehen, Dinge zu holen und hin- und herzuwuseln, und ich finde das extrem störend (...) Diese Art von Raum fühlt sich für uns nicht sicher und geschützt an in dieser ersten Stunde, echt, und ich denke, das färbt auf das Spielen ab. Wenn du gestört wirst ..., Ich habe versucht zu hören, was Fiona gespielt hat, um darauf zu antworten. Und ich konnte sehen, da wo ich saß, war ein Spiegel, der reflektierte das Büro hinter mir. So konnte ich in meinem Augenwinkel sehen, dass dieses Hin und Her weiterging und Leute Akten brachten und alles Mögliche. Und vielleicht sollte ich irgendwo anders sitzen, damit ich das nicht sehen kann oder irgendetwas unternehmen, um davon nicht verletzt zu werden. Aber die kleinsten Dinge werden stören, denke ich.«* Diese Bemerkungen zeigen auch, dass es für die Musiker extrem wichtig ist, während der Vorbereitungsstunde fokussiert arbeiten zu können, und in dieser Zeit sind Ruhe, Konzentration und Sicherheit wichtige Faktoren.

Für Matthew erscheint es unmöglich, musikalisch und sozial zu kommunizieren, wenn man gestört wird, obwohl er darauf Bezug nimmt als ein Stadium des Bewusstseins, das überwunden werden kann durch einen Perspektivwechsel im Blick auf die eigene Erfahrung. Matthew sieht diese Ambivalenz, wenn er sagt: *»Es ist beinahe so, als ob solche Dinge irgendwie eine Entschulding dafür sind, nichts mit den Musikern zu tun zu haben. Vielleicht waren wir zu fixiert darauf, dass der Raum klar sein sollte dadada und Leute nicht reinkommen sollten und so. Also wenn das passiert, denken wir, wir können nicht anständig proben, während wir es tatsächlich konnten. Aber deine eigene Frustration bringt dich irgendwie dazu, doch in der Lage zu sein, dich auf die anderen zu konzentrieren und wirlich zu spielen.«*

Freilich, in der Realität kann sich dieses Gefühl des Gestörtseins auf die Kommunikation und Partizipation der Musiker in der Sitzung übertragen. Die Musiker müssen damit umzugehen lernen, indem sie vergangene Frustrationen ›einklammern‹ und den Glauben an die Fähigkeit der anderen zu kommunizieren an diese Stelle setzen, wie Anneliese nach der dritten Sitzung schreibt: *»Ich habe mich vor der Sitzung nicht sehr inspiriert und frei gefühlt zu spielen. War ich müde? Der Raum (...) fühlte sich nicht sehr persönlich an. Es gibt keine Tür, die man schließen könnte, und wir fühlten uns nie allein. Obwohl ich das sage, hatte ich irgendwie Vertrauen, dass uns in der Sitzung einige gute Ideen einfallen würden. Dies ist ein Zeichen unseres gegenseitigen Verstehens und des Wissens, dass wir gut zusammen spielen könnten.«*

Wenn wir diese verschiednen Statements interpretieren, scheint es auch für die Musiker von zentraler Bedeutung zu sein, ein Gefühl von Sicherheit zu haben, um an der Sitzung wirkungsvoll teilzunehmen und Kontakt aufzubauen. Wenn sie sich unwohl fühlen in ihrem physischen Umfeld, wird sich das auf ihre eigene Erfahrung der Sitzung übertragen, möglicherweise sogar auf ihre kommunikativen Fähigkeiten. Allerdings, wenn es ihnen dagegen gelingt, eine Haltung von Vertrauen zu entwickeln und sich von Ängsten und Frustration freizumachen, dann können sie diese schlechten Gefühle überwinden.

Jenseits der Variablen, die einen speziellen Ort und das Design von Räumen grundsätzlich bestimmen, kann die physische Gestaltung in einem Raum eine wichtige einladende Botschaft geben. Die Stühle sind in einem Kreis aufgestellt und schaffen einen expliziten Bezug zum ›Mandala‹, einem sowohl hinduistischen wie buddhistischen Symbol von Gleichheit und Einheitlichkeit. Die Musiker unterstreichen diese Kreatürlichkeit des Kreises durch Aktivitäten in den Sitzungen, z.B. das Willkommenslied, das reihum gesungen wird, oder die Instrumentenweitergabe, die im Kreis erfolgt. Dieser Kreis wird von den Musikern angeboten, um sich gegenseitig zu sehen und sich eingeladen zu fühlen: Da gibt es weiche Hotelhallenstühle mit Kissen, so positioniert, dass es intim bleibt und nie überfüllt wirkt, einen Grad an Komfort bietet und die Möglichkeit körperlicher Interaktion für Patienten und Pflegende während der Sitzung.

Der Mittelpunkt des Kreises besteht aus kleinen, niedrigen Tischen, die auf attraktive Weise mit Instrumenten belegt sind und eine Art Fokus bieten, der die Teilnehmer zu Aktionen anregt. In Beobachtungen während der Vorbereitungsstunde ist es möglich, die große Sorgfalt wahrzunehmen, mit der die Musiker das Arrangement von praktischen und sinnlichen Elementen vornehmen.

> *Aus den Feldnotizen:* »Die Aufmerksamkeit wendet sich wieder dem physischen Arrangement zu. Fiona sagt: ›*Wir brauchen eine Art Mittelstück*‹ für die Instrumententische. Anneliese bewegt die Instrumententische, sodass sie zentraler im Kreis stehen, und Matthew prüft, ob rund um die Tische auch ein Zugang für Rollstühle möglich ist.«

Die sinnlichen Aspekte eines Raumes einzuschätzen, kann oft ein Schlüsselindikator beim Verstehen möglicher Barrieren für die Teilnahme sein. Oft kommt diese Einschätzung auf intuitive Weise zustande. Der Workshop-Bereich im Emanuel-Zeffert-Haus war ein Mehrzweck-Bereich mit Empfangs- und Küchenfunktionen. Obwohl er – was die Möblierung, die Farben, die Beleuchtung und andere Elemente betraf – sehr warm und einladend wirkte, schien er weniger brauchbar für einen Kontext musikalischer Gruppenaktivitäten, wie Fiona nach der ersten Sitzung schreibt: *»Es fiel schwer, sofort zu wissen, wie der Raum genutzt werden könnte. Es war ein weiter, offen geplanter Raum, der zunächst wie ein unglaublich großer Raum wirkte, den man nutzen konnte, aber in der Mitte der Sitzung wurde ich tatsächlich unsicher. Es war extrem schwierig, ›Gemeinschaft‹ und ein Gefühl der Gruppenintimität herzustellen, und es war auch kaum möglich, quer durch den Kreis Dinge zu hören.«* Nach der zweiten Sitzung – mit der Veränderung, die sich durch die Akzeptanz des Raumes und mit Hilfe einer faltbaren Abschirmung durchgesetzt hatte – bemerkt Fiona: *»In der letzten Woche machte es der große, offene, leere Raum sehr schwer, ein Gefühl von Gruppe und Gemeinschaft aufzubauen. Es fühlte sich auch nicht sehr persönlich an, und wenn wir diese Arbeit tun, finden wir, dass es immer notwendig ist, ein Sicherheitsgefühl zu erzeugen, einen ruhigen Raum in dem Heim, damit die Leute gern hineingehen. Natürlich kann Musik diesen Raum schaffen, aber ein eigentlicher Raum, der dem nahekommt, ist immer wirklich hilfreich. Brian hat einige Trennwände aufgestellt, die den großen Raum teilen, fast in verschiedene Sektionen gliedern, und das hat wirklich geholfen, einen persönlichen Raum zu schaffen. Es fühlte sich intimer an und war ein Raum, in den die Patienten buchstäblich ›hineinkommen‹ konnten.«* Fiona bejaht eine ganzheitliche Sicht des Raums, indem sie sowohl physische als auch sinnliche Aspekte anspricht: Ein Gefühl von Sicherheit, Intimität und Konzentration wurde erreicht.

Sitzarrangements. Die räumliche Gestaltung des Sitzens kann Teilnahme beeinflussen. So liegt es nahe, dass die ›soziale‹ Gestaltung der Sitzordnung sogar eien größeren Einfluss auf partizipatorische Aktivitäten hat. Die Musiker schaffen gleichsam ›von Hand‹ ein Sitz-Szenario, um Kommunikation anzuregen, entstehende Bindungen zu fördern und die Entwicklung eines Gefühls der Zugehörigkeit zur Gruppe zu unterstützen. In einem Gespräch diskutieren Anneliese und Fiona die Stabilisierungsfunktion des Sitzens – dass nämlich ein Ambiente, das Kommunikation und Partizipation fördern will, sowohl buchstäblich als auch metaphorisch *›gebaut‹* werden muss:

> Anneliese: *»Es gibt immer neue Herausforderungen mit dem Sitzen und den Versuch, dass es leichter zu einem Ergebnis kommt.«*
> Fiona: *»Ich denke einfach, ob … ich bin es, die jetzt laut denkt, Außenverarbeitung. Ich denke, dass das Heim noch längst nicht zur Ruhe gekommen ist, hat einen wahnsinnigen Einfluss auf das Gefühl und die Notwendigkeit, den Leuten Halt zu geben (…) Wir sind nicht in etwas hineingekommen, was schon etabliert ist. Wir haben kommen müssen und dieser Halt sein – in jeder Hinsicht –, und zwar in präsenterer Weise, als wir es jemals mussten.«*

Zu wissen, dass man einen Platz in einer Gruppe hat, kann helfen, ein Gefühl von Vertrauen in den Status zu entwickeln, den man in der Gruppe besitzt. Fiona hat den Eindruck, dass dies für alle Teilnehmer relevant ist, auch für das Pflegeteam. Sie schreibt nach der zweiten Sitzung: *»Mir war bewusst, wie wichtig es für die Pflegenden ist, sich sicher zu fühlen. Ein Mitglied wollte wissen, wo sie sitzen sollte, und war ein bisschen unsicher, wo sie sich selbst hinbegeben sollte. Normalerweise kennzeichnen wir die Stühle der Patienten, aber nicht die Plätze der Pflegerinnen, nur um flexibel zu sein. Aber bei dieser Gelegenheit, spürte ich wirklich, dass es gut sein würde, den Pflegenden zu helfen, sich sicher zu fühlen und zu wissen, wo sie sitzen. Dieses Mitglied des Pflegeteams war vorher noch nie in dem Kreis gewesen, und ich spürte wirkliche Angst an diesem Punkt. Es hilft tatsächlich, wenn die Leute wissen, da ist ein Platz speziell für sie (und hilft uns als Musikerteam, den best möglichen Kreis zu haben, der auf das Verhalten und die Bedürnisse der Demenzpatienten eingeht).«* Fiona stellt hier fest, dass ein Gefühl für den Platz [den man einnimt] dem Pflegeteam helfen kann, ein Gefühl für Sicherheit und Zugehörigkeit zu entwickeln und zumal für die Pflegenden außerdem Gelegenheiten schafft, die Patienten in ihrer Teilnahme zu unterstützen und in diesem Prozess Bindungen entstehen zu lassen.

Sorgfältige Beobachtungen der Gruppe können zu Diskussionen über zukünftige Pläne der Sitzarrangements führen. Diese Diskussion zwischen den Musikern während der Vorbereitungsstunde in der dritten Woche des Projekts beleuchtet einige der Gründe, die hinter den Sitzarrangements stehen – geleitet durch neu entstehende Perspektiven:

Aus den Feldnotizen: »Um 10.15 Uhr diskutieren die Musiker über die Demenzpatienten und, wo sie hingesetzt werden sollen, um ihr Potenzial auszuschöpfen und ihre Präferenzen zu berücksichtigen. Z.B. sollte Sarah neben einen Musiker gesetzt werden, Esther sollte dahin gesetzt werden, wo sie leicht herausgehen kann, wenn sie den Kreis verlassen möchte, vielleicht flankiert an beiden Seiten von einem Musiker und einer Pflegeperson, die *›optimale Chance für sie zu bleiben‹*. Gabriella wird von Fiona identifiziert als diejenige, die *›toll war neben [Matthew]‹*, obwohl er leicht abgeneigt zu sein scheint, neben ihr zu sitzen, weil sie *›eine Menge Hilfe braucht – und zwar ständig‹*. Rachel wird genannt als eine möglicherweise gute Hilfsquelle für Rebecca, und die Musiker planen, sie nebeneinander zu setzen. Deborah erscheint, und die Musiker beraten sich mit ihr über einige von ihren Ideen zum Sitzplan.«

Dieses Beispiel zeigt, dass Individuen, die vielleicht einen höheren Grad an kommunikativer Unterstützung benötigen, möglicherweise zwischen sowohl eine Pflegeperson als auch einen Musiker gesetzt werden könnten, obgleich das sorgfältig durchdacht werden muss, weil es Einfluss auf die Musiker und deren Möglichkeit haben könnte, während der Sitzung ihre Rollen zu spielen. Es berücksichtigt auch die Auswirkung musikalischer Kommunikation und die Nähe zu den primären Quellen der Produktion – die Musiker selbst – als eine mögliche ›Betriebs-‹Strategie. Ferner ermöglichen Sitzarrangements aktives Handeln: Zugang zum Kreis für solche, die zunächst nur am Rande teilnehmen wollen, und zwar in einem wörtlichen und übertragenen Sinn, auch um die Wirkung möglicher Irritationen auf jene im Kern der Aktion ein wenig zu dämpfen.

Große Sorgfalt legt man darauf, persönliches Sitzen zu entwerfen, das auf eine Weise arrangiert ist, die einladend sein soll. Allerdings sehen wir in dem Projekt, dass es einen Einfluss auf die Kontinuität der Aktivitäten haben kann, wenn der optimale Gebrauch des physischen Raums beeinträchtigt ist, wenn auch manchmal durch zufällige Bedingungen. Z.B. kann einer leerer Stuhl im Kreis den Fortgang der Aktivitäten unterbrechen und zu einem Gefühl der Unvollkommenheit im Kreis führen. Ein Beispiel, bei dem dies deutlich wurde, ist das Wegbleiben Esthers von der Gruppe. Gewöhnlich schließt sich Esther nur ganz am Anfang einer Sitzung der Gruppe an und hinterlässt, wenn überhaupt, ein handfestes Zeichen ihrer Abwesenheit, einen leeren Stuhl. Im folgenden Beispiel aus der zweiten Sitzung beschreibt Matthew die Wirkung, die Esthers Abwesenheit in einer ohnedies schon komplizierten Situation verursacht: *»Es gab ein Chaos mit den Stühlen, und die Stühle, die für die Beobachter vorgesehen waren, wurden in den Kreis gezerrt. Wir hatten so einen Extra-Stuhl, und das hieß, dass die Leute im Kreis nicht gleich verteilt waren, wie wir das geplant hatten. Und als Esther den Raum verließ, gab es zwei Sitze mit einer großen Lücke zwischen Rosamund und Anneliese.«* In späteren Wochen war die Lösung, die die Musiker gefunden hatten, einen Stuhl in den Kreis zu bringen, wenn

Esther sich entschieden hatte, im Kreis dabeizusein, und ihn herauszunehmen, wenn sie ging. Freilich, in dieser Sitzung führte das Chaos mit den Stühlen zu einem ›Zusammenbruch‹ der Teilnahmeaktivitäten, wie er in den Feldnotizen beschrieben wird:

> *Aus den Feldnotizen:* »Als die Instrumente zu Anneliese kommen, muss sie aufstehen und zu Rosamund hinübergehen. Rosamund hat ihre Augen geschlossen, aber sie scheint nicht zu schlafen. Anneliese versucht eine Weile, Rosamunds Aufmerksamkeit zu bekommen, indem sie das Instrument sanft auf ihrem Schoß schüttelt und sagt: *›Ich habe einen kleinen Shaker hier‹*, aber Rosamund öffnet nicht ihre Augen. Anneliese sagt: *›Würde es dir was ausmachen, ihn für mich weiterzugeben?‹* and Matthew wiederholt sie: *›Würde es dir was ausmachen, es zu mir weiterzugeben?‹ … ›Kannst du es nehmen, Rosamund? Kann du es von Anneliese nehmen?‹* und noch einmal sanfter: *›Kannst du es nehmen, von Anneliese?‹* Am Ende fragt Matthew: *›Soll ich es [von Anneliese] nehmen?‹*«

Anneliese gibt dann den Shaker an Matthew weiter, damit die Aktivität weitergehen kann. Die Musiker beharren auf der Aktivität, weil sich eine mehr formalisierte Struktur und ein Song entwickeln. Eine subtile, aber sehr bemerkenswerte Veränderung in Rosamunds Kommunikation und Partizipation beginnt sich abzuzeichnen – möglich geworden durch die Beharrlichkeit und die sachte Überredung in der Kommunikation von Anneliese:

> *Aus den Feldnotizen:* »Anneliese und Matthew scheinen es immer noch schwierig zu finden, Rosamund aktiv miteinzubeziehen. Sie verbringt nach wie vor die meiste Zeit mit geschlossenen Augen, obwohl Anneliese wiederholt und mit großer Sensibilität ihre Aufmerksamkeit sehr sanft über eine lange Zeit während der Aktivität auf sich zu ziehen versucht, indem sie nahe bei Rosamund spielt, sie sacht berührt und sie verbal anregt. Später im Stück bewegt sich Rosamund und öffnet ihre Augen und sieht Matthew für erstaunlich lange Zeit beim Trommeln zu. Als Anneliese kommt und wieder zu Rosamund Kontakt aufnimmt, schaut Rosamund zu Anneliese, obwohl sie immer noch unentschlossen ist, ein Instrument zu nehmen.«

Wir können hier beobachten, dass Rosamund – obwohl sie offensichtlich noch nicht auf die Art teilnehmen möchte, wie andere das tun – sich vorsichtig in den Prozess einzugliedern beginnt. Anneliese schreibt über die Herausforderung zu kontinuierlicher Aktivität, die diese physische Barriere schafft, und dass Nähe, Beharrlichkeit und Wiederholung beim Kontaktherstellen von zentraler Bedeutung waren, Rosamunds Teilnahmebereitschaft zu beeinflussen: *»Dies war eine große Herausforderung, die Tatsache war nun da, dass zwei leere Stühle ›überbrückt‹ werden mussten (ein Extra-Stuhl kam durch einen Fehler in den Kreis) und [Rosamunds] Weigerung teilzunehmen … Wir blieben dran, und ich hatte den Eindruck, das zahlte sich aus.«*

Instrumente. In Ergänzung zur Vorbereitung einer inklusiven Umwelt über die Aufmerksamkeit für den Einfluss des physischen Raumes ist es wichtig, die verfügbaren Ressourcen in einer Sitzung zu berücksichtigen. Es ist auch von Bedeutung, über den Zugang zu Musikinstrumenten nachzudenken, die Chancen für sinnvolle musikalische Teilnahme eröffnen und die Fähigkeiten der Teilnehmer im Auge behalten. Die Musiker sind sowohl bei der Planung wie in den Auswertungssitzungen regelmäßig in weiträumige Diskussionen über die Eignung von Instrumenten verwickelt, die musikalische Teilnahme möglich machen. Die Diskussionen beziehen sich oft auf die physischen Techniken, ein Instrument zu spielen, wie man es in einer Vorbereitungsszene beobachten kann:

> *Aus den Feldnotizen:* »Deborah und Anneliese probieren akribisch die Handpercussion-Instrumente aus und diskutieren: ›*Welche Art von Schlägel passt am besten zur Gato-Trommel*[47]*? Wird es noch funktionieren, wenn ein Patient in einem komfortablen Stuhl sitzt?*‹«

Wir sehen hier auch, dass akustischen Qualitäten und das musikalische Potenzial, das den Instrumenten innewohnt, für die Musiker von fundamentaler Bedeutung sind. Die Instrumente müssen schön klingen und hörbar sein. Dieser Typ von Diskussion wird wiederholt und ausgeweitet in der Auswertungssitzung zur fünften Session – allerdings mit einer spezifischeren Auswertung des konkreten Spiels für die Demenzpatientin Jessica:

> *Aus den Feldnotizen:* »Die Musiker stimmen darin überein, dass die Gato-Trommel-Schlägel härter sein müssen. Sie waren zu weich und konnten den Klang nicht nach außen bringen, besonders wenn Patienten wie Jessica die Schlägel wie einen Bleistift halten, und Schlägel brauchen eine gewisse Schwere, um zu funktionieren. Es gab auch ein Einverständnis darüber, dass Instrumente mit Schlagwerkzeugen für Jessica nicht sinnvoll sind, und dass für sie andere Instrumente ausgesucht werden sollten.«

In diesem Beispiel erkunden die Musiker, welcher Typus von Instrument Jessica wirklich eine hörbare ›Stimme‹ gibt und was sie bequem spielen kann. Dabei treffen sie gemeinsam geteilte Entscheidungen, wie künftige Möglichkeiten mit Instrumenten entwickelt werden könnten. Weiterhin beobachten wir auch Lernprozesse bezüglich der Präferenzen für Instrumente bei den Demenzpatienten, die während des Projektverlaufs deutlich werden. Dieses Lernen entwickelt sich auf der Basis von Beobachtungen und kritischen Prüfungen. Große Sorgfalt wird darauf verwandt, das ›richtige‹ Instrument für einen Patienten während einer Sitzung zu finden. Es sollte ausgewählt werden nach einer Bera-

---

47 Vgl. erneut die ausführliche Darstellung der benutzten Instrumente in *Anhang 2*.

tung *mit* dem Patienten und nicht *für* den Patienten. Es gibt außerdem große Anerkennung, wenn ein Instrument ein starkes Medium für einen [musikalischen] Ausdruck zu sein scheint. In der folgenden musikalischen Interaktion scheint Anneliese durch Beratung, Modellieren und Beobachtung nach dem besten Instrument für Hannah zu suchen:

> *Aus den Feldnotizen:* »Anneliese erklärt Hannah den Eier-Shaker. Später, als Hannah eine afrikanische Rassel (*ankle rattle*[48]) hat, schüttelt sie die kräftig vor ihr. Hannah klopft auf ihr Knie, während Matthew trommelt. Bald danach, als jede/r ein Instrument hat, spielt Anneliese auf einem Tamburin sanft auf Hannahs Schoß. Hannah versucht das Tamburin zu spielen, aber Anneliese registriert, dass es unbequem erscheint und deutet Hannah an, dass es ziemlich schwer aussieht. Sie möchte ihr ein anderes Instrument geben und ersetzt das Tamburin durch eine Caxixi[49], nachdem sie mit Hannah geklärt hat, dass sie diese spielen will. Hannah spielt durchaus im Takt. Als das Stück ein wenig freier und struktureller wird, schüttelt Hannah stark an verschiedenen Punkten, wo sich Räume für musikalische Einwürfe ergeben, und Anneliese korrespondiert musikalisch mit ihr. Hannah scheint aufmerksam hinzuhören. Sie reagiert auch auf Rebeccas Trommeln auf der Djembé, indem sie ein musikalisches Echo auf der Caxixi spielt.«

Manchmal mögen sich die Instrumente nicht für alle Teilnehmer eignen, z.B. der Hand Chime[50], der – um einen Ton zu erzeugen – eine Bewegung aus dem Handgelenk voraussetzt, die nun einen angehängten Schlägel in Gang setzt, der den Chime Bar in Schwingungen versetzt. Es kann ein visuell bemerkenswertes und akustisch hintergründiges Instrument sein, wenn es angemessen gespielt wird, für einige Patienten könnte es jedoch Probleme schaffen, so Brian: *»Es sit eine Sache des Handgelenks (...) Ich glaube, das ist ziemlich schwer zu spielen für [unsere] Leute.«* Neben den offensichtlichen physischen Barrieren, die hier genannt sind, denkt Brian auch an die Abfolge von Prozessen, die das Spielen eines Instruments voraussetzt – Prozessen, die eine Person mit Demenz vieleicht zu schwer findet, um ihnen zu folgen: *»Der Hand Chime. Ich habe immer ein Problem damit, und ich spüre immer, dass auch die Patienten ein Problem damit haben (...) Ich denke, es braucht schon ziemlich viel Übung, das zu spielen. Ich denke, du musst wissen, worum es eigentlich geht.«* Hier bestätigt er auch die kognitiven Fähigkeiten, die notwendig sind, um das Instrument zu spielen. Er fährt fort: *»Ich meine, da ist dieses Ding mit der Demenz. Manche Betroffene können gar nicht wissen, was etwas Bestimmtes tatsächlich ist. Sie nehmen es wahr, aber sie wissen nichts damit anzufangen (...) Und der Grund ist, dass viele Patienten Probleme im Scheitellappen entwickeln, der für Wissen und Wissen,*

---

48 Vgl. erneut die ausführliche Darstellung der benutzten Instrumente in *Anhang 2*.

49 Vgl. S. 133.

50 Vgl. S. 80.

wozu man was braucht, zuständig ist. Und ich sehe oft, das spielt eine Rolle.« Durch gemeinsame Nutzung und Weiterentwicklung dieses Wissens über zentrale kognitive Probleme, denen Menschen mit Demenz ausgesetzt sind, demonstriert Brian einmal mehr seine entscheidende Rolle beim Einfluss auf das Lernen und die Praxis von Teilnahmechancen [von Menschen, die mit Demenz leben].

Übergänge: Öffnungssituationen

Für die Musiker ist der erste Übergang, den sie erleben, der vom normalen Leben in den Arbeitskontext, wo sie ihre individuellen Wünsche und Frustrationen loslassen müssen und in einem Team zu arbeiten beginnen – persönlich und professionell. Wie bereits zuvor untersucht, kann die physische Umwelt einen Einfluss auf die Fähigkeit der Musiker haben, sich in der Vorbereitungsstunde aufeinander einzustellen und zu kommunizieren und macht es zu einer Basisaufgabe, während dieser Übergangsphase intensive Kommunikation zu praktizieren – jenseits aller Hindernisse, die sich in den Weg stellen könnten:

> Anneliese: *»Auch wenn wir uns treffen in der Stunde davor, das ist auch eine Chance, auf eine Art zusammenzukommen, wo wir kein Programm haben. Denn ich fühle, das ist ein ganz anderes Spielen. Ich weiß nicht, ob du das anders fühlst.«*
> Matthew: *»Ja, es ist wirklich anders.«*
> Anneliese: *»Aber für mich ist es ganz anders, und für mich ist es wirklich wichtig, diese Zeit zu haben, und manchmal wird sie verkürzt, weil es Probleme gibt und sie [die Demenzpatienten] nicht kommen. Jemand ist krank, und deshalb geht so viel Zeit verloren, und du hast diese Teambildung noch nicht gemacht. Das kann ziemlich heikel werden, wenn du direkt reingehst, denn – wie wir das auch bei unserem letzten Meeting kommentiert haben – diese Abstimmung, diese Teambildung ist ganz entscheidend. Du kannst aus der Praxis rausfallen, wenn du es nicht machst, weißt du? Wenn du es immer machst, ist's leichter.«*

Dieses Kommunikationsniveau, wo sie sich als verbunden und zusammenwirkend empfinden, verlangt eine spezifische Geisteshaltung mit einer Tiefe und Intensität der Bindung, die eine Idee von Selbstvertrauen und Freiheit in die Kommunikation und Partizipation bringen kann. In vorangegangenen Fallkonstellationen, die in dieser Analyse früher beschrieben wurden, konnten Müdigkeitsgefühle und Konzentrationsschwäche als Hindernisse bei der Herstellung von Bindungen identifiziert werden. Durch den Aufbau solcher Bindungen sind die Musiker in der Lage, sich selbst als Musiker zu ›erden‹ und den Übergang in die Sitzung zu überbrücken, wie dies Matthew nach der zweiten Sitzung nachempfindet: *»Wir hatten eine gute Zeit zusammen von zehn bis elf als Team. Es fühlte sich wirklich gut an. Wir spielten ganz oft das Thema* *zusammen und internalisierten es, betteten es ein [in unsere Improvisationen], sodass wir uns alle wirklich gut fühlten damit, was die Woche zuvor nicht der Fall gewesen war. Und ich denke, das half uns, uns geerdeter und verbundener zu fühlen.«* In vieler Hinsicht ist diese musikalische Vorbereitung wie eine Kleiderprobe für die Workshop-Sitzung. Im ersten Teil des Projekts neigten die Musiker dazu, starke musikalische Rahmenkompositionen zu entwickeln, in denen das ›Spiel herrschte‹. Prozesse und Sprache wurden diskutiert und erkundet für spätere Anwendung. Später, als sich das Projekt entwickelte, wandelte sich diese Erkundung in eine freiere musikalische Kommunikation, oft auf eine parallele Entwicklung in der Sitzung reagierend, wo eine ungebundenere Atmosphäre der gesamten Kommunikation und Partizipation sich zu entfalten begann.

Im Blick auf das Verstehen der Typen von Übergängen, die Demenzpatienten vor einer Sitzung erleben mögen, ist es wichtig, einmal mehr über die Natur von Demenz nachzudenken, weil sie die Kommunikation und Teilnahme von jedem in der Gemeinschaft beeinflusst. Wie wir in der Analyse der Kommunikations-Kategorie untersucht haben, kann die Interpretation [von Situationen] für eine Person mit Demenz zunehmend schwerer werden und sogar oft zu einem Gefühl von Verstörung und Angst führen, wenn die Bedeutung einer beabsichtigten ›Botschaft‹ nicht länger klar empfangen wird. Anhaltende Kommunikation mit einer Person mit Demenz kann ebenso schwierig werden, weil sie aus dem Bewusstsein hinaus- und wieder hineingleiten. Übergänge sind ein normaler Teil des Alltagslebens, freilich, für eine Person, die mit Demenz lebt, sind sie eine Herausforderung. Im Versuch, der Umgebung um sie herum einen Sinn zu geben, kann Veränderung, besonders abrupter Wechsel, direkten Einfluss auf ihr Wohlbefinden und ihre Kommunikation nehmen. Die Gründe für Veränderungen um sie herum sind vielleicht nicht so offensichtlich und mögen Verzweiflung, Irritation und Frustration erzeugen – alles Gründe, die zu einem ›Zusammenbruch‹ jeglicher Teilnahme führen können, wo dann eine zunächst gefühlte ›Bindung‹ verloren gegangen, zerbrochen und unwiederbringlich zu sein scheint. Brian betont, wie der Übergang von der täglichen Frühstücksroutine zur Sitzung Gabriellas Wohlbefinden direkt beeinträchtigt: *»Gabriella ist eine von den Heimbewohnern, die neu ist in dieser Einheit und deshalb einen starken Riss [in ihrem Heimaufenthalt] erlebt. Sie hat ihr Frühstück nicht sofort, wie sie es in ihrem eigenen Aufenthaltsraum haben würde. Sie ist einem anderen Aufenthaltsraum zugeordnet und nimmt das Frühstück in diesem Milieu ein. Und nun kommt sie zurück [zu ihrer Einheit für die Sitzung]. Als ich sie zuerst traf, konnte ich sehen, dass sie ganz zufrieden und glücklich in einem guten Ambiente (...) Als ich nun zurückging [um sie zur Sitzung zu begleiten], unmittelbar bevor Music for Life begann, fühlte es sich an, ganz wie ein Wie-*

dereindringen in ihren Raum, und sie fand es schwierig, gefragt zu werden, ob sie von dort wieder herkommen wolle, und zwar hin zu dem anderen Aufenthaltsraum. Und tatsächlich, weil ich nun die Person war, die sie in ihrem Rollstuhl begleitete, bekam ich einen Eindruck davon, wie angsterregend der Raum sein kann, wenn man durch diese Türen und Korridore geschoben wird und nicht die geringste Kontrolle darüber hat, wo es hingeht. Und das ist die Erfahrung, mit der sie in die Gruppe kam. Und offensichtlich tat ich mein Bestes, mit Gabriella zu kommunizieren und sie zu beruhigen, aber ich könnte erzählen, dass da verschiedene Punkte auf dem Weg waren, wo sie es möglicherweise ziemlich schwierig fand wegen der Türen, wegen anderer Leute, die uns entgegenkamen, und dann wegen dem wuseligen Ambiente, als wir in den Raum fuhren.«

Die Ankunft der Patienten ist eine heikle Zeit, in der Konfusion und Angst regieren können, worauf auch das vorangegangene Beispiel Brians anspielt, der Gabriella den Korridor hinunterschiebt. Dies ist eine Erzählung über die mögliche Erfahrung einer Person in einem Raum, in dem acht Demenzpatienten und fünf Pflegepersonen ankommen werden. Es gibt ein Potenzial für eine große Diversität von Erfahrungen und Bedürfnissen von Menschen, die in den Bereich des Workshops eintreten, von denen jeder auf seine Weise Dinge umsetzen kann, wie Brian vorschlägt: *»Vielleicht will eine Patientin irgendwo hingehen und nach ihrer Tochter sehen, eine andere Patientin sieht nach ihrer Mutter, wieder eine andere muss zur Toilette, unmittelbar bevor das Projekt beginnt, ein anders Mitglied des Pflegeteams wird weggerufen, um jemendem zu helfen, der nicht zur Gruppe gehört und nicht warten kann. Es sit herausfordernd, es ist sehr herausfordernd.«*

Diese Herausforderungen summieren sich alle, um einen einzigartigen Kontext für Partizipation vor der Sitzung zu schaffen, womit man sich in der Tat intensiv befassen muss, um alle in eine Atmosphäre zu bringen, die Kommunikation und Pertizipation fördert. Pflegeteam und Musiker müssen in der Lage sein, den Demenzpatienten auf sensible Weise durch diese Übergangsprobleme zu helfen – ein Weg, der eine Wendung von einer erschreckenden und albtraumartigen Passage zu einer friedvollen, positiven Reise nehmen kann. Die folgende Beobachtung unmittelbar vor der vierten Sitzung gibt einen starken, beinahe sinnlichen Eindruck, wie verschiedene Demenzpatienten mit dem Übergang in die Sitzung fertig werden und wie die Musiker und das Pflegeteam mit ihnen umgehen, um die Wirkung des Übergangs abzumildern und den Weg vom Heimalltag in die Musik-Session zu überbrücken:

> *Aus den Feldnotizen:* »Man kann Sarah bereits im Korridor hören, und sie ruft ›*Mammi*‹. Als sie hineingeschoben wird, ruft sie erneut ›*Mammi*‹ und schüttelt ihre Hände. Gabriella sagt: ›*Ich fühle mich krank*‹, und beginnt wiederholt zu zählen. Matthew geht zu Sarah, als sie von ihrem Rollstuhl hineingebracht worden ist, und

verbringt ein wenig Zeit, mit ihr zu plaudern. Dabei berührt er die Harfe, um sie zu beruhigen. Anneliese sitzt still bei Jessica, sanft auf ihr Handgelenk klopfend, bis Hannah hereinkommt. Während Hannah in einen Stuhl gesetzt wird, geht Anneliese zu ihrem Stuhl zurück und spielt leise ihre Harfe. Sie spielt auch für Sarah, die den Kopf in ihren Händen hält. Sarah ist offensichtlich bekümmert und ruft immer wieder ›*Mammi*‹. Deborah und Matthew stellen fest, dass die Farbe von Gabriellas Bluse wunderschön ist – sie reagiert mit einem warmen, offenen Lächeln und erscheint zufrieden. Als die anderen Heimbewohner und Pflegepersonen hineinkommen, sagt Esther zu Harry, dass sie wieder gehen wolle. Er erklärt, dass ›*wir dich sehr gern hier haben wollen, damit du zuhören kannst ... Wir haben ein paar Jobs für dich, die getan werden müssen*‹, und sie hat Interesse: ›*Ah, was ist es?*‹ Sie setzt sich wieder hin, ist interessiert und scheint sofort wieder richtig auf ihrem Stuhl Platz zu nehmen. Harry erklärt Esther, dass sie ›*in ungefähr einer Stunde*‹ gehen könne und motiviert sie, seine Flöte zu inspizieren. Esther entschuldigt sich vielfach bei Harry, warum sie gehen müsse – sie erwähnt etwa: Cousinen besuchen, ihre Mutter sehen, ›*Mami zu helfen*‹ –, was Harry zu dementieren versucht. Sie fragt Harry, ob er mit ihr kommen wolle, aber Harry antwortet, dass er hier noch ein wenig bleiben will und fragt sie, warum auch sie nicht noch ein bisschen bleiben wolle, weil doch so viele Dinge zu tun seien. ›*Ja, ich könnte gehen ... Ich könnte helfen*‹. Matthew beobachtet das und bringt sofort ein Metallophon für sie, und Anneliese beginnt die Eröffnungsmelodie, die sich nahtlos an ihr sanftes Spiel anschließt, das die zuletzt Ankommenden begleitet hat.«

Wir sehen hier, dass die Ankunft der Demenzpatienten so gestaltet ist, dass eine angenehme Interaktion mit den Musikern und dem Pflegeteam möglich wird und genügend Zeit bleibt, die Patienten von ihren Rollstühlen auf Stühle zu setzen und es ihnen bequem zu machen – eine Willkommensphase, in der sich die Teilnehmer auf den neuen sozialen Kontext einstellen können. Die Musiker und die Pflegeleute gewinnen ebenfalls Zeit, um die anstehende Erfahrung für die Patienten zu rahmen, indem sie ankündigen, dass Musik auf sie wartet, indem sie die Aufmerksamkeit auf Instrumente und Musiker richten und durch den Beginn einer zarten, beruhigenden Hintergrundmusik. Brian kommentiert die Bemühungen der Musiker: »*Ich hatte den Eindruck beim Beginn heute, als die Patienten eigentlich wie immer hereinkamen, dass viel Mühe, eine Menge durchdachter Vorbereitung hier hineingeflossen war, bevor die Patienten kamen. Ich war nicht anwesend gewesen bei den Vorbereitungen der Musiker, aber es war mir klar, dass sie unter sich genau wussten, wie sie die Leute empfangen wollten, und dass sie irgendwie einen Plan für sich selber hatten. Sie arbeiteten extrem flexibel in dieser Situation, um alles zu tun und zu versuchen, dass jede Person sich sicher und willkomen fühlte.*« Brian erkennt hier an, dass Reflexion die Musiker in die Lage versetzte, einen flexiblen, individualisierten Plan zur Inklusion zu entwerfen, um die Teilnahme aller verbessern zu helfen.

Die Qualität von Kommunikation, die unterlegt wird durch aufrichtige Wärme, durch echtes Lob und durch Bestätigung, hilft, die Übergangssituation für Demenzpatienten entspannter zu gestalten und ein soziales Umfeld zu schaffen, zu dem die Patienten gehören. Um dies zu erreichen, ist es lebensnotwendig, dass eine Atmosphäre von großer Ruhe und Sensibilität für das innere Tempo der Ankommenden entstehen kann. Brian reflektiert nach der zweiten Sitzung, dass es in Wirklichkeit durchaus nicht so einfach ist, diese Atmosphäre zu kultivieren: *»Ich denke, das hat mit einem Gefühl für die Atmosphäre in der Gruppe zu tun ... Das fühlte sich am Anfang alles so hektisch an (...) Deshalb glaube ich, dass wir unser Bestes tun können, um es zu managen, aber ich denke, es ist tatsächlich ganz schwer. In einer idealen Situation würde es wundervoll sein, wenn Patienten in eine ruhige und entspannte Atmosphäre kommen könnten, wo die Musik spielte und sie sich ruhig niederlassen könnten. Ich glaube aber, in der Realität ist es nicht so leicht, das herzustellen.«* Fiona kann die Schwierigkeit, dies zu erreichen, nachvollziehen, besonders im Kontext eines neuen Heimes: *»Die Ankunftsphase in diesem Heim ist sehr chaotisch, weil die Patienten aus verschiedenen Etagen und Abteilungen des Heims kommen. Das Heim hat außerdem den gesamten Zeitplan verändert, um das Projekt zu beherbergen, und das hat reale Rückwirkungen auf das Pflegeteam und die Patienten.«* Sie fährt fort: *»Sarah war sehr verstört in dieser Situation. Letzte Woche war sie die ganze Zeit in guter Verfassung, aber da war sie früher gekommen und hatte mehr Eins-zu-eins-Aufmersamkeit, bevor die Sitzung anfing. Wir haben überlegt, ob wir versuchen sollten, dies zu wiederholen, und ob es ihr helfen würde, sich sicherer zu fühlen. Aber die Logistik des Heims macht es vielleicht unmöglich, diese Idee zu realisieren. Das Pflegeteam ist schon jetzt unter extremem Druck.«* Fiona macht hier deutlich, dass ein massives Gefühl von Chaos und Unsicherheit während des Übergangs in die Sitzung zumal für Sarah der maßgebliche Anlass war, aktive Teilnahme in der Sitzung zu verweigern. Damit bietet sie durchaus eine theoretische Einsicht in die Möglichkeit, wie diese Praxis in Zukunft verbessert werden könnte.

Während des gesamten Projektes, und besonders in den frühen Stadien, wurden Diskussionen über die Organisation des Ankommens unmittelbar vor der Sitzung – gewöhnlich ein Zeitraum von zehn Minuten – zum immer wiederkehrenden Thema zwischen Musikern und Pflegeteam. Einige Lösungsversuche werden identifiziert: z.B. Möglichkeiten für diejenigen zu schaffen, die die Tendenz haben, rasch wieder zu gehen, indem sie erst dann kommen, wenn die Gruppe schon da ist und die Atmosphäre sich beruhigt hat. Das gilt für einzelne wie für Rebecca und Esther. Früher zu kommen ist für andere sowohl individuell als auch für die Gruppe günstiger, z.B. für solche, die längere Zeit brauchen, um sich bequem zu fühlen, wie etwa Sarah, oder für solche, die für positiven sozialen Einfluss sorgen, wie Hannah. Im Laufe der Zeit scheint sich eine gewisse Effektivität, aber auch Gelassenheit beim Ankommen etabliert zu haben, und ein darauf bezogenes Gefühl von Entspanntheit und sogar Freude beginnt, sich während des Übergangs auszubreiten. Was das körperliche Engagement angeht, arbeiten Musiker und Pflegeteam sehr kooperativ in dieser Zeit und sorgen dafür, dass die Patienten sich wohlfühlen. Oft findet dies auf rein praktischer Ebene statt, motiviert durch den Wunsch, jemandes Integration und Engagement in der Gruppe zu fördern und entsteht im Zuge einer Fülle von sinnlichen Kommunikationsaktivitäten. Ein Beispiel ist Rosamunds Ankunft und Übergang in der siebten Sitzung. Fiona und Diallo arbeiten zusammen in dieser Sitzung, um Rosamunds körperliches Wohlbefinden sicherzustellen:

> *Aus den Feldnotizen:* »Fiona sitzt bei Rosamund und hält ihre Hand. Diallo kommt dazu und hilft, Rosamund zu ihrem Stuhl zu bringen. Fiona fragt nach einem Kissen für Rosamund, um es ihr bequem zu machen, was [Diallo] auch bringt. Rosamund setzt sich hin, schließt ihre Augen und sieht friedlich aus.«

Auf musikalischer Ebene hat das Rahmenstück die Funktion, von einem sozialen Raum in einen musikalischen Raum überzuleiten und dabei eine Umgebung von Verunsicherung hin zur Ruhe zu verändern, wie Fiona beschreibt: *»In dieser Arbeit habe ich oft erlebt, dass die Zeit und die Atmosphäre des Ankommens den Weg, den die Sitzung nimmt, regelrecht diktiert, oder zumindest zum allgemeinen Gefühl in der Sitzung beiträgt. Wenn es chaotisch und gehetzt oder schwierig ist (was häufig vorkommt!), dann bedeutet das wirklich, dass wir als Musiker daran arbeiten müssen, im Eröffnungsstück dieses Gefühl von Ruhe herzustellen. Wir hatten darüber vorher gesprochen und hatten das Ziel, für unser Eröffnungsstück, sehr geerdet zu sein – ein stabiler Takt mit vielen Wiederholungen und breiten Präsentationen des Themas, was tatsächlich half, die Atmosphäre und die Patienten nach einem ziemlich chaotischen Anfang zu beruhigen.«*

Zusammenbruch der Teilnahmeaktivitäten

Manchmal kann ein ›Zusammenbruch‹ der Kommunikation und Partizipation vorkommen, wo das Gefühl des ›Fließens‹ in der Sitzung völlig verlorengeht. Die Teilnahme wird bruchstückhaft, und die Kommunikation zwischen den Teilnehmern wird unklar und schwierig. Brüche in Kommunikation und Partizipation können durch verschiedene Situationen und Faktoren verursacht werden. Die folgenden Beispiele zeigen einen solchen Zusammenbruch zwischen den Musikern während einer musikalischen Interaktion. Zwei Gründe sind ausschlaggebend: Die Musiker gehen auseinander in ihrer Führung und in ihren Aktionen, und keiner der Beiträge der Patienten ist im Zentrum der Interaktion:

> *Aus den Feldnotizen:* »Während Gabriellas ›ruhiges und sanftes‹ Stück gespielt wird, hat Gabriella den Taktstock an Rachel weitergegeben, die ihn dann an Rebecca weitergibt. Rebecca lächelt und richtet [den Baton] auf Fiona, die auf ihr intensives Winken mit dem Taktstock reagiert. Sie richtet ihn nun auch auf Anneliese, die ebenfalls reagiert. Allerdings hat Matthew nicht mitbekommen, dass Rebecca den Baton hat, weil er zu diesem Zeitpunkt sehr leise Gabriella zusingt. Es gibt also eine Spannung zwischen zwei klaren Aktivitäten, die gleichzeitig ablaufen. Die Musiker scheinen die Wahl zu treffen, mit Gabriellas Stück fortzufahren, aber Rebecca scheint von dieser Interaktion verwirrt zu sein. Zeitweise wirkt sie in ihrem wechselnden Gesichtsausdruck frustriert und ärgerlich.«

In diesem Fall hat die Weitergabe des Taktstocks an Rebecca – es ist der Dirigentenstab, ein hochrelevantes Instrument mit Autoritätsstatus – eine Situation geschaffen, in der das Stück potenziell zwei Direktoren und zwei Richtungen hat. Anneliese und Fiona sind an dieser Stelle hin- und hergerissen – unfähig, in diesem Fall die Autorität von Rebeccas Richtung zu würdigen. Nach kurzer Überlegung wird ihr klar, dass sie zu Matthew hinsingen sollte, um seine Aufmerksamkeit auf Rebecca zu konzentrieren, damit ein Weg gefunden wird, die beiden Richtungen wieder zu einer zu machen. Eine weitere Störung passiert, weil Fiona die musikalischen Signale von Matthew missdeutet, was dann zum Zusammenbruch der Kommunikation führt. Für Fiona ist der ›Kampf‹, die Kommunikation und Partizipation der Gruppe zu ›lesen‹, in Erschöpfung geendet, und ihre Fähigkeit, Matthews musikalische und non-verbale Kommunikation zu entschlüsseln ist im Moment erloschen: *»Ich fand die Sitzung so unangenehm, dass ich an einer Stelle viel zu früh das Abschlussstück eingeleitet habe, weil es sich so anfühlte, als sei es Zeit, Schluss zu machen! Tatsächlich hatten wir aber noch zwanzig Minuten zu spielen. Aber irgendwie fühlte es sich an, dass es ein solcher Krampf war und dass es so lange gedauert hatte, dass ich fand, es ist Zeit abzubrechen. Ich war überzeugt, es wäre schon zwölf Uhr, und dass Matthew den Schluss mit seiner G-Dur-Improvisation angekündigt hätte! Ich habe das niemals zuvor missinterpretiert.«*

In der Analyse der Kernkategorie ›Kommunikation‹ wurde die Beobachtung untersucht, dass die Kommunikation und Teilnahme eines Demenzpatienten in Bedrängnis die Teilnahme von anderen zerstören kann. Brian hat dies in Bezug auf die mögliche Wirkung von Sarahs Leid und ihr lautes Rufen auf andere reflektiert, ebenso wie das Beispiel von Rebeccas Empfindlichkeit gegenüber Veränderungen in der Umgebung – meistens in Bezug auf physische Signale. Früher in dieser Analyse wurde das Beispiel eines Zusammenbruchs der Teilnahme Rosamunds reflektiert, der noch vergrößert wurde durch einen physischen Faktor – in diesem Fall: das Sitzarrangement. Freilich, ein anderer Vorgang in einer späteren Sitzung beleuchtet, dass dies nicht der einzige Faktor war, der für Rosamund zu einem Zusammenbruch während der Instrumentenweitergabe führte:

> *Aus den Feldnotizen:* »Matthew sagt der Gruppe, dass es Zeit ist, die Instrumente im Kreis weiterzureichen. Anneliese schüttelt den Eier-Shaker kurz, bevor sie ihn an Sarah weitergibt, die ihn ihrerseits zügig an Samantha weitergibt. ›*Samantha hat etwas bekommen, was sie gern an dich weitergeben würde.*‹ Als Samantha Rosamund den Eier-Shaker zeigt, sagt Rosamund: ›*Ja, ich denke, das ist hübsch.*‹ Harry bestätigt: ›*Schön.*‹ Der Prozess, den Shaker weiterzugeben, scheint für Rosamund schwierig zu sein. Es ist ein langer Wechsel, als Rosamund versucht, den Eier-Shaker an Harry weiterzugeben. Sie lässt zwischenzeitlich ihr Taschentuch fallen, und Harry und Samantha sind so aufmerksam, ihr das Taschentuch zurückzugeben. Als die Aufmerksamkeit für einige Zeit – ungefähr zwanzig Sekunden – auf Rosamund ruht und sie den Eier-Shaker noch nicht weitergegeben hat, führt Matthew ein neues Instrument in den Kreis ein, die Hand Chime[51], was die Gesamtdynamik der Aktivität zu verändern schien und die Aufmerksamkeit von Rosamund wegnahm. Rosamund gab den Shaker endlich an Harry weiter.«

Diese Aufmerksamkeit auf Rosamund führt zu einem heiklen Moment für jeden, der dabei ist. Die Aktivität konzentriert sich auf Rosamunds Verständnis der Aufgabe, auf die es ankommt. Die Instrumentenweitergabe kann das Bewusstsein schaffen, tatsächlich in der Gruppe zu sein, und positive Interaktionen zwischen den Gruppenmitgliedern anregen. Allerdings, in diesem Fall scheint es Rosamunds Schwierigkeiten zu betonen, den Prozess und die damit verbundene Aufgabe überhaupt zu verstehen. Brian reflektiert den möglichen Einfluss von Rosamunds Demenz auf ihre Wahrnehmungsfähigkeit: *»Ich denke, da ist ein bestimmtes Maß an Akzeptanz der Tatsache nötig, dass diese Person Demenz hat, was eine komplizierte Bedingung ist und eine Reihe von Behinderungen einschließt. Und ich denke, wir müssen uns ein wenig klarer darüber werden, was das wirklich für Rosamund bedeutet (...) Denn für mich passieren da eine Menge Dinge: Es geht um ein Verstehen, was etwas ist, um ein Verstehen, wie etwas verwendet wird, um das schlichte Verstehen der Worte und auch um eine Art von Enthemmung.«*

Für die Musiker scheint Hannah manchmal ein Rätsel zu sein. Sie nimmt bereitwillig am Musizieren teil, allerdings erhoffen sich die Musiker ein tieferes Niveau der Teilnahme, eine tiefere Ebene musikalischer und sozialer Bindung jenseits der Beziehungen, die sie mit ihr aufgebaut haben. Wie bereits in der Analyse der Identitäts-Kategorie aufgedeckt wurde,[52] haben Musiker und

---

51 Vgl. S. 80.
52 Vgl. S. 87.

Pflegeteam Fragen gestellt über die Natur – und sogar die Gegenwart – von Hannahs Demenz während des Projekts. Das ist die komplexe, aber auch inkonsistente Weise ihrer Auseinandersetzung, wie sie sich anderen präsentiert. Manchmal kommentiert Hannah sogar ihre Unfähigkeit, bestimmte Fragen zu verstehen, die an sie gerichtet sind, eine Bewusstheit, die man bei jemandem, der verloren ist in seiner Demenz, in dieser Klarheit nicht erwarten kann. Ferner hat Hannah Sehschwierigkeiten, sie scheint außerdem Probleme mit ihrem Gehör zu haben, was sich auf widersprüchliche Weise zeigt. Manchmal kann sie hören und reagiert auf subtilste Details in der Musik, ein andermal scheint sie nicht einmal Worte zu hören, die in unmittelbarer Nähe zu ihr gesprochen wurden.

Ein berührendes Beispiel eines Zusammenbruchs der Teilnahme ereignet sich, als Matthew versucht, Hannah dazu zu bewegen, der Kreation eines Musikstücks die Richtung zu geben. Der Bruch in der Mitarbeit passiert hier in einer ausgedehnten verbalen Kommunikation. Während der Interaktion scheint Hannah von Zeit zu Zeit irritiert zu sein und bittet [Matthew], seine Fragen zu wiederholen, indem sie beispielsweise sagt: *»Du bist zu weit weg, ich kann dich nicht hören«*, und *»Ich kann dich nicht verstehen«*. Matthew versucht herauszufinden, welche Art von Musik sie liebt, indem er nach Wegen sucht, eine Musik zu spielen, die sie erreicht und die mit ihrer Identität mitschwingt, aber die Art, wie er ihr Fragen stellt, scheint zeitweise einfach zu kompliziert für sie zu sein:

Matthew: *»Hannah?«*
Hannah: *»Ja.«*
Matthew: *»Ich habe überlegt, ob wir ein Stück für dich machen könnten.«*
Hannah: *»Pardon?«* Hannahs Gehör scheint nicht in Ordnung zu sein.
Matthew: *»Ich habe gedacht, ob wir nicht ein Musikstück für dich machen könnten?«*
Hannah: *»Ja.«*
Matthew: *»Vielleicht hast du einen Komponisten, den du besonders gern hast ... oder eine Art von Musik, die du besonders gern hörst? Hast du einen Komponisten, den du liebst ... von klassischer Musik ... oder Jazz ... oder eine andere Musikrichtung?«*
Hannah: *»Ich verstehe dich nicht.«*
Matthew: *»... das ist okay ... ich habe mich gefragt, ob du Spaß hast, Musik zu hören?«*
Hannah: *»Ich mag jede Musik.«*
Matthew: *»Bist du in Konzerten gewesen?«*
Hannah: *»Ja.«*
Matthew: *»Was für eine Art von Konzerten?«*
Hannah: *»Klassische Konzerte.«*
Matthew: *»... und du hast einen Favoriten ... eine besonders geliebte Art von klassischer Musik?«*
Hannah: *»Einen Favoriten? Ja, das hatte ich, aber es ist eine Art, die ich nicht mehr erinnere.«*

Matthew: *»Könnten wir ein Stück für dich spielen?«*
Hannah: *»Hmmmm?«*
Matthew: *»Sollen wir ein Stück für dich spielen?«*
Hannah: *»Ja.«*
Matthew fragt Hannah dann, ob sie Lust hat, die Musiker zu dirigieren. Hannah stimmt dem zu. Matthew stellt ihr verbal die Musiker vor und sagt ihr, wo sie sitzen, welche Instrumente sie spielen, und bittet diese dann, für sie zu spielen:
Matthew: *»Könnte ich, kann ich ... wenn ich dir einen Taktstock, einen Dirigentenstab gebe ... und ich habe dann gedacht, du könntest uns dirigieren?«*
Hannah: *»Ja.«* Hannah nimmt den Taktstock.
Matthew: *»So, wir haben ... Harry, der ist auf der anderen Seite des Kreises.«*
Harry: *»Ich bin direkt hier drüben, Hannah.«*
Matthew: *»Du kannst seine Stimme hören, und er spielt die Flöte. Können wir das hören?«* Harry spielt die Flöte – etwas Helles. *»So, wir haben Harry dort. Und unmittelbar neben dir ist Anneliese mit der Harfe.«* Anneliese spielt. *»Ich werde mich jetzt an deine andere Seite setzen, deine rechte Seite, und ich spiele die Oboe.«*
Matthew versucht, Hannah zu erklären, dass er gern hätte, wenn sie das Stück anfängt und beendet und dass die Musiker ihr folgen werden.
Matthew: *»So, Hannah ...?«*
Hannah: *»Ja?«*
Matthew: *»Wenn wir ein Stück mit dir machen, wirst du in der Lage sein, uns zu zeigen, wann es Zeit ist, das Stück zu beginnen und wann du denkst, das Stück hat sein Ende erreicht? «*
Hannah: *»Du bist zu weit entfernt, ich kann dich nicht hören.«*
Matthew: *»Entschuldige, sorry, entschuldige ... könntest du uns dann zeigen, wann es Zeit ist, das Stück zu beginnen, und wenn du denkst, das Stück hat sein Ende erreicht – dann kannst du uns zeigen, es ist Zeit, ein Ende zu machen?«*
Hannah: *»Ich kann dich noch immer nicht verstehen.«*
Dies aufzunehmen, scheint für sie zu kompliziert, deshalb versucht Matthew, es noch einmal einfacher zu erklären:
Matthew: *»Also wenn du ... wenn du uns dirigierst, dann hast du die Führung, dann werden wir beginnen, wenn du beginnst, und wir werden aufhören, wenn du Schluss machst. Ist das okay?«*
Hannah: *»Ja.«*
Matthew: *»Okay, dann sind wir bereit.«*
Die Musiker improvisieren dann ein kurzes ›knackiges‹ Stück in f-moll. Hannah nimmt den Taktstock nach etwa einer Minute herunter, und das Stück ist zu Ende.
Matthew: *»Wie war das, Hannah? ...«*
Hannah: *»mmmm ... «*
Matthew: *»Wie war das, wie war die Musik ... war sie okay?«*
Hannah: *»Ich kann dich nicht verstehen.«*
Matthew: *»War die Musik okay?«*
Hannah: *»Ja.«*
Matthew: *»Möchtest du ein bisschen mehr davon?«*

Hannah: »*Ja.*«
Matthew: »*Okay, dann musst du aber weiter dirigieren ... möchtest du weiter dirigieren?*«
Hannah: »*Ja.*«
Matthew: »*... und vielleicht machen wir ... wenn wir uns vorstellen, auch ein paar Figuren zu machen wie diese ...*« Er hält Hannahs Hand mit dem Taktstock und lässt sie fühlen, wie sie größere Gesten machen kann. »*... du bekommst einige andere Klänge wie diese, okay? ... Du kannst experimentieren.*« Matthew führt weiter Hannahs Hand, und die Musiker spielen dazu. Hannah scheint zu verstehen. Sie beginnt, wirklich zu dirigieren, und zwar mit einer Reihe von Bewegungen, die von den vorherigen abweichen. Am Ende sagt Matthew: »*Danke, Hannh – wie war das jetzt? Hat es dir Spaß gemacht?*«
Hannah: »*Ja.*«
Matthew: »*War das eine Musik, die du hören wolltest?*«
Hannah: »*Ja, aber es ist nicht ganz die Musik, die ich wollte.*«
Matthew: »*Es ist nicht ganz, was es ist ... kannst du uns sagen, was es ist, was du hören willst?*«
Hannah: »*Na ja, ich weißt nicht genau, wie es heißt, was ich wollte.*«
Matthew: »*Wo hast du es gehört ... wo warst du, als du es hörtest?*«
Hannah: »*Mmmh?*«
Matthew: »*Kannst du dich erinnern, wo du es gehört hast ... oder wann ...? Wo hast du gelebt?*«
Hannah: »*Ich weiß nicht.*«
Matthew: »*In Deutschland?*« Sie scheint ein Anzeichen für ein ›Ja‹ zu geben. Matthew bestätigt: »*In Deutschland.*«
Hannah: »*Ja, ich bin sicher, ich hörte es in Deutschland, aber nicht nur dort.*«
Matthew: »*So ist es ein berühmtes Stück ... Was macht es mit deinen Gefühlen, dein Stück? Ist es ein fröhliches Stück ... oder ein trauriges Stück? ... Oder ein nachdenkliches Stück?*«
Hannah: »*Ich weiß nicht, wo du bist, aber du bist zu weit weg.*«
Matthew entgegnet: »*Okay, tut mir leid ... Vielleicht versuchen wir es ein andermal, sollen wir es ein andermal versuchen?*«
Hannah: »*Ja.*«
Matthew: »*Danke, Hannah ... Mir hat die Musik, die du gemacht hast, auf jeden Fall Spaß gemacht. Ich denke, es war auf jeden Fall schön, und wir versuchen es erneut ein andermal ... ja?*« – Sie nickt. »*Toll, hab' herzlichen Dank.*«

Während dieser Interaktion wird ziemlich klar, dass der Austausch sowohl Hannah als auch Matthew hier und da ziemlich betroffen und entblößt zurücklässt. Die Gruppe ist Zeuge ihrer langen, peinlichen und manchmal bruchstückhaften Unterhaltung. Es entsteht der Eindruck, dass Matthew die Fassung verliert bei Hannahs Antworten, als er sich müht, mehr über sie und ihre Musikpräferenzen herauszubekommen. Er wird weiter in einen verbalen Dialog mit ihr verwickelt, wobei er eine Menge von Strategien einsetzt, seine Fragen immer neu zu formulieren. Hier und da entlockt Matthews Fragemethode nur ein schlichtes ›Ja‹ von Hannah oder fordert sie heraus, Fakten und Wissen preiszugeben, das längst abgesunken ist. Freilich, der [völlige] Zusammenbruch wird durch das Musizieren abgewendet. Matthews gemeinsames Dirigieren mit Hannah, als er den Gebrauch des Taktstocks in einem sehr sinnlich-taktilen, non-verbalen Akt vomacht, scheint ein effektiver Weg zu sein, sie durch praktisches Musikmachen am Geschehen teilhaben zu lassen – ein Weg, bei dem sie ihre Intentionen ausdrücken und den Vorgang vollständig verstehen kann.

Zusammenbruch der Teilnahme aus der Perspektive der Musiker. Fiona betont, dass das Projekt mit ›Präsenz im Moment‹ zu tun hat und dass ein Zusammenbruch der Teilnahme in der Realität der Arbeit in diesem Kontext nicht die Ausnahme, sondern die Regel ist und es eigentlich keine ›ordentlichen Schlüsse‹ gibt. Allerdings können für die Musiker Situationen, in denen ein solcher Zusammenbruch passiert, sehr verwirrend sein. Die Musiker wählen dafür häufig die Metapher ›verloren auf dem Meer‹, was für das Fehlen von Ziel und Sicherheit steht und wo sie kaum mehr Kontrolle über die Situation haben und eine übermäßige Menge an Informationen verarbeiten müssen. In dem ersten Gruppeninterview deckt Anneliese auf, wie es in diesen Momenten möglich ist, auch den Kontakt zu den rationalen Fähigkeiten zu verlieren, wenn sie sagt: *»Du kannst sogar nicht mehr geradeaus denken.«* Der Workshop-Leiter ist wahrscheinlich besonders leicht verletzbar durch solche Gefühle. Die Erwartungen der Gruppe wiegen schwer auf seinen Schultern, weil die Führungsrolle sichtbar ist, selbst wenn nicht alle Leitungsverantwortlichkeiten tatsächlich in den Händen des Workshop-Leiters bleiben. Während er die letzte Verantwortung für den Beginn, die Entwicklung und die Aufrechterhaltung der Rahmen-Kompositionen bei der Planung und Durchführung der Sitzungen hat, haben alle Beteiligten eine gemeinsame Verantwortung, die Rahmenstücke zu unterstützen, ebenfalls zu entwickeln und aufrechtzuerhalten. In dieser Verantwortung mag der Leiter in einer Vielzahl von Rollen agieren: Perspektiven geben, koordinieren, managen, coachen, anregen, modellieren und Lücken füllen. Führungsentscheidungen und Kommunikation in dieser Rolle kann eine aufreibende Verantwortung sein und den Workshop-Leiter in eine immer angreifbare Position bringen, besonders wenn andere unterschiedliche Sichtweisen vertreten und wenn Zusammenbrüche in der Kommunikation und Teilnahme auftreten.

Matthew denkt darüber nach, wie in bestimmten Fällen Stille in der Gruppe ein Hinweis auf Kommunikationsprobleme sein kann, auch wenn sie in anderen Fällen eine Atmosphäre von Akzeptanz, Frieden und Gemeinschaft bezeichnet. Er beschreibt Stille als Ergebnis eines Zusammenbruchs der Kommunikation, eine Stille, die als ›peinliche Stille‹ beschrieben werden kann. Er reflektiert über den Moment, wenn diese Stille aufkommt: *»Da ist Panik, und dann ist da die Notwendigkeit, eine Entscheidung zu treffen, was als Nächstes passieren soll. Die Sitzung hat ihren Impuls verloren, denke ich, wenn du diese peinliche Stille spürst, was einer Art von Steckenbleiben gleichkommt, denke ich.«* Matthew sieht hier seine Rolle als entscheidend an, was sowohl den kreatioven als auch den Problem lösenden Aspekt zur Beseitigung dieser peinlichen Stille betrifft, weil er es als ein Zeichen von Versagen in seiner Verantwortung wahrnimmt, eine Sitzung zu führen und zu gestalten: *»Es kommt gewöhnlich irgendwie von einer mangelnden Balance im Verhältnis zwischen Leiter und den anderen beiden Musikern und dem Pflegeteam, denke ich. Ich als der Leiter, habe keine gute Arbeitsbeziehung zu den beiden Musikern hergestellt (...) Das ist schlimm und sollte nicht passieren ... dass da niemand ist, der eine Idee hat oder etwas ausfindig macht oder einen Einfall hat für irgendetwas. Da muss deshalb ein Mangel an Selbstvertrauen dasein, wenn all das fehlt. Wenn also so etwas passiert, dass niemand anfängt oder eine Idee hat, ist das ein Zeichen dafür, dass das Team nicht funktioniert. Ich denke. Es muss etwas passieren. Muss was passieren. Keiner fühlt sich imstande, irgendetwas auszudrücken.«*

Manchmal hat man den Eindruck von Frustration, wenn ein Zusammenbruch der Teilnahmeaktivität durch die Aktionen einer Patientin spürbar wird, die die Teilnahme einer anderen Patientin beeinflusst. Matthew beschreibt einen Moment in einer Sitzung, wo Esthers Teilnahme die von Rebecca dominiert: *»Ich hab' da gedacht: ›Halt den Mund! Halt den Mund!‹ Weißt du, es war wirklich frustrierend. Rebecca hat sich wirklich wahnsinnig angestrengt. Dann passierte etwas, und ein Teil von dir ist dadurch wirklich frustriert. Offensichtlich. Und du musst eigentlich, weißt du ... ein anderer Teil deines Gehirns hat totales Mitleid mit Esther. So, ja, wie kann man diese zwei Dinge ausbalancieren und realisieren: Die Frustration hat nichts mit ihr zu tun, sondern mit der Situation.«* In dieser Situation haben Esthers Aktionen einen wichtigen Moment der Interaktion mit Rebecca unterbrochen – gerade mit Rebecca, mit der Verbindungen immer nur vorübergehend gelingen und schwer aufzubauen sind. In der beobachteten Situation hat Matthew diesen Zusammenbruch professionell gemanagt, indem er Esther bestätigt und Rebeccas Beitrag nicht abgewertet hat – trotz seines inneren Monologs. Dieser Monolog zeigt im Übrigen, wie Matthew – obgleich frustriert in diesem Moment – in der Lage ist, jenseits seiner Hoffnungen für Rebecca eine Haltung von Mitgefühl [für Esther] einzunehmen.

Gerade in dieser Art von Momenten sind die Musiker am meisten herausgefordert, eine Idee von Kontinuität in der Brucherfahrung zu kreieren, um das Bewusstsein zu schärfen, dass eine ›heilende Lösung‹ gefunden werden muss. Um mit dem Zusammenbruch von Teilnahmeaktivitäten fertig zu werden – gleichgültig ob er nur zwischen den Musikern auftritt oder zwischen Musikern und anderen Teilnehmern –, müssen die Musiker einen Weg finden, ihren Fokus und ihre Sicherheit wiederzugewinnen. Musik bildet die Basis dieser Praxis, und es geschieht durch die Sprache der Musik, dass die Musiker während der Sitzung Teilnahme anregen und aufrechterhalten können. Mit musikalischen Mitteln, indem vorher entwickelte Rahmen-Kompositionen oder ›*musikalische Inselns*‹ bereitgestellt werden, können sie wieder anfangen, sich neu zu konzentrieren: als Musiker, als Künstler und als Menschen. Die Musiker beziehen sich auf musikalische Inseln, ein formales Konzept der Vergangenheit, als die Praxis noch in den Kinderschuhen sreckte. Musikalische Inseln bestehen aus vorbereiteten, aus dem Stegreif zu spielenden Stücken, die sie aktivieren können als eine Möglichkeit, sich als Musikerteam ›wiederzufinden‹. Auch im vorliegenden Projekt waren musikalische Inseln gegenwärtig: Rückkehr zu vertrauten und unvorbereiteten musikalischen Rahmen, mehr nach innen gerichtete Improvisationen mit einfacher, ›ursprünglicher‹ musikalischer Sprache und dem Charakter eines ›begabten‹ Stückes. Bei diesen Inseln entsteht ein im Grunde meditatives Gefühl, dass das Bewusstsein der Musiker in Bezug auf die Kommunikation mehr auf ihr eigenes kleines Trio fokussiert und weniger durch die Teilnahme von anderen beeinflusst wird.

In dem Gruppeninterview vor Beginn der Sitzungen reflektieren die Musiker über die Bedeutung, die musikalische Inseln für sie haben – eine Chance der Rettung vor den Turbulenzen der Erfahrung, ›auf dem Meer verloren zu gehen‹:

> Anneliese: »*Musikalische Inseln, die war'n gerade wichtig, wenn Sintuationen wirklich schlecht liefen. Es war wie: ›Was können wir tun?‹ Weißt du, du konntest nicht mehr geradeaus denken. Und dann wollten wir eben etwas anderes versuchen und hatten ein paar musikalische Ideen fertig, die waren unsere Inseln, sodass du irgendwie darauf zurückgreifen konntest. Es ist dieselbe Idee, du konntest zurückgehen und irgendwie wieder an Land klettern. Denn sehr oft, wenn die Dinge zäh werden, wenn dann Musik da ist, auch wenn sie vorbereitete Musik ist, kann es dann viel einfacher werden, als wenn gar keine da ist. Und du probierst und kommunizierst durch eine Sprache [die nicht ankommt], oder da ist einfach nur Stille, weißt du. Es gibt verschiedene Arten von Stille. Und wir sind schrecklich oft damit konfrontiert, weil wir alle da draußen sind, ratlos: ›Was sollen wir jetzt tun? Lasst uns auf eine Insel kommen!‹*«
> Matthew: »*Zurückklettern auf eine Insel.*«
> Fiona: »*Da ist das Rettungsboot.*«
> Anneliese: »*Aber es ist eben eine vorgestanzte Sache. Und es war diese Art von Ding, und als Gruppe waren wir eben einverstanden mit dieser vorgegebenen Sache. Und es war vielleicht nicht dieses Einleitungs- und Schlussstück, es war etwas anderes, was wir jedenfalls alle kannten, was wir alle irgendwie aus dem Ärmel schütteln konnten. Und*

selbst wenn du es manchmal eigentlich nicht brauchst, du weißt doch, es war da und war gut genug, dass du dich weniger verletzbar fühlst.«

Die Rückversicherung, ›auf die Insel klettern‹ zu können, wird hier gewonnen durch die Rückkehr zu vertrautem musikalischem Material und dem Verzicht auf ein bestimmtes Entwicklungsniveau der musikalischen Sprache. Hier, in der Kreation musikalischer Inseln, können die Musiker zueunander kommen und ihre Stimme wiederfinden, um denen ›Rettungsboote‹ zu senden, die sie am meisten brauchen.

Risikoübernahme

In der Analyse der Kernkategorien ›Identität‹ und ›Kommunikation‹ wurde Risikoübernahme als ein integraler Bestandteil des Projekts eingeführt. Auf individueller Ebene bedeutet Risikoübernahme, authentisch zu sein, sich dem Moment zu überlassen. Risikoübernahme gehört zur Kommunikation, in Bezug auf musikalische Leitung, wo das Risiko darin liegt, den Mut zu haben, auf der Basis von Interpretationen aktiv zu werden, und die Situation zu verstehen, in der es vielleicht keine klaren ›richtigen‹ Antworten gibt. Wie Matthew es ausdrückt, Aktionen in diesem Kontext zu übernehmen ist wie *»in das Unbekannte treten«* und in einen Modus des Erkundens und der Reflexivität. Fiona macht im Einzelnen deutlich, wie *»du dich immer unsicher fühlst«* und dass rund um das Treffen von Entscheidungen *»immer Fragen«* bleiben.

Dieser Akt der Risikoübernahme ist nicht nur charakteristisch für die Musiker, er ist ein fundamentaler Aspekt von Leitungsaufgaben und Kreativität und wird deshalb von allen erlebt, die am Projekt teilnehmen. Risikoübernahme schließt einen Sinn für forschendes Interesse und Neugier ein, für Freiheit und Spontaneität. Aus unterschiedlichen Gründen wird jeder aus seiner ›Komfortzone‹ gedrängt und aufgerufen, sein authentisches Selbst in die Gruppe einzubringen. Die Musiker sind die geübten Experten in Musik, die wichtigste Sprache in den Musik-Sessions, während Interaktion durch musikalische Kommunikation möglicherweise eine neue und riskante Erfahrung für Pflegeteam und Demenzpatienten ist, die sich vielleicht weniger sicher fühlen, was die grundlegenden ›Spielregen‹ angeht. Selbst für die Musiker kann Musik als das zentrale Medium der Kommunikation im Projekt eine riskante und schwer fassbare Kunstform sein. Mehr noch, auch die Musiker sind Besucher und kommen in eine etablierte Gemeinschaft, wo andere Spielregeln gelten mögen. All diese Elemente können auf die Chance, sich sicher zu fühlen, für all diejenigen Einfluss nehmen, die am Projekt beteiligt sind. Um Risiken zu übernehmen, muss man sich sicher fühlen, und deshalb ist das Konzept von Sicherheit erneut von Bedeutung. Erst mit der Sicherheit entsteht ein Gefühl von Zugehörigkeit.

Das Ziel, eine sichere, inklusive Atmosphäre für alle Teilnehmer zu fördern, scheint das Ethos von ›Music for Life‹ und das vorliegende Projekt zu untermauern und die Art und Weise zu beeinflussen, wie Betroffene in den Sitzungen kommunizieren und teilnehmen. Es ist für alle Beteiligten verpflichtend, diese Gesinnung zu fördern, wenn ein Zusammengehörigkeitsgefühl für alle erreicht werden soll. Matthew erkennt die Notwendigkeit für diese gemeinsam geteilte Vision und Zusammenarbeit an: *»Jeder versucht die ganze Zeit Dinge und kommt aus seiner Komfortzone und versucht neue Dinge, weißt du, und ist tüchtig und ist mutig, und wir erkennen das wechselseitig an. Und deshalb hilft das, weil es eine Umgebung ist, wo wir das alle tun, und es gibt ein Verständnis davon und auch eine Unterstützung.«* Er reflektiert hier, dass es entscheidend ist, dass Risikoübernahme und Verletzbarkeit in einer sicheren Umgebung ohne Vorurteile bei allen anderen Teilnehmern anerkannt werden. Durch dieses Verstehen können Vertrauen und ein Zusammengehörigkeitsgefühl sich entfalten. Um diese Atmosphäre von Verständnis und Hilfe zu erreichen, ist es wichtig, miteinander zu kommunizieren, eine gemeinsame Vision und Sprache zu finden und die Perspektive einer gemeinsam geteilten Leitung. Allerdings ist das nicht so einfach, weil jeder Betroffene verschiedene, gaz einzigartige Perspektiven, Werte, Erfahrungen und Verletzbarkeiten hat.

Weiter oben, in der Einleitung der Analyse von ›Partizipation‹, haben wir die Möglichkeit untersucht, dass verschiedene Interpretationen der Teilnahme anderer – in diesem Fall der Teilnahme von Demenzpatienten – identifiziert werden können. Während des Projekts spielten verschiedene Erwartungen in Bezug auf besondere Typen der Teilnahme von anderen in der Gruppe eine Rolle – speziell natürlich im Blick auf die Teilnahmeaktivitäten von Demenzpatienten. Solche Erwartungen können zu einer Art ›Kultur‹ führen, in der sich der Teilnahmeakt unsicher anfühlt. Hohe Erwartung an die Teilnahme von Patienten kann bedeuten, dass vielleicht ein gewisser Zwang im Blick auf aktive und sichtbare Teilnahme besteht. In der Analyse zu ›Identität‹ wurde ja untersucht, es könnte ein Gefühl von Enttäuschung auf persönlicher und professioneller Ebene entstehen, wenn Erwartungen an die Teilnahme der Patienten sich nicht erfüllen, wie Matthew sich ausdrückt: *»deren Wunsch, ein Instrument zu spielen, kann sehr viel mit unserer eigenen Vorstellung von Erfolg zu tun haben.«* Oft sind es die bemerkenswertesten, schönsten und bedeutungsvollsten Momente, wenn es eine auf einen Patienten fokussierte Interaktion in der Gruppe gibt, wo das Gefühl entsteht, dass sich authentische Identitäten begegnen und bewirken, dass eine Person mit Demenz ›aus ihrer Dunkelheit heraustritt.‹ Matthew beschreibt, wie diese Art von Momenten geschehen aus einer Situation vollständiger Emanzipation für einen Demenzpatienten, *»wo jemand sich eben irgendwie vergisst und den Kontext vergisst, wo er ist und so entrückt ist in das Musizieren mit einem Musiker, dass ein Solo oder ein Duett dabei herauskommt.«* Gewiss, Momente dieses Typs sind selten und kurzlebig und doch umso ergreifender gerade aus diesem Grund.

Matthew realisiert den hohen Grad von Risikobereitschaft bei der Führung von Demenzpatienten, die diese Art von Interaktion voraussetzt, und dass er als der Leiter vom Aufdrängen seiner eigenen Ansprüche zurücktreten muss, um eine sichere Atmosphäre zu schaffen: *»Es ist sehr entblößend, wenn Menschen das tun. Es sit sehr entblößend, sich der Öffentlichkeit zu stellen und ein Stück mit nur einem Musiker zu spielen oder Ähnliches – sehr, sehr entblößend. Und wichtig ist zu erlauben, dass gerade solche Dinge im richtigen Tempo und mit der richtigen Geschwindigkeit entstehen, statt zu massiv zu drängen, sie eben einfach kommen zu lassen.«* In seiner Rolle als Leiter muss Matthew – neben den Musikern und dem Pflegeteam – interpretieren und genau erkennen, wann jemand bereit ist, dieses Risiko zu übernehmen und gleichzeitig im Auge behalten, wie wichtig es ist, dass Menschen mit Demenz das Recht haben, auf ihre eigene Weise teilzunehmen. Matthew schreibt: *»Wirklich wichtig ist, die Leute nicht ins Rampenlicht zu drängen, bevor sie bereit dazu sind. Aber es gibt eben den Druck für die Musiker und das Pflegeteam, dass ›etwas passieren muss‹. Gerade die Pflegenden brauchen ›Evidenzbeweise‹, um sich wirklich hinter das Projekt zu stellen.«*

Positive Erfahrungen und Erzählungen von vorangegangenen ›Music for Life‹-Projekten können Erwartungen befeuern, nach Matthews Meinung besonders die des Pflegeteams. Er betont, dass dieser Druck vom ersten Anfang eines Projekts da sein kann, wenn alles neu und unbekannt ist: *»Die erste Sitzung fühlt sich wie eine Herausforderung an. Da sind Angst, ein Gefühl von Druck und das Unbekannte. Das Pflegeteam erwartet vielleicht große Dinge von den Patienten.«* Man kann spüren, dass dieses Gefühl von Druck für die Musiker und für den Workshop-Leiter unausweichlich erscheint, wie Matthew weiter konkretisiert: *»Und dann das Problem, das immer da ist: Wie oft wollen wir, dass die Patienten für uns spielen, damits wir das Gefühl haben, einen guten Job getan zu haben (...) und dass auch das Pflegeteam davon profitiert, und dass sie das Veränderungspotenzial darin erkennen. Weißt du, wir möchten, dass die Pflegenden diese großen Momente mitbekommen, und wir möchten auch für uns selbst, dass sie sich gut fühlen. Und wir wollen sicher machen, dass wir ernst nehmen, was die Demenzpatienten wollen, auch wenn wir sie anregen und selbst wenn wir sie fordern, und wollen ihnen die Chance geben, dass wirklich sie aus dem Ort [der Demenz] herauskommen und tatsächlich eine Balance finden.«* Für Matthew hat diese Balance mit Sicherheit zu tun, mit Respekt vor dem Recht der Demenzpatienten teilzunehmen in einem Modus und einem Tempo, das sich für sie sicher anfühlt, mit der Ambition, für sie Lerngelegenheiten zu schaffen, sie jedoch nie zur Risikoübernahme zu drängen, es sei denn sie geben Zeichen, dass sie bereit sind, ein Teilnahmerisiko zu übernehmen.

Mitgliedschaft

Während der Projektlaufzeit sind ›starke‹ Geschichten entstanden, die den Blick der Musiker darauf beeinflusst haben, was sinnvolle Teilnahme für die Demenzpatienten garantieren könnte. Interaktionen mit jeder Person, wie sie in der Gruppe vorkommen, schaffen auf besondere Weise neue Situationen und Tatbestände, Lernprozesse vergangener Erfahrungen und Perspektiven anzureichern, herauszufordern und neu zu gestalten. Dadurch dass sie Esther getroffen haben, lernen die Musiker, dass es möglich ist zu realisieren, dass jemand zu einer Gruppe gehören und sinnvoll an ihr teilnehmen kann, auch wenn es nur sporadisch geschieht. Esther ist der klare Fall eines Individuums, das zur Gruppe gehört, jedoch in der Peripherie verbleibt. Dies passiert of in einer sehr expliziten und körperlichen Weise, z.B. wenn sie entscheidet, nicht im Kreis der Patienten, Musiker und Pflegerinnen zu sitzen, sondern am Rande bei den Beobachtern des Projekts. Es geschieht aber auch auf symbolische Weise. Sie nimmt manchmal aktiv an der Gruppe teil, sowohl innerhalb wie außerhalb des Kreises, und sie entscheidet auch, wann sie in der Gruppe sein oder gehen möchte. Das führt bei den Musikern und dem Pflegeteam zu dem Eindruck, dass sie nicht voll zum Kern der Gruppe gehört, sondern am Rand bleibt, weil sie nur gelegentlich mit oder in der Gruppe interagiert.

Esther singt ausdrucksstark und ungezwungen zur Musik, oft in Wortgeplänkel meist mit den Musikern oder den Forscherinnen außerhalb des Zirkels verstrickt, gelegentlich mit Aggressionen anderen Patienten – z.B. Rebecca – gegenüber, aber auch mit der Tendenz, die Gründe für ihr Verlassen der Gruppe ausführlich in Worte zu fassen. Matthew erzählt genauer, wie sich dies in der dritten Sitzung ergeben hat: *»Was sie sagte war: ›Oh, ich muss unbedingt zur Arbeit‹, oder so etwas Ähnliches. Aber da war auch eine ›Botschaft‹, dass sie eigentlich bleiben wollte, andererseit fühlte sie wohl die Verpflichtung, anderwo zu sein. Das war so sehr eine Entschuldigung für sie wie eine Woche zuvor, als sie sagte: ›Oh, ich muss gehen, um meine Mutter zu treffen.‹ Es war, als müsse sie uns einen Grund liefern, warum sie weggehen wolle, und tatsächlich wollte sie dann auch gehen. Während es in dieser Woche etwas gab, was sie irgendwie ein bisschen hier zu halten schien, aber schließlich fühlte sie, dass sie gehen müsse, weil sie eine Ver-*

Verpflichtung hatte, anderswo zu sein und etwas zu tun (...) Sie ging dann guten Mutes, und es war okay.« Diese Reflexion von Matthew ist aus einer Reihe von Gründen interessant. Man kann spüren, dass Esther – obwohl sie die Gruppe verlässt – sich soweit als Teil der Gruppe fühlt, dass sie Gründe für ihr Weggehen zu anderen nennen will. Auf eine Weise, auf einer bestimmten Ebene fühlt sie, dass sie zur Gruppe gehört. Dies zeigt auch die Bedeutung, dass Esthers Recht zu wählen, wie sie teilnehmen will, respektiert wird, selbst wenn es bedeutet, dass sie die Gruppe verlässt.

Trotz der Ermöglichung einer Kultur, die Esther erlaubt, zu kommen und zu gehen, wie sie will, bleibt das Dilemma, dass sie die Gruppe verlässt, ein Problem, auf das die Musiker immer wieder zurückkommen. Die Musiker und das Pflegeteam diskutieren sogar hier und da, ob sie überhaupt eine passende Kandidatin für das Projekt ist, wie Fiona kommentiert: *»Es hat einige Diskussionen zwischen uns als Team gegeben, ob Esther tatsächlich eine passende Demenzpatientin für das Projekt ist. Schließlich war es sehr schwierig, sie voll zu integrieren, und ich denke, für eine komplette Sitzung ist sie nur ein einziges Mal geblieben. Ihr normales Verhalten war zu sagen, sie müsse gehen, die Gruppe verlassen nach vielleicht fünf oder zehn Minuten.«* Obwohl sie Esthers Verhalten deuten können, streben sie doch an, dass Esther ein Teil der Gruppe wird so wie alle anderen Teilnehmer auch, wie Matthew vermutet: *»Ich würde mich wirklich interessieren zu sehen, wie das tatsächlich umgesetzt werden kann für die Restzeit des Projekts, zu sehen, ob sie einfach entspannt sein kann, da sein und sich an der Musik freuen. Das wäre es, was ich mir für sie wirklich erhoffe, dass es passiert, dass sie eine Rolle in der Gruppe für sich findet, wo sie gebraucht wird und Lust hat, dabei zu sein und bleiben möchte und sich nicht gedrängt fühlt, etwas ›Ordentliches‹ zu tun, weißt du.«* Es ist ein natürlicher und notwendiger Wunsch, wenn die Musiker daran festhalten, sich zu bemühen, eine inklusive und engagierte Atmosphäre für die Teilnahme aufzubauen. Allerdings, wenn wir diese Statements interpretieren, wird klar, dass Esther als eine Person wahrgenommen wird, die nicht in derselben Weise teilnimmt wie die anderen Teilnehmer. Sie wird aufgrund der Art teilzunehmen, wie sie sich entscheidet, nicht als volles Mitglied der Gruppe angesehen.

Dennoch können wir sehen, dass die Integration in das Projekt bei Esther eine positive Resonanz erzeugt hat – wenn auch auf ihre eigene Weise und in bestimmten Momenten. Fiona denkt in diesem Zusammenhang über eine Interaktion mit Esther vor der siebten Sitzung nach: *»In dieser Woche habe ich eine sehr verletzliche Seite von ihr gesehen. Sie ging durch den Raum, als wir probten, und sie sagte, dass sie sich nicht wohl fühle und ob wir etwas dagegen hätten, wenn sie sich setzen würde. Sie war offensichtlich sehr verwirrt und konnte sich nicht erinnern, wo ihr Raum war. Wir waren da in der Warming-up-Phase, und* *sie hörte für eine Weile einfach zu. Sie sagte hinterher, wie schön das war, besonders Annelieses wundervolle Harfe, und ihr gesamter Ausdruck veränderte sich. Am Ende umarmte sie mich und sagte, dass sie dies ›für immer erinnern‹ würde. Es war tatsächlich ein sehr spezieller Moment. Ich habe sie dann zu ihrem Raum gebracht, wo sie wieder ganz verwirrt war.«* Diese Interaktion belegt, dass Esther in der Tat von der Musik gefesselt ist, auch von den Musikern und dem Ort [wo Musik gemacht wird], und dass sie fühlt, sie gehört dazu mit den anderen, selbst wenn sie nur für eine kurze Zeit dabei ist. Esther ist verloren in ihrer Demenz, doch in solchen kostbaren Moment ist sie gleichsam gefunden worden.

Respekt vor dem persönlichen Raum eines Individuums sowie die Akzeptanz und Wertschätzung des Rechts, frei und auf eigene Weise in der Gruppe teilzunehmen, gehört zu der Geschichte von Rosamund. Die Musiker lernen, dass eine Haltung von Inklusivität gegenüber den Demenzpatienten sich für die Heimbewohner nicht direkt und unmittelbar in ein Gefühl der Zugehörigkeit übersetzen lässt. Während des gesamten Projekts sind es kurze Momente, die Rosamunds Erfahrung der Demenz erhellen – Momente, in denen sie von anderen isoliert zu sein scheint. Wie oben konkreter in der Analyse beschrieben wurde, kniet Fiona in der ersten Sitzung vor Rosamund und Gabriella, während ein Gruppenstück entsteht. Sie geht in intensiven Augenkontakt mit Rosamund. Die reagiert darauf, indem sie Fionas Hand an ihren Kopf führt und sich vor Fionas Blick versteckt. In diesem Fall ist Fiona körperlich zu nah bei Rosamund. In dem anderen exponierten Fall geschieht das Gegenteil: Matthew und Anneliese sitzen zu weit entfernt von Rosamund, um ihre Teilnahme unterstützen und stärken zu können. Hier ist das Problem des physischen Raumes sehr unterschieden von der Interaktion, in die Fiona einbezogen war. Freilich, wie zuvor ist die Notwendigkeit für einen persönlichen Raum erneut entscheidend. Matthew beobachtet: *»Als wir die Instrumente im Kreis weitergegeben haben, wollte sie nicht; sie nahm an dieser Aktion nicht teil, sie wollte sich absolut nicht beteiligen. Sie wollte nicht einemal ›nein‹ sagen, sie schloss sich ganz aus dem Prozess aus. Ich bin aber relativ sicher, dass sie sich nicht gezwungen oder bedrängt fühlte (…) Deshalb gibt es da eine Herausforderung.«*

Im selben Zitat untersucht Matthew seine eigenen Gedanken über den Grund, warum Rosamund sich vielleicht von der Gruppe getrennt erlebt, und reflektiert auch den organischen Weg, den er braucht, um mit ihr zu arbeiten und ihr zu helfen, ein Gefühl von Zugehörigkeit zu entwickeln: *»Rosamund … ich fühle mich sehr unsicher, mit ihr umzugehen, denn ich denke, sie spürt das irgendwie, und ich glaube, sie fühlt sich unter Druck, ich denke, da ist jedenfalls eine Sensibilisierung. Ich habe das Gefühl, dass ihr bewusst ist, wo sie ist und dass sie in einem Kreis von Menschen mit Demenz ist. Und mein Instinkt ist, dass sie* *sich zurückhält, weil sie vielleicht Angst hat, ihre Krankheit akzeptieren zu müssen.«* Fiona kann Matthews Interpretation in gewisser Hinsicht bestätigen, weil sie sich auf Details einer Konversation mit Rosamund nach der dritten Sitzung beziehen kann. Nachdem sie angefangen hat, die vorsichtigen Ansätze einer Beziehung zu Rosamund zu entwickeln, kann Fiona ein Risiko mit ihr eingehen, in diesem Fall, Rosamunds Wahrnehmung ihrer sozialen Umgebung zu verstehen versuchen und sie darin zu bestärken. Fiona schreibt: *»Nach der Sitzung hatte ich eine erstaunliche Konversation mit ihr. Ich hatte das Gefühl, dass wir eine Art von Bindung gefunden hatten und entschied, sie zu fragen, wie sie das Heim findet. Ich fand heraus, dass sie niemanden kannte und in ihren eigenen Worten ›niemanden kennenlernen wollte‹, weil ›sie alle alte Fossile sind‹. Ich sagte schlicht, dass ich sie verstehe, und sie fragte mich, ob ich dasselbe fühle.«*

Durch den Austausch von Überlegungen und Einsichten in Rosamunds Kommunikation und Partizipation beginnen die Musiker und die Pflegeleute ein tieferes Verständnis von Rosamund und den Faktoren zu entwickeln, die ihre Teilnahmeaktivitäten beeinflussen. Fiona erkennt das Potenzial des Projektes, Möglichkeiten zu schaffen, um hinter die Isolation zu gelangen. Sie reflektiert: *»Ich wäre glücklich, wenn das Projekt damit fortfährt, einen sicheren Raum für [Rosamund] bereitzuhalten, wo sie sich respektiert und ermutigt fühlt, und ihr hilft, sich mehr in das Leben im Heim zu integrieren.«* Sie sieht die Chance für diese ›Integration‹ gegeben in der Teilnahme an der musikalischen Erfahrung, durch Anerkennung von Aspekten, in denen Rosamund Schönheit und Sinn findet – Aspekten, mit denen sie sich identifiziert.

Fionas sensible Kommunikation mit Rosamund schafft eine Gelegenheit für Rosamund, sich zugehörig zu fühlen. Fiona teilt in der dritten Sitzung eine Trommel mit Rosamund, zeigt ihr, wie man sie spielt, aber lässt Raum genug, dass Rosamund ihre eigene Beziehung zu der Trommel entwickeln kann. Hier ist das Zeigen oder ›Modellieren‹ nicht nur eine musikalische Aktivität, es ist auch eine soziale Aktivität, indem Fiona Rosamund die Chance eröffnet, zur Gruppe zu gehören und anzufangen, auf sozialer Ebene zu kommunizieren:

> *Aus den Feldnotizen:* »Fiona schlägt sanft die *Bodhrán*[53] und teilt sie gemeinsam mit Rosamund. Sie liegt auf Rosamunds Knie. Rosamund lächelt Fiona zu und scheint an der Trommel interessiert zu sein. Gelegentlich versucht sie, sie zu berühren und zu spielen. Rosamund scheint sich während des Songs auf verschiedene Weise zu verhalten, besonders wenn Matthew singt: *›Hey, oh.‹* Es gibt eine Phase in der Musik, wo die Harfe abbricht und die Trommel stoppt und wo Fiona ein übermütig lautes Zwischensolo auf der Bodhrán spielt, was sie mit Rosamund gemeinsam tut, die lacht.«

53 Eine irische Rahmentrommel (vgl. *Anhang 2*).

Matthew reflektiert nach der fünften Sitzung über eine anhaltende Veränderung in Rosamunds Teilnahmeaktivität, die er ganz allmählich von Woche zu Woche sich entfalten sieht: *»Heute in der Sitzung war (...) ein wirkliches Gefühl, dass sie sich freute, da zu sein und dazugehören wollte. Und sie versuchte, mit Fiona Händchen zu halten und, weißt du, wenn das kein Zeichen ist, dass sie dasein wollte, dann weiß ich es nicht. Sie wollte auch tatsächlich körperlichen Kontakt, was irgendwie ein (...) Bedürfnis ist, sich sicher zu fühlen, was ich so vorher bei ihr nicht gesehen habe. Etwas sehr Subtiles muss sich bei ihr geändert haben, dass sie sich dann geöffnet hat und ihre Verletzlichkeit zeigte.«* Fiona nimmt wahr, dass die Musik einen großen Einfluss auf diese neu entstandene Atmosphäre hat, in der Rosamund sich selbst ausdrücken kann und auch einen Ausdruck für ihre Liebe für andere findet. Nach der siebten Sitzung reflektiert sie diese Veränderung: *»Rosamund war in dieser Woche sehr gebrechlich und verwirrter, als ich sie sonst gesehen habe, aber es war doch wundervoll, sie als einen Teil der Gruppe dabei zu haben. Ich habe gedacht, dass sie tatsächlich große Fortschritte gemacht hat, was ihre Gruppenzugehörigkeit angeht, obwohl man sie gar nicht aktiv teilnehmen sah (...) Ich spüre, es war notwendig für sie, da zu sein, Teil der Musik zu sein, zu der sie oft sagte, dass sie ihr gefalle und die sie stärker mache, einfach weil sie hier ist und mit ›uns‹ ist. Da war ein echtes Gefühl von ›wir‹ - ›wir‹ als die ganze Gruppe in dieser Woche.«*

Während der Wochen ist Rosamunds Weg zur Teilnahme nicht notwendigerweise über das Tun gegangen, sondern über das Sein, wie Brian formuliert: *»Es hat mehr mit Präsenz zu tun als damit, was jemand macht.«* Es geht um soziale Teilhabe. Wichtige Zeichen ihres Gefühls dazuzugehören sind die Entwicklung herzlicher Beziehungen mit den Menschen um sie herum, und die Möglichkeit, ihre Liebe für sie auszudrücken. Sie sind als Teilhabe wenigstens so wertvoll wie das Initiieren, Kreieren und Entwickeln musikalischer Beiträge. Die Akzeptanz von Rosamund und der Qualitäten, die sie in die Gruppe einbringt, ist die Basis für die Herstellung einer inklusiven Atmosphäre, in der sie sich geborgen fühlt – eine Atmosphäre, in der sie als ein wertvolles Mitglied der Gemeinschaft wahrgenommen wird. Langsam, über längere Zeit beginnt Rosamund zu spüren, dass sie ein Teil dieser Gemeinschaft ist und fängt an, ihre eigenen Gefühle auszudrücken. Dieses Wachsen in dieser besonderen Gemeinschaft geht weiter bis zur letzten Sitzung, in der Rosamund das Geschenk eines Stücks annimmt, das ihr gewidmet wurde. Matthew reflektiert diesen Moment aus seiner Perspektive als Beobachter dieser Intimität: *»Ich denke, was heute passierte, war, dass Rosamund wenigstens für einen Moment akzeptiert hat, ein Teil der Gruppe zu sein und sich darüber freute. Sie war glücklich über ein Gefühl des Zusammenhalts mit der Gruppe. Sie erlaubte der Musik, sie zu berühren und zu bewegen. Und sie war fröhlich und konnte das auch sagen. Sie sagte:*

›Ich möchte fast weinen.‹ Sich so weit zu öffnen, weißt du, und Emotionen zuzulassen wie hier, ist ein wirklich bemerkenswerter Unterschied zu ihrem Verhalten am Anfang des Projekts, als sie extrem verschlossen und sehr zurückhaltend war. Und da wurden keinerlei Gefühle gezeigt. Und dann jetzt, wo sie tatsächlich singend ausspricht, was sie fühlt und so etwas zulässt.« Mit der Akzeptanz von Rosamund ensteht die Möglichkeit, Erfahrungen mit ihr zu teilen, Erfahrungen, bei denen sie nicht nur Liebe gibt, sondern auch erhält. Musik bereitet den Raum für sie, tief in der Gruppe verwurzelt zu sein. Indem ihr die Musik gewidmet wird, erhält sie auch Liebe und Bestätigung.

Transkript 6: Rosamunds Lied (Sitzung 8)

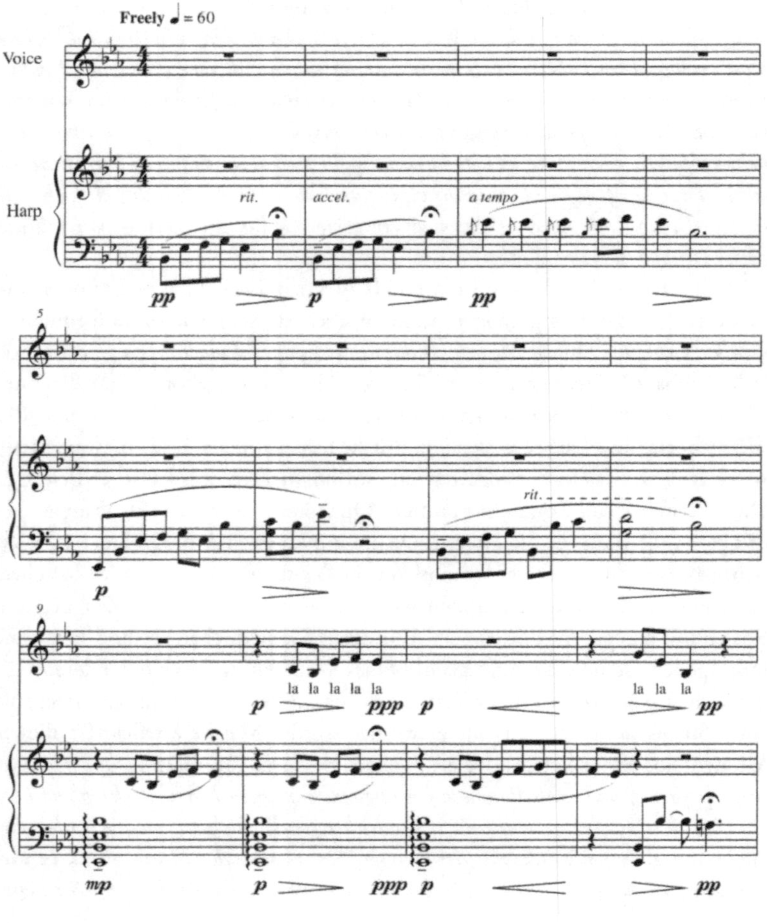

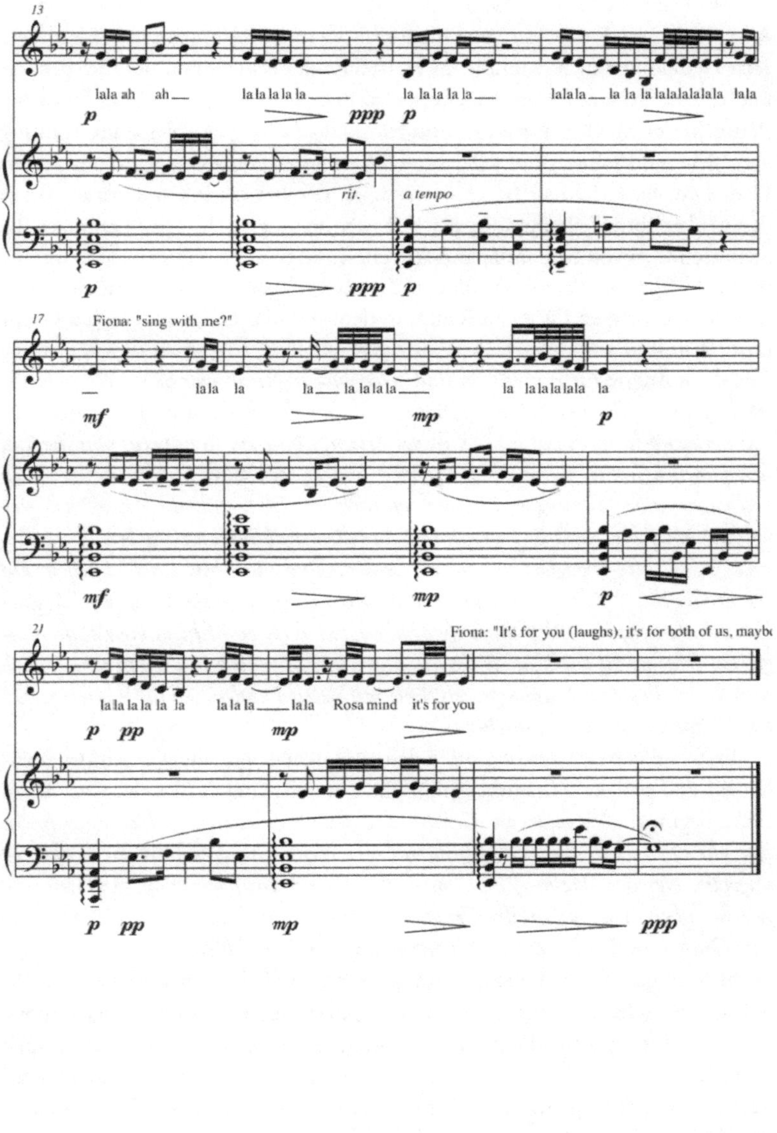
13
lala ah ah la la la la la la la la la la lalala la la la lalalalalala lala
p ppp p
rit. a tempo
p ppp p
17
Fiona: "sing with me?"
lala la la la la la la la la lalalalala la
mf mp p
mf mp p
21
Fiona: "It's for you (laughs), it's for both of us, maybe
la la la la la la lalala lala Rosa mind it's for you
p pp mp
p pp mp ppp

Sowohl Esthers als auch Rosamunds Geschichten bestätigen die Bedeutung der Akzeptanz einer Reihe von Partizipationsmodi in der Gruppe. Diese Akzeptanz setzt Geduld voraus, Geduld beim Herstellen des Raums und der Gelegenheiten für eine Person, frei in der Gruppe zu interagieren – gleichgültig ob an der Peripherie oder im Zentrum –, und es verlangt eine gleichbleibende Haltung von Liebe und Fürsorge in jeder Interaktion, jeder gespielten Note und jedem Lied. Dieselbse Haltung ist gegenwärtig in der Interaktion mit Sarah. Brian denkt über ihre Teilnahme in der sechsten Sitzung nach. Hier betont er die Schlüsselrollen von Samantha und Anneliese, deren Beziehung zu Samantha sie in der Gruppe zu verankern und in die ›Gegenwart‹ zu rufen scheint. Diese Beziehungen sorgen für einen Raum, in dem sie zulassen kann, Teil der Gruppe zu sein und wo sie nicht laut ausrufen und ihre Ängste ausdrücken muss, weil diese Ängste nicht mehr da sind: *»Ich glaube, Sarah war heute sehr, sehr intensiv präsent. Sie hat Stücke geleitet, sie nahm den Taktstock. Selbst wenn die Aufmerksamkeit nicht auf ihr lag, gab es Zeiten, wo sie im Kreis herum blickte und sich wirklich freute, wenn sie den großen Shaker schüttelte. Sie tat dies ziemlich viel in einer der Sitzungen. Sie war wirklich im Takt, und ihr Aussehen ... ich konnte beobachten, wie sie sehr gut mit Anneliese und Samantha neben ihr spielte, und, ja, sie war engagiert mit diesen Leuten. Und auch mit einem Lächeln auf ihrem Gesicht. Weißt du, sie musste auch nicht rufen in solchen Stunden. Abgesehen von den ersten beiden Sitzungen haben wir wirklich nicht so viele Rufe mehr gehabt. Was sie vielleicht, so denke ich, sagen will: ›In diesem Raum fühle ich mich betreut, ich fühle mich umsorgt, ich fühle mich eingebunden, ich fühle mich getröstet. Ich fühle mich nicht unsicher.‹«*

Brian reflektiert, wie sich die Balance zwischen individueller Ausdrucksfähigkeit und sozialer Zusammengehörigkeit in der Mitte des Projekts zu entwickeln beginnt: *»Ich habe das Gefühl, dass das Projekt bei den Heimbewohnern nun gut etabliert ist, und jede Person auf ihre Weise darauf reagiert. Es ist klar für ungefähr vier der [Heim-]Teilnehmer, dass sie ein Gruppengefühl gefunden und gelernt haben, wie man an der Gruppe teilnehmen kann (...) Es fühlt sich jetzt wie eine Gruppe an und nicht wie eine Sammlung von Individuen.«*

Sich eingebunden, umsorgt und getröstet zu fühlen, ist auch wichtig für Rebecca. Wie Esther scheint sie sich hier und da an der Peripherie der Gruppe wohler zu fühlen – für die gesamte Sitzung, wenn sie entscheidet, die Gruppe zu verlassen, und selbst in Sitzungen, in denen sie entweder am Rand sitzt, oder dramatisch zu pendeln scheint in wechselnden Stadien von Wohlbefinden und Verzweiflung. Wenn freilich Beziehungen aufgebaut sind, entsteht ein Gefühl, dass sie wie Sarah in der Lage ist zuzulassen, dass sie Teil der Gruppe ist und sogar – metaphorisch und wörtlich – ihre Stimme findet durch die Mitgliedschaft in der Gemeinschaft. Indem nun Rebecca ihre Stimme findet, ist sie auch imstande, eine sinnvolle Rolle in der Gemeinschaft einzunehmen, was sich sogar auf Situationen außerhalb der Sitzungen überträgt, wie in dem folgenden Beispiel aus den Feldnotizen:

> *Aus den Feldnotizen:* »Rebecca stehr im Rezeptionsbereich des Heimes und sieht ganz freundlich zu den Besuchern hin. Als Deborah hereinkommt, dreht sich Rebecca mit einem großen Lächeln zu ihr hin. Deborah bittet Rebecca, ihr beim Bringen der Instrumente zu helfen. Rebecca erscheint zunächst verunsichert, wiederholt dann aber Deborah ›*Instrumente für die Musik*‹. Rebecca hilft Deborah beim Tragen weniger kleiner Objekte. Es gibt noch mehr zum Ort des Workshops zu bringen. Deborah fragt Rebecca, ob sie weitermachen möchte, die Instrumente zu holen. Rebecca sieht zu ihr hin, versteht aber die Frage nicht. Dann sagt Deborah: ›*Um Musik zu machen.*‹ Rebecca strahlt über das ganze Gesicht und wiederholt: ›*Um Musik zu machen!*‹ Sie klopft auf Deborahs Hand, nicht ärgerlich, sondern enthusiatisch. Sie gehen, um ihren Job zu tun. «

Diese Beobachtung Rebeccas ist ganz anders als das Bild von der ängstlichen Frau, die wir während dieser Analyse getroffen haben – eine Frau, die sich anschickt, unerbittlich die Korridore entlangzulaufen, die wortlos vor sich hinstarrt in offensichtlicher Furcht und Verwirrung.

Gemeinsam geteilte Leitung

Wie zuvor konkreter untersucht, ist die Risikoübernahme eine Erfahrung der Musiker, die ihnen in vielen Formen begegnet. Ein Risiko ist die Entwicklung und Anwendung von Kompetenzen, die jenseits der gewöhnlichen Erfahrungen und Praktiken liegen, die in anderen professionellen Musikkontexten gebraucht werden, nämlich – wie Matthew beobachtet – in *»einer Umgebung, wo jeder realisiert, dass wir weg sind von unseren Idealvorstellungen, raus aus unserer Komfortzone.«* Die Musiker müssen tapfere Pioniere sein, überzeugt von ihrer Kunst und Professionalität. Der Weg hinter ihre eigenen wahrgenommenen Verletzbarkeiten ist entscheidend, wie die Musiker in einem Gruppeninterview diskutieren:

> Matthew: *»Improvisation ist nicht meine stärkste Fähigkeit. Und ich denke nicht an so viele verschiedene Akkordstrukturen, weißt du. Die Musik, die ich gern spiele, ist nicht besonders differenziert, wenn ich spiele.«*
> Anneliese: *»Du hast so viele Dinge zur selben Zeit zu bewältigen (…)«*
> Fiona: *»Aber ich möchte schon, dass sich das irgendwie verbessert, damit ich ein größeres Vokabular bekomme. Das ist schon das Ziel.«*
> Matthew: *»Ja, genau, genau. Und da gibt es irgendwie ein Gefühl, was erreicht zu haben, wenn du durch eine Sitzung durch bist, und du hast dich selbst auch musikalische ein wenig ins Zeug gelegt. Du fühlst, dass du tüchtig warst, oder?«*

In diesem Kontext bedeutet ›tüchtig sein‹, ein Risiko zu übernehmen, und Risikoübernahme kann zu Verletzbarkeit führen. Um tüchtig zu sein, müssen die Musiker eine kooperative Haltung entwickeln, mit Hilfe deren sie sich wechselseitig vertrauen und helfen können, wie Matthew kommentiert: *»Ja, du brauchst diese Art von … ein bisschen auf den anderen achten, weil wir dabei sind, etwas zu tun, was ziemlich tapfer ist, weißt du? Du öffnest dich und du fühlst dich sehr verletzlich, wenn du das tust, und du brauchst ein wenig Rückversicherung.«* Dadurch dass sich die Musiker gegenseitig vertrauen, fühlen sie sich in der Lage, sich fortzuentwickeln in einem sozialen und musikalischen Kontext: *»Weißt du, wenn du fühlst, da ist jemand und der unterstützt dich musikalisch, dann kannst du dir selbst tatsächlich Mut machen sowohl musikalisch als auch in Bezug auf Bindungen bis zu dem Grad, den du dir erlaubst.«*

Dieser Eindruck, dass die Musiker sich gegenseitig unterstützen, scheint auf einem Gefühl zu beruhen, auf einem Instinkt, der durch non-verbale Mittel bestätigt wird. Matthew reflektiert über ein Stück, das in der zweiten Sitzung entwickelt wurde und beschreibt das intensive Gefühl von Bestätigung, die musikalische Unterstützung hervorrufen kann: *»Da war ein Moment, wo ich ganz bewusst dachte, ja, wir gehen in diese Richtung, wo das Stück an diesem Punkt wirklich seinen eigenen Impuls entwickelt hat. Und Fiona und Anneliese waren auch sehr sensibel und hilfreich, und Anneliese spielte intensiv auf der Harfe (…) was ganz fantastisch ist, wenn sie irgendwie wirklich sehr tief geht und dieser große Klang herauskommt, es ist phänomenal. Es ist so ein machtvolles Ding, so ein machtvolles Ding, dieser Klang, denke ich. Und genau das unterstützt dich, weiter zu gehen, weil du von den anderen Musikern eine Art Rückversicherung bekommst, dass, ja: ›Wir sind mit dir, und du bist auf der richtigen Spur‹. Es ist eine Anerkennung von den anderen beiden Musikern, dass, ja: ›Du gehst genau damit den richtigen Weg.‹ Und das macht dir Mut, in dieser Richtung weiter zu gehen, denke ich.«* Diese Unterstützung setzt Matthew in die Lage, sich selbst nach vorn zu treiben, tüchtig zu sein und Risiken zu überernehmen.

Gemeinsam geteilte Leitung ist besonders wichtig bei der Herstellung einer Atmosphäre von Sicherheit, die die Voraussetzung dafür ist, ein neues, riskantes Territorium zu betreten. Durch seine Kooperation ist Matthew in der sechsten Sitzung in der Lage, dass am Ende eine Gelegenheit da ist, mit Rebecca auf authentische Weise umzugehen. Dies war allerdings das Ergebnis von Wochen der Reflexion und Diskussion zwischen Musikern und Pflegeteam, bei dem verschiedene Wege erkundet wurden, die Rebecca helfen könnten, sich integriert zu fühlen. Allerdings hat Matthew im Kontext der Sitzung spontan die Entscheidung getroffen, das Risiko zu übernehmen, ein Stück mit Rebecca zu beginnen und ein tiefes Metallophon zu nutzen. Er blickt zu den Musikern, um sich Hilfe zu holen für dieses Risiko und wird von Anneliese bestätigt, die seine Leitungsentscheidung billigt: *»Im ersten Augenblick habe ich diesen großen Schlag mit dem Metallophon gelandet, und ich habe sehr intensiv zu ihr hin gesungen und schickte einen schnellen Blick zu Anneliese, und sie sah zu mir hin und nickte, so wie ›Ja, ja, ja! Das ist es, lass uns loslegen!‹ Und ich konnte sehen, sie war da, und: ›Ja, lass es uns versuchen!‹ Und ich wusste, ich würde nicht hilflos dastehen, ich würde nicht stranden mit etwas, das größer war als meine eigenen Fähigkeiten, es zu managen. Es war Hilfe dafür da.«* Für Matthew ist diese Unterstützung in diesem Moment besonders relevant. Als er diese Episode wieder erzählt, kann er offen damit umgehen, wie riskant die Entscheidung, mit Rebecca zu interagieren, tatsächlich war, wie verletzbar sich diese authentische und intime Beziehung für ihn anfühlte. Er gab dieser persönlichen Kritik sogar eine Stimme, der ›Snark‹, wie wir im Identitätsabschnitt ausführlicher kommentiert haben[54]. Aber mit der Hilfe von Anneliese und Fiona hat er das Gefühl von Sicherheit, das ihn drängt, hinter seine destruktiv-kritische innere Stimme zu gehen: *»Manchmal wenn ich tapfer sein kann, dann ignoriere ich den Snark und es gelingt mir, die Beziehung [zu ihm] zu kappen. Ich bin sicher, das geschieht, wenn die beste Musik gelingt. Und ein tolles Team zu haben, das anerkennt, was passiert, und da ist mit solidem, bejahendem Spiel, das macht es wirklich möglich – fast so, als ob es das Sicherheitsnetz wäre, oder die Leute, die wirklich auf dich aufpassen. Sie spüren den Impuls, und sie haben keine Angst vor Intimität. Ihr Spiel sagt: ›Ja‹ und ›mach weiter, mach weiter!‹«*

Dieses ›Sicherheitsnetz‹ kann mit einem Konzept verbunden werden, das weiter oben untersucht wurde: das Bild, auf dem Meer verloren zu sein. Auch das Sicherheitsnetz ist eine Metapher, aus einer turbulenten, möglicherweise gefährlichen Umwelt befreit und gerettet zu werden. Diese Fähigkeit, füreinander als Sicherheitsnetz zur Verfügung zu stehen, ist während einer Serie gemeinsam geteilter Erfahrungen entstanden – Erfahrungen des ›Herzens‹: intuitive, schöne Momente non-verbaler Verbindung in den Sitzungen, und des ›Kopfes‹: gemeinsam geteilte Reflexionen, Hoffnungen, Werte, Ängste und Verletzbarkeiten.

Für Fiona ist dieser Teamgeist wichtig, wenn sie in Diskussion mit Matthew und Anneliese über die gemeinsamen Werte reflektiert, die im weiteren Team von ›Music for Life‹ Bedeutung haben, und über die Unterstützung, die ihr dadurch angeboten wird:

Fiona: *»Ich habe gerade darüber nachgedacht, wie wirklich wichtig so etwas wie der Teamgeist für mich ist. Ich meine, ich liebe unsere Übungstage wirklich. Es ist beinahe so, dass ich mich echt darauf freue, weil ich gehe und wirklich weiß, dass ich eine Grup-*

---

54 Vgl. S. 79 (nach Wiktionary eine Zusammensetzung aus ›snide‹ (etwa: *sarkastisch*) und ›remarks‹ *(Bemerkungen)*.

pe von wirklich tollen Leuten treffe, und es fühlt sich an wie eine echte Art Verstehen untereinander. Wir sind alle ziemlich unterschiedlich, aber da ist irgendwie ein zentraler Wert unter den Leuten im Music fpr Life-Team, die ich an anderen Arbeitsplätzen so nicht finde. Und ich glaube, das kommt von einer gemeinsam geteilten ...«
Anneliese: *»... Erfahrung.«*
Fiona: *»Erfahrung, ja, und in einem gewissen Grad ein gemeinsam geteiltes ›Herz‹. Auf verschiedene Weise, Leute drücken es auf verschiedene Weise aus, aber da ist eine ähnliche Art von Vision, denke ich, oder?«*

Matthew vergleicht diese ›gemeinsam geteilte Erfahrung‹ und das ›gemeinsam geteilte Herz‹ in ihrer machtvollen Emotionalität und Spirituatät mit Familienerfahrungen, die in letzter Instanz ein Gefühl von Zugehörigkeit erzeugen: *»Du hast diese Erfahrungen geteilt, die du niemand anderem erklären kannst. Deshalb fühlst du dich von jedem anderen [im Team] verstanden.«*

Allerdings ist die Entwicklung dieses Niveaus von Vertrauen, wechselseitigem Respekt und Zusammenarbeit nicht immer eine Reise ohne Unterbrechungen. Matthew wird sich immer kritischer seiner eigenen Haltung gegenüber Führungsaufgaben bewusst, wie wir bereits im Identitätsabschnitt untersucht haben. Er bezieht dies auf seine eigene Biographie mit Erfahrungen in der frühen Kindheit, die zu einem Bedürfnis geführt haben, alles unter Kontrolle zu behalten. Er reflektiert, wie dieses Kontrollbedürfnis seinen Führungsstil durchsetzt und beobachtet dabei die Tendenz, autoritär zu agieren, wenn er in Verantwortung steht: *»Die Versuchung ist, dass ich die Sitzung lenke, gerade lenke ich die Sitzung und gebe dabei nicht selbstverständlich den anderen beiden Musikern genügend Raum und Gelegenheit, ihre Arbeit mitzubestimmen. Das ist etwas, auf das ich ständig achten muss. Es ist eine Neigung, die ich habe, zu führen, führen, führen. Und dann kann ich eine Frustration spüren, dass die anderen beiden Musiker eben nicht – ›Wo seid ihr? Wo seid ihr?‹, weißt du – bei mir sind. Aber ich gebe ihnen eben keinerlei Raum, das zu tun. Und ich bin so erleichtert, dass ich das jetzt selber merke.«* Er identifiziert eine Lösung, dass seine Leitung weniger die Übernahme einer autoritären Haltung und eher die Ermächtigung anderer sein könnte: *»Ich muss den anderen Musikern Raum zum Arbeiten geben. Mein habitualisierter und nicht reflektierter Arbeitsmodus ist, die Kontrolle zu übernehmen. Wirklich zu leiten bedeutet aber, j e d e r Person zu erlauben, ihr Bestes zu geben, Risiken auf sich zu nehmen und sich selbst auszudrücken. Dies schließt die anderen Musiker ein, die beide extrem kompetent sind.«* Dieses Bewusstsein beginnt für Matthew, zu einer grundlegenden Veränderung zu führen, weil sein eigenes Verständnis von Leitung und namentlich gemeinsam geteilter Leitung sich zu weiten anfängt. Er beginnt, nicht nur über die Werte nachzudenken, die geteiltes Führen bestimmen, sondern auch darüber, wie man neue Wege finden kann, es zu realisieren, und zwar nicht nur im Team der Musiker, sondern auch wenn man mit dem Pflegeteam arbeitet.

Während des gesamten Projekts ist für Matthew ein wichtiger Lernbereich zu verstehen, dass die Annäherung in der Kommunikation zwischen den Musikern auf vielen anderen Wegen erreicht werden kann als durch vorbereitendes Spiel. Nach der zweiten Sitzung beschreibt er vor allem, dass diese Annäherung durch einen Geist der Zusammenarbeit zustande komme, bei dem alle drei Musiker in alle Aspekte der Planung des Projekts einbezogen sind, und zwar auf dem gleichen Niveau: *»Ich habe tatsächlich die Vorbereitungsstunde für Anneliese und Fiona geöffnet, die zwischen den Sitzungen eine Menge Überlegungen angestellt hatten über das Sitzen, über passende Instrumente für bestimmte Leute etc. Dieser praktische Kram und das gemeinsame Reden darüber ist ein guter Weg für das Team, eine Verbindung zu finden und ›zusammenzukommen‹. Und es hat mit Musik gar nichts zu tun. Wir haben immer einen so großen Wert auf das Zusammenspiel als den Weg gelegt, der das Team verbindet, aber ich bin jetzt unsicher, ob nicht dieser sehr praktische Kram dafür genauso wichtig ist, Verbindungen zu knüpfen und einige dieser alltäglichen Dinge zu bewerkstelligen – Zuhören, die Leute mit ihren eigenen Vorstellungen, was passieren könnte, ernst nehmen, Aushandlungen über so simple Dinge wie: Welcher Klöppel taugt für welches Instrument am besten?«*

Matthew denkt außerdem darüber nach, dass diese Zusammenarbeit in praktischen Dingen möglicherweise eine entscheidende Grundlage für die Herstellung musikalischer Verbindungen sein könnte: *»Die Art, wie mit diesen einfachen, fast banalen Dingen umgegangen wird, kann einen Einfluss darauf haben, wie sich das Team beim Zusammensein fühlt. Wenn ein Teammitglied sich bei einem Instrument für einen Klöppel entscheidet, den ein anderes Teammitglied unpassend findet, dann muss darüber mit Offenheit, Beratung und vor allem Respekt voreinander geredet werden. Bis zu dem Zeitpunkt, wo das Team sich hinsetzt und spielt, könnten dann viele kleine Meinungsverschiedenheiten schon geklärt sein. Die Art, wie man miteinander umgeht, könnte schon eine Form gefunden haben.«* Für Matthew sind diese Eingangsüberlegungen über Zusammenarbeit ein anhaltender Bereich für Reflexion und Lernen geworden. Er beginnt zu verstehen, dass eine kooperative Verbindung durch Aushandlungen gebildet wird, dadurch dass man sich Zeit nimmt, einander zuzuhören, und eigene Ideen sowie Verantwortung im Planungsprozess gemeinsam teilt: *»Weißt du, du triffst diese wirklich wichtigen Entscheidungen zusammen. Und es ist immer ausgehandelt und mit Respekt und Aufmerksamkeit allen gegenüber geschehen. So, ja, ich habe wirklich Spaß daran gehabt, mich hat wirklich gefreut, dass Anneliese und Fiona irgendwie tatsächlich vorangekommen sind und eine Menge Verantwortung übernommen haben.«*

Für Matthew ist wichtig, dass er dieses Stadium einer gemeinsam geteilten Leitung erreicht hat – ein Stadium, das es Menschen ermöglicht zu wachsen, sich zu entwickeln und ihre eigene Stimme im Projekt zu finden: *»Es war etwas, bei dem ich leidenschaftlich dafür war, dass es in diesem Projekt passierte, denn für mich selbst war die Idee von Bedeutung, dass ich in der Lage bin, nicht die eine Person zu sein, die alle Verantwortung trägt (...) Ich denke, es ist wirklich wichtig, dass [die anderen] den Raum haben, ihre Ideen einzubringen und auf sich zu vertrauen und Entscheidungen mitzutragen und die Leitung zu teilen.«*

Dieses neue Niveau von Kommunikation und gemeinsamer Leitung mit den anderen Musikern zusammen schafft für Matthew ein Gefühl von Übereinstimmung, dass sie in der Lage sind, sich intuitiv zu verstehen und einen gemeinsamen Konsens bei der Entscheidungsfindung zu erreichen: *»Die Beziehung zu Anneliese und Fiona fühlt sich gut an. Und man spürt, da ist eine gute Kommunikation zwischen diesen zweien, sie spielen ausgezeichnet zusammen.Es fühlt sich so an, als seien wir sehr eng als Team zusammengekommen. Und was die Musik angeht, dass wir auf derselben Wellenlänge sind.«*

Jenseits dieser Beziehung von geteilter Leitung unter den Musikern fängt Matthew an, die Rolle und den Wert seiner Leitungsfunktion auf eine Weise wahrzunehmen, die mehr Raum für alle Betroffenen im Projekt vorhält, Initiative zu übernehmen und ihre Stimme zu finden. Aushandlung, Zuhören, Anregen und allen helfen, alles Markenzeichen der Beziehungen unter den Musikern, sind entscheidende Führungselemente, die alle Interaktionen und Beziehungen im Projekt stützen: *»Es ist etwas, was ich sicherlich in allen Projekten ins Auge fassen würde: der Gedanke, wie weit Leitung gemeinsam geteilt werden kann mit der Intention, auf diesen Weg zu führen, so viel wie möglich allen zu erlauben, ihre Ideen einzubringen und das Gefühl zu haben, sie bestimmen die Arbeit. Und als Idee geht es über das Musikerteam hinaus. Du willst, dass jeder in der Gruppe das fühlt, das Pflegeteam, alle (...) Es ist also eine interessante Sache, Leitung ist – wie mir wirklich immer bewusster wird – gerade nicht, den Leuten zu sagen, was sie tun sollen. Wirklich nicht. Wenn du wirklich und wahrhaft führen willst, dann hat es damit zu tun, dass jeder tut, was für ihn zu tun möglich ist.«* Wir können hier spüren, dass die gemeinsam geteilte Leitung, über die Matthew redet, ein Vorgang ist, der Gleicheit herstellen will, der Fähigkeiten wie Möglichkeiten anerkennt und wo jeder das Gefühl haben kann, Handelnder, aktiv Beitragender und Mitglied einer Gemeinschaft zu sein.

Es war eine komplizierte Reise, dieses Stadium gemeinsam geteilter Leitung mit den Pflegeleuten und den Demenzpatienten zu erreichen, und die veränderte Beziehung zwischen Musikern und Pflegenden ist eine Schlüsselerzählung im Projekt. Beide, Pflegende und Musiker, sind Experten: die Musiker in der Sprache der Musik und der Praxis im Projekt, die Pflegeleute in ihrer Beziehung zu den Patienten und dem Heim-Setting und bei der Entwicklung von Wegen, das Vermächtnis der Beziehungen, die im Projekt entstanden sind, zu pflegen und auf Dauer zu stellen. Die Musiker haben eine starke Führungsrolle übernommen sowohl im künstlerischen wie im allgemeinen Sinn, indem sie verantwortlich waren für die Anregung und Durchführung von Aktivitäten und musikalischen Stimmen während der Musiksitzungen. Dass es gelang, auch die Pflegeleute zu ermutigen, Initiative zu übernehmen und die Leitung mitzutragen, ist ein fundamentaler Wert des Projekts. Freilich, für einen Musiker kann dies durchaus ein heikler Prozess sein, nämlich die richtige Balance zu finden, die Sitzungen zu gestalten und doch Raum für andere zu lassen, selbständig Events zu inszenieren.

Es braucht Zeit, um ein Modell gemeinsam geteilter Leitung zu verwirklichen, weil das Pflegeteam und die Musiker durch gegenseitiges Engagement in den Musiksitzungen und bei den Auswertungstreffen erst allmählich lernen, sich zu verstehen und einander zu vertrauen. Um wirklich zusammenzuarbeiten, müssen sie zuerst durch eine Phase der Aushandlung gehen, wo Werte und Erwartungen erkundet und getestet werden. Mit einer aufgedrängten professionellen Identität würde sich das Pflegeteam entmutigt fühlen, kaum in der Lage, für die Patienten zu sorgen und auch nicht auf die Weise mit ihren Kollegen zu arbeiten, wie es ihre traditionelle Rolle vorsieht. Es ist nicht ganz risikolos, an einem Umfeld teilzunehmen, wo die Spielregeln weniger formalisiert, unklar und manchmal auch widersprüchlich sind. Mehr noch, Entmutigung könnte für die Pflegeleute Frustration nach sich ziehen, das Gefühl, dass ihnen die Leitung der Sitzung aus der Hand genommen wurde. Brian denkt über die Perspektive der Pflegenden nach, die in der Auswertung der dritten Sitzung diskutiert wurde, als die Regeln der gemeinsamen Aktivitäten eindeutig sondiert wurden: »*Das war das große Thema, das weiterdiskutiert wurde, was die Pflegeleute betraf. Weißt du, was ist ihr spezieller Bereich und was ist der Bereich der Musiker, wenn es um die Sitzungen geht? (...) Wie arbeite ich an dieser Stelle, was tue ich eigentlich? Habe ich irgendetwas zu sagen oder habe ich nichts zu sagen? Gehört alle Macht ihnen, oder habe ich auch ein bisschen Macht? Liegt alle Verantwortung bei denen, oder habe ich auch Verantwortung? Und es gab ganz viel Unsicherheit darum herum (...) Es ging auch darum: ›Wann soll ich die Initiative übernehmen, und wann ist es die Verantwortung von jemand anders, initiativ zu sein? Und wie kann ich das aushandeln? Was passiert, wenn ich versuche, das auszuhandeln und es kommt etwas Falsches dabei heraus? Und ist es okay, wenn es auch mal falsch ist?‹*«

Diese Fragen haben mit Führungsproblemen zu tun, mit Verantwortung und Gewährung als einem Schlüsselproblem, das jeder Interaktion zugrunde liegt. Nach dem Projekt erwähnt Matthew die ›natürlichen‹ Dynamiken, die typischerweise auftreten zwischen Musikern und Pflegeteam. Er deckt seine eigenen Erwartungen mit Bezug auf den Rollentypus auf, den Pflegende bei ihren Teilnahmeaktivitäten in Beziehung zu ihren angestammten Rollen und Persönlichkeitsmerkmalen annehmen können und wie dies die Teilnahme von andreren beeinflussen mag: *»Intuitv arbeitest du im [Pflege-]Team mit einer Idee von Hierarchie, und wir versuchten nun eine Position durchzusetzen, wo jeder gleich sein sollte, die Musiker und die Pflegenden. Wir waren bestrebt, dass eine Gleichheit da war. Und nich natürlicherweise, wahrscheinlich eher habitualisiert fühlten sich Leute im Management oder in Managementrollen eher auf gleicher Augenhöhe mit den Musikern, und das erschien mehr als natürliche Beziehung. Und ich glaube, da ist auch etwas dabei, was mit sozialem Status zu tun hat. Dass die Jobs, die die Pflegenden tun, niedrige und schlecht bezahlte Jobs sind, und das beeinträchtigt das Selbstwertgefühl und das Vertrauen, sich mit den wahrgenommenen Experten und Professionals gemein zu machen, die von außen gekommen sind. Und ich glaube wirklich, das ist ein Problem.«* Matthew hofft auf gleichberechtigte Partizipation der Pflegeleute und – wie stichhaltig seine Wahrnehmung auch ist – er deckt auf, dass die existierenden Beziehungsdynamiken im Heim verändert werden müssen, wenn eine wirkliche Gleichberechtigung im Teilnahmegeschehen erreicht werden soll.

Sowohl die Musiker als auch das Pflegeteam haben eine Verantwortung, Möglichkeiten für das Wohlbefinden der Patienten zu schaffen, obgleich sie dies ›natürlicherweise‹ auf verschiedenen Wegen anstreben mögen. Das könnte gelegentlich in den Musiksitzungen und deren Auswertung zu Konflikten führen, möglicherweise auch zu Wahrnehmungen, die durch kritische Vorurteile entstehen mögen. Z.B. könnten die Musiker hier und da spüren, dass Pflegeleute Kritik an der Qualität der musikalischen Ergebnisse und Vorgehensweisen in den Sitzungen äußern. Musiker könnten als Kritiker der Beziehung zwischen Pflegenden und Patienten oder anderen Pflegenden erscheinen, oder auch Kritik an musikalischen Konsequencen von Aktionen des Pflegeteams während der Sitzung äußern. Brian fühlt, dass es für beide Seiten wichtig ist, die Herausforderungen, die beide Rollen bewältigen müssen, verstanden zu haben. Er macht deutlich, dass die Realität der Situation die ist, dass die Arbeit in einer Pflegeumgebung herausfordernd ist und ein immenses Maß an Teamwork unter den Pflegeleuten und ein Verständnis bei den Musikern erfordert: *»Ich denke, ich wünsche mir, dass die Musiker mit zunehmender Zeit eine Sache aufbauen könnten, und zwar eine Sensibilität für das, was eine Pflegeumgebung ist, und dass Pflege herausfordernd ist. Und dass – ... wie soll ich es sagen? – sie nicht kritisch sein sollen und keine Vorurteile haben gegenüber Pflegesituationen (...) In bestimmten Situationen ist es eben wirklich wichtig, dass sich Musiker mit den Erfahrungen der Pfleleute identifizieren können, die mit eingeschränkter Infra-*

struktur arbeiten und mit beschränkten Bedingungen und begrenzter Zeit und was es sonst alles zu beachten gibt.«

Ein zentraler Aspekt, der während des Projekts auftrat, war die gleiche Zugangschance zu den Möglichkeiten für nachhaltige, intime Interaktion mit Demenzkranken. Die Musiker fühlten, dass sie Patienten zurückstellten, bis sie bereit waren, als Individuen in einem Gruppenkontext teilzunehmen, doch einige Pfleger fanden, dass einigen Demenzpatienten mehr individuelle Aufmerksamkeit hätte gegeben werden können. Dieses Dilemma wird betont in einer gemeinsamen Auswertungsdiskussion zwischen Musikern und Pflegeteam nach der dritten Sitzung. Danach reflektiert Anneliese über die verschiedenen Perspektiven und schreibt: *»Es gab eine Menge Teilnahmebereitschaft bei den Patienten. Auf der anderen Seite waren zwei von ihnen ziemlich schläfrig. Ich fand allerdings, sie waren bei uns. (Das Pflegeteam war darüber ganz anderer Meinung!)«* Matthew fühlte sich anfangs erregbar, ärgerlich und in diesem Fall beurteilt: *»Da war also ein sehr direkter Kommentar, der sich fast ein wenig wie eine Standpauke anfühlte – darüber, weißt du, dass es einige Leute gab, die nicht die Aufmerksamkeit bekommen hätten, [die verdient gewesen wäre].«* Die Angelegenheit ist jedoch komplexer als das. Vielleicht gehört es zum Gefühl professioneller Verantwortung der Pflegenden in ihrem Verhältnis zu den Demenzpatienten, wie Brian feststellt: *»(...) Es gab da eine kleine Diskussion, die drehte sich um einige Patienten, die teilgenommen hatten, und andere, die überhaupt nicht teilgenommen hatten. Und es schien auf der Seite der Pflegeleute ein Verantwortungsgefühl dafür zu geben, dass es einige Patienten gab, die nicht teilnahmen, und sie fühlten sich ganz verantwortlich. Aber sie wussten eben nicht, wie sie auf verschiedene Weise hätten helfen können. Denn sie hatten nicht den Eindruck, dass sie die Macht hätten zu intervenieren. Sie fühlten in diesem Stadium nicht wirklich, dass sie das hätten tun können. So stimmten sie zu, und genau das war die Frage, die dann im Auswertungsgespräch mit den Musikern eingebracht wurde, was wir auch taten. Und ich hatte den Eindruck, es war eine sehr gute und reife Diskussion rund um das Thema.«*

Für die Pflegeleute war es gleichsam eine Realität, dass sie sich nicht in der Lage sahen, wie Matthew sich ausdrückt, *»einzugreifen und das Gefühl zu haben, dass sie die Arbeit leiten«*. Matthew erkennt an, dass Raum geschaffen werden muss, wo das Pflegeteam sich in das Treffen von Entscheidungen einbezogen fühlt, denn das Engagement als volle Teilnehmer ist eine Basisvoraussetzung, und das kann nur geschehen, wenn die Pflegeleute sich sicher und souverän fühlen. Er realisiert, dass die Herstellung dieses Raumes in der Verantwortung des Workshop-Leiters liegt. Matthew beschreibt nach der zweiten Sitzung die Art von Beziehung, die er mit dem Pflegeteam gern haben möchte und benennt auch seine Erwartungen an die Teilnahme: *»Ich denke, an diesem*

Punkt des Projekts ist mein Fokus noch so sehr auf den Demenzpatienten, dass ich spüre, dass ich zu wenig Energie in die Beziehung mit dem Pflegeteam investiert habe, auch wie die Beziehungen aufgebaut und wie ihr Selbstvertrauen gestärkt werden könnten. Und sie sind ein wenig ›Zugabe‹. Und wenn ich sie in Stücke einbeziehen kann, dann ist das gut, aber ich könnte mehr tun, sie in das Team zu integrieren [und ihnen zeigen], wie das Team funktioniert.« Brian verrät seine eigenen Erwartungen, was die Teilnahme des Pflegeteams angeht, wenn er nach der vierten Sitzung daran erinnert, dass die Probleme Zustimmung und eigener Kompetenzbereich noch immer sehr präsent sind: *»Ich würde es für das Pflegeteam gern sehen, wenn da mehr Bindung wäre in dem Sinne, dass die Leute in der Lage wären zu fühlen, dass sie selbstverständlich bei den musikalischen Stücken mitmachen können, und daß sie selber Instrumente nehmen können und tatsächlich eingreifen. Und ich spüre noch immer, dass sie das nicht fühlen, selbst wenn letzte Woche über ihre Teilnahme gesprochen wurde. Und ich spüre nicht, dass sie schon die Zustimmung fühlen, dies zu tun (...) Ich hatte heute den Eindruck, dass es sich immer noch so anfühlt, dass die einzigen Leute, die Music for Life leiten können, die drei Musiker sind.«*

Freilich, diese Geschichte beginnt sich zu verändern, weil sowohl das Pflegeteam als auch die Musiker anfangen, ihre eigenen Perspektiven mit wachsender Klarheit zu artikulieren. Ein natürlicher Teil jedes Kooperationsprozesses ist die Entdeckung von Möglichkeiten, Dinge auszuhandeln und zusammenzuarbeiten, wie Brian vorschlägt: *»Ich denke, jede Arbeitsbeziehung muss herausfinden, wie man kommuniziert. Und das ist es, was die Leute im Projekt tun. Um mit jemandem zu arbeiten, musst du klären, was deine Rolle ist. Und genau das ist es, was die Leute sich fragen: ›Was ist meine Rolle? Und wie kommuniziere ich mit dir? Und habe ich tatsächlich Macht in dieser Situation? Und ist meine Meinung wichtig?‹ Genau das ist es, was die Leute ausdrücken.«* Mehr noch, Verletzbarkeiten und Konfliktbereiche anzuerkennen, kann Risiken enthalten. Allerdings ist dieses Risikoniveau notwendig für eine wahrhaft authentische Zusammenarbeit. Brian beschreibt im Einzelnen den Mut einer Pflegerin, die in der Lage war, ihre eigenen Verletzbarkeiten auszudrücken und deshalb in diesem Prozess persönlich und professionell wuchs, wohl wissend, dass nicht jedes Mitglied den Mut hat, diese Art von Themen anzusprechen: *»Und dieses Team hat entschieden, es anzusprechen. Ich bemerkte in den letzten paar Wochen, dass sie Fragen gestellt haben, und sie haben diese Fragen sehr viel klarer in dieser Woche artikuliert. Und eine Person hatte den Mut, tatsächlich zu sagen, dass sie sich in der Interaktion mit einem Musiker sehr unwohl gefühlt habe, einer direkten Interaktion zwischen ihr und dem Musiker. Und ich denke, da gehört Mut zu, das zu sagen, also geht es darum, diesen Mut zu haben, ja, und fähig zu sein, es auszusprechen, oder zu reflektieren, was eigentlich passiert ist, und sie haben reflektiert, was* *ihnen passiert ist. Nicht nur mit den Demenzpatienten. Und ich denke, die Tatsache, dass sie das tun und nicht nur total auf die Patienten fokussiert sind, ist es, worauf sie ihre Stärke aufbauen können. Es ist in gewissem Sinn eine parallele Entwicklung, die neben dem stattfindet, was mit den Patienten passiert.«* Dieser Punkt ist besonders wichtig. Brian betrachtet das Projekt als einzigartige, transformative Chance – als Möglichkeit, in die die Mitglieder des Pflegeteams persönlich mit tiefem Gewinn investieren können, jenseits der Verantwortlichkeiten in ihren Jobs.

Dies ist eine Sichtweise, an der Brian festhält. Im Interview vor Projektbeginn analysiert er den Lernprozess anderer ›Music for Life‹-Projekte: *»Es fühlt sich ein wenig konträr zu der Kultur an, in der sie immer arbeiten und dann doch in der Lage sind, sich ein wenig auf die Gefühle einzustellen und über ihre Gefühle zu reden. Was ich bemerkt habe ist, dass die meisten Pflegeleute gar nicht so viel Ermutigung brauchen, um das zu tun, dass sie tatsächlich fähig sind, dies zu tun. Und es festigt meinen Glauben, dass die Leute, wenn wir ihnen Gelegenheit geben, dazu in der Lage sind. Eine Menge Leute haben solche Fähigkeiten (...) Deshalb denke ich in diesem Forum, die Leute realisieren das und denken, oh, ja! Das ist es, worum es geht, ich kann es tun.«* Es ist vielleicht am Anfang schwierig, Verletzbarkeiten und Perspektiven zu teilen, aber wo ein sicherer und geschätzter Raum da ist, diese Gefühle und Gedanken zu teilen, kann eine Gemeinschaft entstehen.

Brian beschreibt, wie dieser Prozess des Sich-zugehörig-Fühlens für das Pflegeteam allmählich entsteht und welchen Einfluss das auf die Patienten hat, eine Art Erweckung, die inspiriert ist von der Teilnahme des Pflegeteams. Alle Pflegenden werden selbstbewusster und fühlen sich wohl dabei, sich selbst durch die Sprache der Musik auszudrücken: *»Ich habe mich wirklich, wirklich gefreut über die Tatsache, dass vom Beginn an die drei Mitglieder des Pflegeteams ermutigt wurden, ihre eigenen Instrumente zu haben und Teil der aktiven Musiker zu sein. Ich denke, das half und entwickelte einen Gruppengeist, und ich glaube auch, dass die Demenzpatienten in der Lage waren, das aufzugreifen, weil einfach mehr Leute neben ihnen spielten. Auf diese Weise bekamen sie einen besseren Einblick in das, was passierte.«* Das Pflegeteam führt und teilt nun die Mitgestaltung des Prozesses mit den Musikern, jeder mit seiner eigenen Rolle, die er spielt.

Fiona reflektiert über die Dynamiken dieser neuen Beziehung nach der siebten Sitzung, indem auch sie sich den Einfluss vergegenwärtigt, den das Projekt auf persönlicher Ebene auf das Pflegeteam gehabt hat: *»Ich fühle wirklich, dass auch die Pflegeleute so gewachsen sind. Sie schienen sich diese Woche sehr wohl zu fühlen. Sie arbeiteten so sensibel mit den Patienten und übernahmen die Initiative in vielen Momenten. Sie schienen außerdem, die Sitzungen zu genießen* *und freuten sich wirklich über die Bindungen, die sie mit den Patienten geknüpft hatten.«* Fiona entdeckt auch ein größeres Freiheitsgefühl im Pflegeteam. Sie gehören dazu, sie fühlen sich wohl und selbstbewusst und in der Lage, sich mit Lust in der Gruppe auszudrücken, und zwar jenseits ihrer [professionellen] Rollen. Auch Matthew fühlt das, wenn er darüber nachdenkt, wie sich dies während derselben Sitzung in musikalische Verbindungen übersetzt hat: *»Wir hatten dieses verrückte Shaker-Stück, das begann, und ich weiß nicht, wie es ..., ich denke, ich begann, ein Stück mit Gabriella mit dem Shaker zu machen, und sie schreckte zurück, im Mittelpunkt zu stehen. Sie wollte es nicht öffentlich tun. Und so schlug Anneliese vor, dass Samantha auch einen Shaker nehmen sollte, und dann endeten wir irgendwie damit, jedem einen Shaker zu geben, und alle saßen da und schüttelten ihre Shaker und warteten, dass etwas passierte. Und kleine Kontakte kamen im Kreis zustande, Leute fielen sich gegenseitig auf, und kleine Gespräche begannen, und – ich weiß nicht, ob Fiona anfing zu spielen – ich denke, ich bin nicht ganz sicher wie es geschah. Und Jessica, die ziemlich aufrecht dasaß mit einem Shaker in jeder Hand, hatte wirklich Spaß dabei. Und sie sagte: ›Wer ist eigentlich dran?‹ Ich denke, das war so ungefähr, was sie sagte. Ich denke, sie nutzte das Gefühl, dass keiner die Leitung hatte und welchen Spaß das machte. Dass nämlich jeder darauf wartete, dass etwas passierte, und sie sagte eben: ›Wer ist eigentlich dran?‹ Und Anne sang ihr dann zu. Und ich wiederholte es singend, und wir hatten dieses wirklich, wirklich spaßige Stück. Das war toll, toll zu sehen, wie Jessica wirklich eine Menge Spaß hatte damit, denke ich.«*

Hier beschreibt Matthew die Verbindung zwischen der Tatsache, dass das Pflegeteam die Initiative in der Kommunikation und Partizipation übernommen hatte und dem Einfluss, den das in diesem Fall für die Teilnahmer der Patienten hatte, konkret: für Jessicas Teilnahme. Es wird offensichtlich, dass hier ein komplexes Set von Beziehungen eine Rolle spielt, jeder leitet und bestimmt den Prozess. Es ist ein Prozess, der unsicher ist, aber indem Unsicherheit und Spontaneität gleichsam ›zelebriert‹ werden, und jede Stimme bringt eine neue Dynamik von ›Spaß‹ in die Improvisation ein. Mehr noch, die Fähigkeit, sich in solch einer unsicheren, potenziell riskanten, kreativen Situation zu engagieren, belegt eine neues Gefühl der Zugehörigkeit für alle, wo Vertrauen, Freiheit und Respekt zentrale Bedeutung haben und gemeinsam geteilte Leitung entscheidend ist. Matthew realisiert, dass es Zeit braucht, damit das passiert: *»Wir kennen uns, und es ist okay, diese Momente zu haben, wo praktisch nichts passiert. Es ist nicht das Ende der Welt. Das ist definitiv etwas, was ich sagen sollte, wenn die Gruppe das Gefühl erreicht hat, dass das Projekt zu Ende geht oder etwas dergleichen, wirklich.«*

Matthew faßt das Vermächtnis, das er in Bezug auf das Projekt empfindet, zusammen. Er hat durch das Projekt gelernt, dass er – als ein Leiter – eine weitere Perspektive von Leitungsfunktion annehmen kann und dass er nicht allein für Veränderungen verantwortlich ist, obwohl er eine Schlüsselfigur bleibt. Leitung ist auch nicht nur im Einflussbereich der Musiker. Jeder, der dabei ist, hat einen Teil zu spielen und ist ein wertvolles Mitglied der Gruppe. Das Vermächtnis, das die Musiker zurücklassen, ist nicht ein musikalisches Vermächtnis, sondern eines der Beziehungen, Beziehungen von Gleichheit, von gemeinsam geteiltem geistigem Eigentum und gemeinsam geteilter Leitung, auch von Zugehörigkeit: *»Jeder ist Teil des Teams (...) Die Bedürfnisse von a l l e n müssen beachtet werden j e d e r z e i t . Das Netz zusammenhängender Beziehungen ist hochkomplex. Es ist nicht leicht, es auszuhandeln. Der Versuch, jemandes Bedürfnisse anzusprechen und gleichzeitig für die Interessen eines anderen einzutreten und nicht vollständig den Blick auf einige der wichtigsten Ziele des Projekts zu verlieren, vergisst die eigenen Bedürfnisse. Vielleicht ist dies der springende Punkt des Projekts: Es geht um Beziehungen, keinesfalls ausschließlich um Musik. Musik ist nur der Weg, der dahin führt.«*

4. Die Kernkategorie »Entwicklung«

Matthews emphatisches *»Vermächtnis«* schließt eine ›dichte Beschreibung‹ *(Clifford Geertz)* aus der Perspektive der Betroffenen ab. In der nun folgenden Kernkategorie ›Entwicklung‹ wechselt der Darstellungsmodus vorsichtig. Die Annäherungen an die Personen treten zurück, und die kleinen Geschichten werden seltener. An ihre Stelle tritt eine analytischere Haltung, die auf das abschließende Ergebniskapitel vorbereiten soll. Nach der ausführlichen Analyse der Kategorien ›Identität‹, ›Kommunikation‹ und ›Partizipation‹, nach den hochinteressanten Lernbewegungen, die wir beobachten konnten, stellt sich nun die Frage nach dem eigentlichen *Ergebnis* des Prozesses, den wir begleitet haben: Können wir Entwicklungen entdecken bei den Menschen, die beteiligt waren? Gibt es eine neue Qualität des Miteinanderumgehens?

Freilich, was bedeutet *Entwicklung* tatsächlich? Ist es das kontinuierliche Hinzulernen neuer Erfahrungen oder ein qualitativer Sprung in der Einsicht und im Verhalten aller Beteiligten? – Diese Frage ist keineswegs trivial. Sie trifft auf philosophische Grundprobleme der Idee, wie Entwicklung verstanden werden muss: etwa den Leibnizschen Satz, dass die Natur keinen »Sprung« mache *(›natura non facit saltum‹)*[55], sich also kontinuierlich entwickle. Oder das noch viel ältere ›Menon-Paradox‹, bei welchem Platon den Protagonisten

55 Leibniz 1714, § 10.

Menon in dem gleichnamigen Dialog mit seinem Lehrer Sokrates zu dem Ergebnis kommen lässt, dass der Mensch nichts wirklich Neues dazulernen könne:[56] »Denn weder nach dem, was er weiß, wird er forschen, denn er weiß es ja, ... noch nach dem, was er nicht weiß; denn er weiß ja gar nicht, wonach er forschen soll.«[57] Die sokratische Lösung, dass er sich »wiedererinnert« an etwas, das er von Geburt an weiß, ohne dass es ihm bewusst wäre, erscheint für unser modernes Denken keine befriedigende Erklärung. Die Lösung muss schon zwischen kontinuierlichem Zugewinn an Erfahrung oder einer qualitativ neuen Einsicht liegen. Auch Hegel, der das Entwicklungsdenken seiner Zeit weit vorangetrieben hat, besteht übrigens auf einer Art ›Qualitätssprung‹.[58] Es kommt ihm nämlich auf ein *»Ziel«* an, und dieses Ziel soll eine andere, eine neue Erkenntnisqualität besitzen.

Aber geht es bei Entwicklung tatsächlich um Ziele? Müssen wir immer schon vorgeben, was erreicht werden soll? Ist nicht manchmal das unerwartete Zwischenergebnis erstaunlicher als das vorgegebene Ende? Überraschen uns Menschen nicht mit kaum für möglich gehaltenen Entwicklungen, wenn wir ihnen den Raum dazu geben? Ist also Entwicklung vielleicht gar nicht nur vom Einzelnen her zu sehen? Betrifft es nicht immer auch sein Umfeld, sein Eingebundensein, die Kooperation und Unterstützung durch andere?

Allerdings, passen solche Vorüberlegungen zu dem Thema *Musik und Demenz*? Kann in der Kooperation mit Menschen, die mit Demenz leben, von *Entwicklung* überhaupt gesprochen werden? Erscheint es dem unbeteiligten Beobachter nicht gerade umgekehrt: dass jede Entwicklung ausbleibt und eher der Verlust von Entwicklungschancen realisiert werden muss? – Gewiss, die vorhergehenden Abschnitte haben gezeigt, dass in der Begegnung von Musikern mit Menschen, die unter Demenz leiden, und ihrem Pflegepersonal Identitätsbildung gefördert wird, dass neue Kommunikationsformen entstehen und dass Teilhabe und Bindung wachsen kann. Aber geschieht das nicht nur punktuell und situativ, kann das bereits als ›Entwicklung‹ gelten?

Vielleicht ist auch die Beantwortung dieser Fragen auf empirische Beispiele angewiesen. Wahrscheinlich hilft auch hier der Blick auf die Praxis weiter als theoretische Vorüberlegungen. Wir haben fünf Dimensionen identifizieren können, die uns das Phänomen ›Entwicklung‹ im ›Music for Life‹-Project besonders anschaulich machen: die Ebene der *»Ratifizierung«*, bei der den Beteiligten klar wird, dass sie Teil eines Entwicklungsprozesses sind; die Dimension der *»verbesserten Qualität des Teams«*, die nicht nur bei den Musikern die Er-

56 Platon 1988, 37f.
57 Ebd., 38.
58 Hegel 1955, 150.

fahrung wachsen lässt, dass ein neues Niveau der Kooperation im Spiel ist; die Einsicht in die *»Nachhaltigkeit«* des gemeinsamen Lernprozesses, die freilich fragil bleibt; die neue Art des Lernens, die als *»transitorisches Lernen«* beschrieben werden kann; und schließlich die zumindest intuitive Erfahrung, einer *»Community of Practice«* – einer Gemeinschaft anzugehören, die mit anderen praktische Erfahrungen macht und dabei lernt. Diesen Prozess zu verstehen und zu fragen, was dies für die eigene professionelle Praxis bedeutet, ist wohl tatsächlich ein Entwicklungspotenzial.

Ratifizierung

Brian, der sehr erfahrene Pflegedienstleiter des Jewish Care Emanuel-Zeffert-Haus, antwortet auf die Frage der leitenden Forscherin, wie er auf die Idee gekommen sei, auch das Pflegepersonal in das ›Music for Life‹-Projekt einzubeziehen: *»Okay, das ist wieder nicht sehr formell, es ist nicht sehr ... ich denke nicht, dass irgendetwas bei Music for Life sehr fixiert ist. Ich meine, da ist eine feste Idee, aber ich denke, eine Menge davon sind eher informelle Diskussionen, also Reden darüber. Einiges hat mit Besonderheiten zu tun. Wie z.B., wer wird verfügbar sein? Wer kann eine Zusage über acht Wochen geben? (...) Danach ist eine Mischung von Kraft gefragt. Du brauchst ein paar Leute, die damit umgehen können, die tatsächlich in der Lage sind, den Demenzpatienten zu helfen. Das ist ein wichtiger Faktor. Denn der erste Grund, Pflegepersonal im Projekt zu haben – unabhängig von der Teamentwicklung –, ist, dass die Patienten unterstützt werden. So, das ist die Nummer eins. Wir müssen sicherstellen, dass die Patienten im Projekt unterstützt werden. Danach geht es darum ... vieleicht können wir einige kalkulierte Risiken eingehen, so könnte man sagen. Vielleicht diese Person, ich denke, diese Person tatsächlich ... die hat was. Ich denke, das wird sie weiterentwickeln, und ich denke, sie sind in der Lage mitzumachen. Ich hoffe, sie werden mitmachen und die Sache voranbringen. Und da sind vielleicht andere Leute, die vielleicht ... vielleicht ist etwas da, vielleicht nur eine Gelegenheit – wie ein neuer Mitarbeiter oder Ähnliches, ja, ich habe es ganz gern, Leute dabei zu haben, die neu sind. In diesem Projekt haben wir eine neue Freiwillige. Deshalb denke ich, es hat damit zu tun ... zu Beginn ihrer Karriere eine Chance zu haben, etwas mitzubekommen, was ihre gesamte Karriere beeinflussen kann: über die Art, wie du arbeitest, deine Wahrnehmung von den Menschen mit Demenz, die Bedeutung, reden und teilen zu können. Deshalb denke ich, das ist gut. Und dann, wenn wir uns sicher genug fühlen, können wir vielleicht einige Risiken eingehen mit dem vierten oder fünften Teammitglied (...) Und vielleicht kann dieses Music for Life-Projekt ja sogar einen*

Durchbruch bringen, vielleicht auch nicht, aber lasst uns das Risiko hier eingehen und lasst uns sehen. So, das sind so die Faktoren.«

Brian macht bereits zu Beginn des Projekts deutlich, dass ›Entwicklung‹ zumindest eine zentrale Option des vor dem Pflegeteam liegenden Prozesses ist. Aber Entwicklung wird eben nicht durch technische Verfahren (z.B. »*Teamentwicklung*«) oder starr fixierte Ziele garantiert. Es sind vielmehr zwei Dimensionen, die von Brian als Voraussetzung für Entwicklungsprozesse genannt werden: Die erste Bedingung (»*So, das ist die Nummer eins*«) ist die Sicherheit, dass die Patienten unterstützt werden. Ohne diese Rahmenbedingung sind Veränderungen nicht denkbar. D.h. praktisch, es müssen erfahrene Teammitglieder zur Verfügung stehen, die mit den Patienten und ihren Eigenarten vertraut sind (übrigens gegebenenfalls auch genügend Kraft besitzen: »*danach ist eine Mischung von Kraft gefragt*«) und ihnen Sicherheit geben können. Die zweite Voraussetzung ist eine gewisse Offenheit für mögliche Lernprozesse – insbesondere bei jüngeren Teammitgliedern (»*wie ein neuer Mitarbeiter*«, »*wir haben eine neue Freiwillige ... zu Beginn ihrer Karriere*«). Entwicklung kann nicht garantiert werden, aber sie bleibt eine Chance (»*vielleicht kann dieses Music for Life-Projekt ja sogar einen Durchbruch bringen*«). Das ist nicht ohne Risiko (»*vielleicht auch nicht*«), aber dieses Risiko lohnt sich (»*lasst uns das Risiko hier eingehen und lasst uns sehen*«).

Für Brian gehört also Entwicklung von Anfang an zum ›Music for Life‹-Projekt, und zwar eine Entwicklung, die qualitative Sprünge (»*Durchbruch*«) zumindest denkbar macht. Aber diese Offenheit für das Neue ist kein Vabanquespiel. Sie beruht auf der Sicherheit, dass unter allen Umständen für die Demenzpatienten gesorgt ist. Ein Risiko, das sie berühren würde, hätte keine Chance. Brian wägt sehr genau ab: »*Und dann, wenn wir uns sicher genug fühlen, können wir vielleicht einige Risiken eingehen mit dem vierten oder fünften Teammitglied.*« Drei oder vier Teammitglieder verbürgen in jedem Fall Sicherheit. Erst wenn diese Grundlage gegeben ist, kann für weitere Teammitglieder die Chance für neue Erfahrungen vorbereitet werden.

Entwicklung für das Pflegepersonal ist eine wichtige professionelle Option, aber sie ist nur realisierbar, wenn für die betreuten Menschen mit Demenz zunächst Sicherheit garantiert ist. Auf dem Fundament von Verlässlichkeit und Vertrauen können dann auch ungeplante Entwicklungsprozesse möglich sein. Brian legt nicht fest, wie sie aussehen. Er kalkuliert selbst ein Scheitern ein (»*vielleicht auch nicht*«). Aber er nennt Bedingungen für diese Offenheit, was Entwicklungen angeht.

Auch den Musikern ist diese eigenwillige Spannung zwischen Sicherheit und Offenheit nicht unbekannt. Wir wollen zu ihren Beratungen zurückgehen, weil uns einige von ihnen bereits im Abschnitt über ›Partizipation‹ begegnet sind:

> Fiona: *»Es ist wirklich wunderschön, wenn du (...) den Spielraum haben kannst, die Teile, die du auf deinem Instrument spielst, auf verschiedene Weise auszudrücken. So war es für mich ein besonderes Vergnügen, wann immer wir uns trafen, wann war es, Donnerstag. Denn Anneliese und ich können uns irgendwie diese Rolle teilen, mehr indem wir uns gegenseitig helfen, was wirklich wunderschön ist. Mir ist es lieb, wenn ich nicht verantwortlich bin für all die harmonischen Fortschritte, ich werde dabei immer richtig nervös. So, ja, das kann Einfluss haben. Es klingt wirklich einfach, aber tatsächlich ist die Instrumentierung wie ein Kammerensemble, denke ich. Was ist deine Rolle, was ist deine Stimme? Ich denke nicht, dass du lernst, was deine Stimme ist, bis du zusammengearbeitet hast. Und das fühlt sich dann wirklich gut an, in der Tat. Eine Menge hören, es fühlt sich wirklich sensibel an in dem Sinn, dass jeder wirklich hört. Ich liebe es, wenn man fühlt, da ist Raum. «*
> Matthew: *»Ja, da war Raum. Es war nicht so, dass irgendwer einfach gespielt und gespielt und gespielt hat. Was auch passieren kann.«*

Wir erkennen in Fionas Beschreibung einerseits ein Gefühl der Freiheit und des Wohlbefindens (*»besonderes Vergnügen«*), wenn sie an die gemeinsame musikalische Praxis namentlich mit Anneliese denkt (*»Anneliese und ich können uns irgendwie diese Rolle teilen, mehr indem wir uns gegenseitig helfen, was wirklich wunderschön ist«*). Auch der Aspekt gegenseitiger Hilfe klingt in der Passage an. Andererseits wird aber zugleich Unsicherheit sichtbar, beinahe Leistungsstress (*»die Instrumentierung wie ein Kammerensemble, denke ich. Was ist deine Rolle, was ist deine Stimme?«*). Eine ›Lösung‹ im Sinn von *Entwicklung* kommt nur zustande, wenn die Musiker durch kontinuierliche gemeinsame musikalische Praxis (*»eine Menge hören«*) ein Gefühl dafür entwickeln können, dass eine Art *»Raum«* entsteht, in dem man sich mit seinem Instrument frei bewegen kann (*»Ich liebe es, wenn man fühlt, da ist Raum«*). Die spontane Reaktion von Matthew, dem Workshop-Leiter (*»Ja, da war Raum«*), unterstreicht dieses Gefühl.

›Entwicklung‹ ist also auch für die Musiker kein pädagogisches Programm, das mit Selbstverständlichkeit zum Ziel führt, sondern ein fragiler Versuch zwischen ängstlichem Vortasten und dem durch gemeinsame Praxis entstehenden Gefühl einer gewissen Sicherheit. Interessant ist zweifellos, dass dieses Gefühl mit der Metapher des *Raumes* verknüpft wird. Gemeint ist damit gewiss keine bloß territoriale Dimension, sondern gleichsam ein ›Spielraum‹, der entsteht und jedem der beteiligten Musiker die Chance zur Entfaltung garantiert. Entwicklung wird also, wie in Brians Beispiel, als Chance und Möglichkeit eingeführt.

Die Ratifizierung und zugleich die Fragilität des Entwicklungsgedankens wird auch in einer Passage aus Fionas Reflexionstagebuch noch einmal sehr deutlich: *»Ich denke, dass wir uns in den vorhergegangen Wochen des fragilen Zustands vieler Demenzpatienten sehr bewusst waren, und dass ein wirkliches Bedürfnis da war, eine Musik zu schaffen, die reflektierte, wie sich die Patienten fühlten – und sogar half, sie zu stärken. Ich denke, das war richtig und notwendig. Freilich, das Problem liegt darin, dass du als Musiker sehr schnell gefangen werden kannst, wenn du eine Atmosphäre reflektierst und Musik kreierst, die in einer Gruppe mit niedriger Energie ebenfalls keine Energie hat. Es ist wichtig, im richtigen Moment eine Musik zu machen, die anders ist und ›die Atmosphäre aufbricht‹, besonders wenn man ein Gruppengefühl aufbauen will. Wir haben das wirklich in der fünften Sitzung versucht, und ich fühlte tatsächlich, da war ein Durchbruch in der Art, wie die Gruppe während der gesamten Sitzung miteinander interagierte. Stellenweise fühlte ich, dass die Gruppenmitglieder getragen wurden von unserer Energie und unseren musikalischen Überzeugungen und dass dies in verschiedener Hinsicht ein neues Lebensgefühl und eine Freiheit in der gesamten Gruppe erzeugte.«*

Der Ausgangspunkt von Fionas Gedanken ist eine große Unsicherheit (*»dass wir uns in den vorhergegangen Wochen des fragilen Zustands vieler Demenzpatienten sehr bewusst waren«*) und die Gefahr, im Kontakt mit den Patienten in eine Falle zu geraten, die der Gruppe Energie nimmt. Gerade aus dieser Erkenntnis entsteht aber die Einsicht in die Notwendigkeit einer Alternative: Musik muss *»anders«* sein (*»die anders ist und ›die Atmosphäre aufbricht‹«*), sie muss in der Lage sein, die Atmosphäre zu verändern. Und genau dies passiert in der fünften Sitzung: *»ich fühlte tatsächlich, da war ein Durchbruch ...«*. Was diesen *»Durchbruch«* bewirkt hat, wird nicht gesagt. Es gibt keine gleichsam technischen Maßnahmen, die sein Entstehen garantieren. Es sind nur vorsichtige Hinweise, gemeinsam gefühlte ›Drifts‹ und ›Tensions‹, die auf eine Entwicklung hinweisen, die nicht nur bei den Musikern passiert, sondern auch bei den Patienten und dem Pflegeteam.

Diese Erkenntnis ist charakteristisch. Was Fiona mit großer Zurückhaltung beschreibt, ist kennzeichnend für die Entwicklungsidee des ›Music for Life‹-Projekts: Es geht nicht um einen Vorgang, der gewissermaßen ›machbar‹ ist, der sich sozusagen ›instrumentell‹ herstellen lässt. Es ist vielmehr jener Prozess, den der Logiker des Pragmatismus, Charles Sanders Peirce, als *»abduktiv«* beschrieben hat[59], als ein Ergebnis, mit dem man vorher nicht hätte rechnen können. Und doch gibt es Bedingungen für diesen *»Durchbruch«*. Anneliese redet niemals im Singular, wenn sie über die Musik spricht, sondern immer im Plural (*»als Musiker«*). Es geht also um einen *kooperativen* Prozess. Ihre Überlegungen zielen aber auch nicht nur auf die Leistungen der Musiker, auch die

59 Vgl. hier noch einmal S. 57.

Patienten und alle anderen Beteiligten werden miteinbezogen. Es ist die gesamte Gruppe, deren Zusammenspiel den Durchbruch ermöglicht (*»in der Art, wie die Gruppe während der gesamten Sitzung miteinander interagierte«*). D.h. die Entwicklung, die hier ›ratifiziert‹ wird, ist ein kollektives Ereignis. Es gibt keine Garantie für ihr Eintreten. Und doch scheint es Rahmenbedingungen zu geben, die eine solche Entwicklung begünstigen: Dazu gehören hohe Sensibilität, aufeinander zu achten und zu reagieren, und die Souveränität, das Anderssein der anderen zu akzeptieren. Dann entstehen Freiheit und Vertrauen im Umgang miteinander (*»ein neues Lebensgefühl und eine Freiheit in der gesamten Gruppe«*).

Es ist Brian, der in seinem Interview die Notwendigkeit der Kooperation noch einmal konkreter macht und sie besonders auf die Zusammenarbeit der Musiker mit dem Pflegeteam bezieht: *»Ich denke, ich wünsche mir, dass die Musiker mit zunehmender Zeit eine Sache aufbauen könnten, und zwar eine Sensibilität für das, was eine Pflegeumgebung ist, und dass Pflege herausfordernd ist. Und dass – ... wie soll ich es sagen? – sie nicht kritisch sein sollen und keine Vorurteile haben gegenüber Pflegesituationen (...) Weil ich denke, es ist leicht für irgendjemanden, in eine Pflegeumgebung zu kommen und zu sagen: ›Warum machen sie nicht dies?‹ und ›Warum machen sie nicht das?‹ ›Warum ist es nicht wie hier oder dort?‹ Das ist einfach. Aber wenn du in der Pflege arbeiten musst, dann musst du dich einlassen und Teil davon werden. Was ich zu sagen versuche, ist, die Realität liegt in der Demenz, wir haben nicht die Ressourcen, die wir gern hätten. Und wir sind noch nicht da, wo wir gern hinwollen. Deshalb brauchen wir Leute, die bei uns sind, uns helfen und unterstützen so, wie wir sind, und keine schnellen Urteile über uns fällen. Hoffentlich kann den Leuten, die in der Pflege arbeiten, geholfen werden, damit sie wachsen und den nächsten Schritt machen. Wir brauchen Music for Life wirklich, weil wir wachsen müssen.«*

Brian spricht die Dringlichkeit der Kooperation aus der Perspektive des Pflegepersonals an und betont fast ›existentiell‹ das Angewiesensein auf das Verständnis der Musiker (*»Deshalb brauchen wir Leute, die bei uns sind, uns helfen und unterstützen«*). Denn das gemeinsam zu bewältigende Problem ist keine besondere Variante der Pflege, sondern die Demenz, die alle Beteiligten – aber eben ganz besonders die Pflegenden – überfordert (*»die Realität liegt in der Demenz, wir haben nicht die Ressourcen, die wir gern hätten«*). Es gibt keine Routinen, mit ihr fertig zu werden (*»wir sind noch nicht da, wo wir gern hinwollen«*). Es gibt nur die gemeinsame Anstrengung, sich weiterzuentwickeln, und dazu ist die Unterstützung von außen notwendig (*»Hoffentlich kann den Leuten, die in der Pflege arbeiten, geholfen werden, damit sie wachsen und den nächsten Schritt machen«*).

Brians Hoffnung liegt bei den Musikern (*»Wir brauchen Music for Life wirklich, weil wir wachsen müssen«*). Nicht der Pflegeakt als solcher, so unverzichtbar er ist, garantiert Entwicklung. Es sind Anregungen von außen, die benötigt werden, Anerkennung und Sinnvermittlung, die der Pflege einen neuen Wert zuweisen. Musik ist dann dazu in der Lage, wenn sie sich auf die Herausforderung einlässt, die Personen hinter der Demenz sichtbar zu machen. Dann gibt sie auch der schweren Pflege neuen Sinn.

Brians Überlegungen machen noch einmal deutlich, wie sehr der gesellschaftliche Umgang mit Demenz nicht nur auf Professionalität, sondern auf neue und kreative Formen der Zusammenarbeit angewiesen ist. ›Music for Life‹ ist eine großartige Chance, wie Brian in einem der Interviews zu belegen versucht: *»Gut, ich denke, für mich hat es damit zu tun, dass wir an einem Punkt angekommen sind, wo es eine Gruppe gibt, und die schließt Musiker, Pflegeteam und Demenzpatienten ein. Und ich glaube, die Leute kennen sich jetzt. Aber im Verständnis von Music of Life ist es ziemlich wichtig, dass man glaubt, den Unterschied zu machen. Und ich glaube, bis vor Kurzem gab's da eine Menge Fragen. Und meine Hoffnung für die letzte Sitzung war, dass die Leute doch finden, es ist eine bemerkenswerte Interaktion, von der alle profitieren und sich über das Experiment mit den Demenzpatienten freuen. Und sich eben nicht darüber ärgern. Denn ich habe gerade bei den Musikern das Gefühl, dass sie in den anfänglichen Sitzungen eine Menge gelernt und einen Weg nach vorn gefunden haben und dass sie versuchen, Bindungen aufzubauen. Und ich denke [jetzt] wirklich, dass sie in dieser Gruppe sehr erfolgreich waren. Ich habe ziemlich viele Music for Life-Projekte mitgemacht, und ich würde dieses für ein sehr erfolgreiches einstufen, wenn man Projekte danach vergleicht, wie es ihnen gelang, Beziehungen herzustellen.«*

Es ist Brian, der Personalmanager, der die Entwicklung des Projekts am klarsten an die Kooperation der drei Akteursgruppen, Musiker, Pflegeteam und Demenzpatienten, bindet (*»wo es eine Gruppe gibt, und die schließt Musiker, Pflegeteam und Demenzpatienten ein«*). Und hier sieht er Unterschiede zwischen dem Beginn des Projekts und der jetzigen Situation: *»bis vor Kurzem gab's da eine Menge Fragen ... ich denke [jetzt] wirklich, dass sie in dieser Gruppe sehr erfolgreich waren«*. Er stellt also Entwicklung fest und wertet sie sogar positiv im Vergleich zu früheren Projekten. Freilich, die Entwicklung besteht weder in großartigen musikalischen Leistungen noch in einer sichtbaren Professionalisierung der Pflege. Sie konzentriert sich darauf, *»Beziehungen herzustellen«*.

Solche Beziehungen werden auch von Matthew, dem Workshop-Leiter, in einem Interview angesprochen: *»Ich denke, für Menschen, die keine Demenz haben, gibt es eine Sicherheit, Dinge identifizieren und verstehen zu können und sie für sich einzuordnen: ›Oh, das hat dies zu bedeuten.‹ (...) Wir machen ein Stück darüber, und das wollen wir. Und wir haben das Gefühl, dass wir erfolgreich* *waren, wenn wir das tun können. Aber da zu sein in dieser Unsicherheit und eine gemeinsam erlebte Entdeckung mit einer Person zuzulassen, die mit Demenz lebt, mit dem Wunsch, dass sie sich entwickelt oder klarer wird oder wirklich klar, das ist ein anderer Prozess. Es schließt die Person mit Demenz ein beim Suchen, was das Stück ist oder die Beziehung ... Das Stück hat mit der Beziehung zwischen den Betroffenen zu tun. In einer bestimmten Weise, wenn man sich zurückhält, dem Stück zu viel Bedeutung zu geben, dann hat man eine Chance, dass eine Beziehung zustande kommt, weißt du, dass eine Bindung zwischen einem Musiker und einer Person mit Demenz entsteht und dass man das ein wenig offener lassen kann und mehr auf Augenhöhe. Diese Person, die jeden Montagmorgen von außen reinkommt von zehn bis elf ... Es macht es klarer und einfacher, damit umzugehen, wenn man sich selber darüber definiert zu entscheiden, welche Stücke wirklich sinnvoll sind und all diese Überlegungen. Es ist ziemlich unsicher und ein bisschen chaotisch, diese Art von Dingen offen zu lassen.«*

Beziehungen zwischen Musikern und Menschen mit Demenz betreffen auch die Musik selbst, die im Idealfall gemeinsam gemacht wird (*»Es schließt die Person mit Demenz ein beim Suchen, was das Stück ist«*). Es ist ein Suchprozess, das *»Stück«* zu finden, das die Kooperation herstellt. Und dieser Prozess setzt eine gewisse Offenheit und Aktivität *»auf Augenhöhe«* voraus (*»dass man das ein wenig offener lassen kann und mehr auf Augenhöhe«*). Es ist bezeichnend, dass Matthew die Perspektive der Menschen mit Demenz einnimmt (*»Diese Person, die jeden Montagmorgen von außen reinkommt von zehn bis elf«*) und implizit auch auf die Notwendigkeit hinweist, dass zu große Offenheit bei allen Beteiligten die Unsicherheit erhöht (*»Es ist ziemlich unsicher und ein bisschen chaotisch, diese Art von Dingen offen zu lassen«*). Menschen, die mit Demenz leben, brauchen gerade Wiederholungen, *»Stücke«*, auf die sie sich gleichsam mit den Musikern schon geeinigt haben – so wie die wiederholten Eingangsgesänge mit den Namen der Demenzpatienten, auf die oben[60] bereits ausführlich eingegangen wurde.

Dass solche Wiederholungen – vielleicht kann man sogar sagen: *»Rituale«* – für Menschen mit Demenz von großer Bedeutung sind, weil sie ihnen Sicherheit und Geborgenheit geben, ist ein zentrales Ergebnis der Forschungen von Tom Kitwood[61]. Es ist aber auch eine wichtige Einsicht in der Praxis von ›Music for Live‹ selbst, wie Brian in seinem Reflexionstagebuch schreibt: *»Für mich sind Rituale wichtig. Music for Life pflanzt einen Samen des Glaubens an unsere Fähigkeit ein, Leben mit den Demenzpatienten zu feiern und uns daran zu freuen (...) Ich habe in dieser Woche eine große Freude über die aktive Teilnahme*

60 Vgl. S. 68ff., 82ff.
61 Vgl. Kitwood 1997, 90ff.

der Gruppe empfunden (...) In diesem Stadium des Projekts spüre ich, dass die angemessenen Fragen für das Pflegeteam und die Musiker sind, wie wir die Erfahrung zulassen können, unser Leben ganz und gar reicher zu machen in dem festen Glauben, dass es auch das Leben der Demenzpatienten bereichert. Wenn wir durch das Projekt Lernprozesse machen in dem Wissen, was die Erfahrung uns als Individuen gegeben hat, ist dies vielleicht das größte Kompliment, das wir den Patienten zurückgeben können.« Es ist eine wunderschöne Deutung, dass das gemeinsame *»Ritual«* eines Liedes oder eines Musikstücks nicht nur die passende Form zur Integration der Patienten sein könnte, sondern dass gerade auch die individuelle Freude der Musiker an diesem Geschehen das größte Geschenk an Menschen sein kann, die mit Demenz leben (*»ist dies vielleicht das größte Kompliment, das wir den Patienten zurückgeben können«*). Entwicklung, heißt das erneut, ist in dem ›Music for Life‹-Project kein beliebig herzustellender Zustand, sondern ein Ereignis, an dem alle aktiv teilhaben: die Musiker, das Pflegepersonal und die Menschen mit Demenz. Eine Szene aus den *Feldnotizen* am Ende des Projekts macht dieses Gefühl der Gemeinsamkeit überzeugend deutlich:

> *Aus den Feldnotizen:* »Matthew fährt fort: *›Es war wunderschön, Zeit mit euch zu verbringen und euch kennnenzulernen und auch für euch, uns ein wenig kennenzulernen ... und danke für euer Musizieren, und dass ihr es mit uns getan habt und uns erlaubt habt, mit euch Musik zu machen ... Es war eine Ehre und ein Privileg, danke, danke.‹* Die Musiker beginnen, der Gruppe persönlich zu danken. Gabriella strahlt und hebt ihre Hand in Richtung der Musiker, indem sie quer durch den Kreis Matthew zuwinkt, und dann sagt sie *›gern geschehen.‹* zu Fionas *›danke‹*. Fiona dankt Rosamund.«

Man spürt die Wechselseitigkeit der Freude, des Dankes und der Anerkennung (*»und danke für euer Musizieren, und dass ihr es mit uns getan habt und uns erlaubt habt, mit euch Musik zu machen«*). Am Ende steht nicht einfach ein erreichtes Lernziel, das schlichte Ergebnis schwerer Arbeit, sondern die tiefe Erfahrung, gemeinsam voneinander profitiert zu haben. Musiker, Pflegeteam und Patienten haben sich – jede Gruppe der anderen – ein Geschenk gemacht.

Die besondere Qualität dieses Geschenks und zugleich den Charakter der Entwicklung, die damit verbunden ist, hat Brian in seinem Reflexionstagebuch auf treffende Weise zusammengefasst: *»Im Nachlauf der letzten Sitzung des Projekts – und im Gefühl der entmutigenden Realität, dass Menschen mit Demenz sich die Erfahrung ihrer Teilnahme nicht ins Gedächtnis zurückrufen können – spüre ich Trost darin, dass ein Moment – auch wenn er schneller vergessen als erlebt wurde – zumindest ein außergewöhnlicher Augenblick war, in jedem Fall wert, um seiner selbst willen gelebt zu werden. Die Musiker sind Meister der Improvisation im Felde der Musik. Für mich jedoch leben sie in meiner Erinnerung* *als Meister der Technik außergewöhnlicher Momente. Für sie ist keine Anstrengung zu groß, eine Beziehung herzustellen. Sie drücken es durch Musik aus, und vor allem genießen sie diesen Moment und feiern ihn, damals und dort. Vergesst die Herausforderungen des Morgen und die Erinnerungen an gestern, lasst uns überlegen, wie wir im Hier und Jetzt leben können!«*

Es geht also um die Feier des Moments oder der Momente, in denen Gemeinsamkeit möglich war – Gemeinsamkeit zwischen Musikern und Demenzpatienten, Gemeinsamkeit auch mit den Pflegeleuten, die an solchen Momenten teilnahmen. Menschen, die mit Demenz leben, haben nicht die Chance, solche Situationen beliebig wieder herzustellen. Sie können an Versuchen teilhaben, wieder ähnliche Momente zu finden, aber sicher sind diese nicht. Deshalb zählen Augenblicke solcher Erfahrung, weil sie um ihrer selbst willen einen Wert haben (*»in jedem Fall wert, um seiner selbst willen gelebt zu werden«*).

Freilich, auch wenn sie ›um ihrer selbst willen‹ bedeutsam sind, diese Momente entstehen nicht ›von selbst‹. Sie sind Ergebnisse harter künstlerischer Arbeit (*»Die Musiker sind Meister der Improvisation im Felde der Musik«*). Und diese Meisterschaft ist in gewissem Sinn Voraussetzung für die andere Meisterschaft, von der Brian spricht: *»Für mich jedoch leben sie in meiner Erinnerung als Meister der Technik außergewöhnlicher Momente«*. Jeder dieser Momente braucht eine Vorgeschichte, braucht Entwicklung, braucht das Wachsen einer sehr spezifischen Sensibilität. Das ›Music for Life‹-Projekt ist ohne diese Entwicklung nicht vorstellbar.

Verbesserte Qualität des Teams

Während der acht Sitzungen im Team zu arbeiten, war zunächst vor allem Aufgabe der Musiker. Teamarbeit ist aber selbst für erprobte Teams immer wieder eine Herausforderung – insbesondere wenn ihre Aufgabe darin besteht, mit ihrer Musik zu Menschen Kontakt aufzunehmen, die unter Demenz leiden. Über die zunehmende Erfahrung lässt sich allerdings ein Zuwachs an Substanz und Sicherheit im Team erkennen.

Der Beginn der Reflexionen über den besseren Zusammenhalt des Teams, wie er etwa Matthews Reflexionstagebuch entnommen werden kann, läuft interessanterweise nicht über die künstlerische Qualität des gemeinsamen Musizierens. Matthew betont die einfachen Dinge (*»praktischer Kram«*), die Sitzordnung, die Verteilung der Instrumente an die Patienten als *»tolle Möglichkeit für das Team, Kontakt aufzunehemn«*. Vielleicht ist es nicht ganz zufällig, dass es die beiden Frauen im Team sind, Anneliese und Fiona, die sich über solche

Dinge Gedanken gemacht haben. Matthew erwähnt es gewissermaßen nebenbei, aber er erkennt und schätzt spontan solche Leistungen ›im Verborgenen‹. Sie zeigen eigentlich, worauf es auch in der musikalischen Kooperation ankommt: *»ein Impuls, wie sich ein Team fühlt, wenn es zusammengehört«*. Es ist eine bemerkenswerte Bescheidenheit, die Matthews Reflexionen kennzeichnet. Es scheint um die Relativierung künstlerischer Exzellenz angesichts ihrer Konfrontation mit Menschen zu gehen, die mit Demenz leben. Freilich, das bedeutet keineswegs, dass die künstlerische Herausforderung geringer würde. Im Gegenteil, es entstehen völlig neue Anforderungen, die insbesondere das Musikerteam als ganzes betreffen: *»Es gab Zeiten, wo ich mich in eine prekäre Lage gebracht habe, indem ich Stücke mit Jessica und Sarah versucht habe, und sie [die beiden Musikerkolleginnen] waren wirklich da. Ich habe die musikalische Unterstützung wirklich gefühlt, sie wussten zur rechten Zeit, was gespielt werden musste. Es gab Zeiten, als ich spielte und eine Weile brauchte, um mich in der Tonart zurechtzufinden, oder, gar nicht so selten, denke ich, habe ich herumprobiert, aber sie schienen dadurch nicht besonders irritiert zu sein. Sie suchten irgendwie ihren Weg hinter mir her und fanden mich, und ja, das war fantastisch. Genau diese Unterstützung bedeutet, dass du dich ein wenig mehr ins Zeug legen kannst, denke ich. Weißt du, wenn du fühlst, dass da jemend ist und dir hilft, musikalisch einfach da ist, dann kannst du dich selbst puschen sowohl musikalisch als auch in dem Maße, wie du zulässt, dass ein Kontakt entsteht, tatsächlich.«*

Der Ausgangspunkt von Matthews Reflexion ist relative Verzweiflung (*»Es gab Zeiten, wo ich mich in eine prekäre Lage gebracht habe«*). Der Versuch, mit zwei Patienten in Kontakt zu geraten, ist gefährdet. Genau in diesem Augenblick sind seine Musikerkolleginnen präsent (*»und sie waren wirklich da«*). Sie helfen ihm (*»Ich habe die musikalische Unterstützung wirklich gefühlt«*), geben ihm Sicherheit und Selbstwertgefühl (*»dass du dich ein wenig mehr ins Zeug legen kannst«*) und ermöglichen ihm den Kontakt zu den Patienten (*»in dem Maße, wie du zulässt, dass ein Kontakt entsteht«*).

Die ›Leistung‹, die in diesem Prozess erbracht wird, ist eben keine künstlerische Objektivation, sondern ein *soziales Produkt*. Ohne Annelieses und Fionas musikalische Sensibilität, auf sein Spiel einzugehen und ihm musikalische Sicherheit zu geben, wäre es Matthew unmöglich gewesen, mit Jessica und Sarah in Kontakt zu treten. Der Vorgang belegt eine charakteristische Entwicklungsqualität: Rhythmen, Tonbewegungen, Harmonien müssen zusammenkommen, bevor ein *»Stück«* entsteht, das auch von den Demenzpatienten als ein ›eigenes‹ akzeptiert wird. Es sind exponierte *»Momente«*, die diesen Entwicklungsprozess auszeichnen: *»Da war ein Moment, wo ich ganz bewusst dachte, ja, wir gehen in diese Richtung, wo das Stück an diesem Punkt wirklich seinen eigenen Impuls entwickelt hatte. Und Fiona und Anneliese waren auch sehr sensi-*

bel und hilfreich, und Anneliese spielte intensiv auf der Harfe (...) was ganz fantastisch ist, wenn sie irgendwie wirklich sehr tief geht und dieser große Klang herauskommt, es ist phänomenal. Es ist so ein machtvolles Ding, so ein machtvolles Ding, dieser Klang, denke ich. Und genau das unterstützt dich, weiter zu gehen, weil du von den anderen Musikern eine Art Rückversicherung bekommst, dass, ja: ›Wir sind mit dir, und du bist auf der richtigen Spur‹. Es ist eine Anerkennung von den anderen beiden Musikern, dass, ja: ›Du gehst genau damit den richtigen Weg.‹ Und das macht dir Mut, in dieser Richtung weiter zu gehen, denke ich.«

Auch die gleichsam ›innermusikalische‹ Kommunikation ist nicht in erster Linie durch künstlerische Exzellenz bestimmt, sondern durch einen Prozess der sensiblen Kooperation, die im Laufe des Musizierens erst entsteht. Matthew realisiert den Moment, in dem sein Spiel auf das Spiel von Fiona und Anneliese positiv eingeht, oder präziser umgekehrt: indem besonders Anneliese mit ihrem Harmonieinstrument (Harfe) einen musikalischen Hintergrund für seine Oboenmelodien schafft, der ihm die Sicherheit gibt, auf dem richtigen Weg zu sein (*»dass, ja: ›Wir sind mit dir, und du bist auf der richtigen Spur‹«*). Das gemeinsame Musizieren ist eine Art ›Gespräch‹, das sich allmählich entfaltet und durch seinen Fortgang zur ›Verständigung‹ führt. Auch hier ist Entwicklung zu beobachten: eine musikalische Interaktion führt aufeinander zu und kommt schließlich zu ihrem *»Momentum«* (*»wo das Stück an diesem Punkt wirklich seinen eigenen Impuls entwickelt hatte«*). Dieses Gefühl ist wechselseitig. Auch Fiona kann Matthews Eindruck nachvollziehen: *»Ich habe gespürt, dass wir in dieser Woche als Team wirklich zusammengekommen sind, und die Musik, die wir gemacht haben, fühlte sich sehr unterstützend und kohärent an. Ich denke besonders an Sarahs Stück. Es wurde sehr intensiv durch Matthew geführt, und doch hatte ich das Gefühl, dass wir alle drei im Einklang mit der Situation und der Musik waren. Wir spielten alle vom selben ›Blatt‹. Ich fühlte das während der gesamten Sitzung. Wir waren geerdet als Team, und das half, einige steinige und schwierige Momente zu überstehen.«*

Freilich: Fiona bestätigt nicht nur Matthews Gefühl (*»Ich habe gespürt, dass wir in dieser Woche als Team wirklich zusammengekommen sind«*), sie stellt auch die Teamentwicklung wieder in den größeren Kontext des ›Music for Life‹-Projekts (*»Ich denke besonders an Sarahs Stück«*). Nicht das musikalische Erlebnis allein ist für sie erinnernswert, sondern auch, dass es um ein *»Stück«* geht, das Sarah, einer Patientin, gewidmet ist. Sarah ist, wie wir wissen, eine schwierige Klientin, und es hat durchaus Probleme mit ihr gegeben (*»einige steinige und schwierige Momente«*). Hier jedoch gelingt offenbar musikalisch und sozial ein Austausch, der nicht nur das Musikerteam bewegt, sondern auch die Patienten – und zumal Sarah. Es ist erneut Brian, der Pflegedienstleiter, der diese soziale Dimension der Musik ganz explizit anspricht: *»Ich fand die Musik sehr* *bewegend, und mein Gefühl war, sie wurde von den Musikern gemacht, aber der Impuls kamm von den Patienten. Das ist ein sehr erstaunlicher Prozess. Die Musiker lassen es zu, Kommunikationsmedium für die Gefühle zu werden, die im Raum sind. Es ist ebenso erstaunlich, dass sogar die scheinbar am wenigsten aktiven Patienten aktiv am Kommunikationsprozess teilgenommen haben, und auch dies wird noch in Musik übersetzt. Z.B. als einige Demenzpatienten schliefen, spürte ich, dass dies sich widerspiegelte im Tempo und der Qualität der Musik.«*

Die Formulierung *»sie wurde von den Musikern gemacht, aber der Impuls kamm von den Patienten«* ist charakteristisch für Brians Sensibilität, den gemeinsamen Entwicklungsprozess auch aus der Perspektive der Patienten zu sehen. Sie haben aktiven Anteil an der gelingenden musikalischen Improvisation. Selbst als Schlafende geben sie der Musik eine gewisse Ruhe und Farbe. Gleichzeitig zollt Brian allerdings auch den Musikern hohe Anerkennung, wenn er sie als *»Kommunikationsmedium für die Gefühle«* charakterisiert und ihnen die Fähigkeit zuspricht, selbst die Aktivitäten der vorgeblich schwächsten Patienten gleichsam in Musik zu *»übersetzen«* (*»dass sogar die scheinbar am wenigsten aktiven Patienten aktiv am Kommunikationsprozess teilgenommen haben«*). Brian besitzt die Gabe, die verschiedenen Schichten der ästhetischen, sozialen und ethischen Entwicklung im ›Music for Life‹-Projekt in Worte und Bilder zu kleiden und findet damit überzeugende Ausdrucksformen für das komplexe Entwicklungsgeschehen. Auch die Mitglieder des Pflegeteams greifen aktiv in den gemeinsamen Lernprozess ein:

> *Aus den Feldnotizen:* »Sie sprechen darüber, wie Diallo den Taktstock zu Abigail gebracht hat und ob dies die richtige Aktion war – obwohl sie *›mit dem Taktstock eher nachmachte als führte‹*, dies jedoch als positive Aktion betrachtet wurde. Deborah sagt, dass Diallo heute ein *›tüchtiger ... natürlicher Teil des Teams‹* gewesen sei und wie geradezu brillant er war *›zu interpretieren, was Abigail machte‹* und instinktiv während Fionas Stück entschieden hat, *›genau zur rechten Zeit die Gato-Trommel [von Anneliese] zu übernehmen‹*. Es wird auch angemerkt, dass Anne und Diallo den Rhythmus konstant und adäquat hielten während des 1-2-3-4-Parts der Instrumentenweitergabe.«

Diese kleine Szene zeigt, dass der ›Funke‹ durchaus überspringen kann, dass Musik nicht bei den Musikern bleiben muss, sondern Pflegeteam und Patienten einbezieht. Freilich, diese Möglichkeit setzt eine Atmosphäre voraus, die durch die Musiker erst einmal hergestellt werden muss: die Selbstverständlichkeit ihres gelingenden Zusammenspiels. Aber genau diese Sicherheit hat sich im Laufe der Sitzungen eingestellt, was Matthew in seinem Interview nach der Sitzung bestätigt: *»Es fühlt sich an, als seien wir sehr nachhaltig als Team zusammengewachsen. Und dass die Musik ... dass wir auf derselben Wellenlänge sind. Wir deuten uns gegenseitig richtig, und es gibt tatsächlich nur noch sehr klei-*

ne Missverständnisse. Trotz all dem Geschwätz ›oh, das passierte und es ist Mist‹ oder ›dadada‹, oder den Sachen, die wir versucht haben und die nicht funktionierten. Mit Fiona und Anneliese fühlt sich das eben nicht so an. Das Gefühl ist vielmehr, wir sind großartig eingespielt und gehen die meiste Zeit in derselben Richtung. Das ist gut. Ich weiß nicht, wie lange das trägt. Ich denke, es ist eine glückliche Fügung, weißt du, diese irgendwie instinktive Sache, dass wir gern auf die gleiche Art arbeiten. Es sind die gleichen Dinge, über die wir nachdenken, wir drängen nicht in verschiedene Richtungen.«

Die Überzeugung oder besser: das starke Gefühl, ein Team zu sein, das beinahe *»instinktiv«* miteinander kommuniziert, ist zweifellos das Ergebnis einer langen gemeinsamen Praxis (*»Es fühlt sich an, als seien wir sehr nachhaltig als Team zusammengewachsen«*), die sich allerdings in jedem neuen ›Music for Life‹-Projekt neu bewähren muss. Dieses Gefühl tut, wie Matthew, der Workshop-Leiter, es sehr schlicht formuliert, allen Beteiligten gut (*»Das ist gut«*), aber es muss nicht einmal der Endpunkt der Entwicklung sein (*»Ich weiß nicht, wie lange das trägt«*) Die Teamentwicklung, so sehr sie ein hohes Niveau der musikalischen Gemeinsamkeit erreicht haben mag (*»wir sind großartig eingespielt«*), bleibt auf sympathische Weise offen.

Nachhaltigkeit

Die Betonung jener *»Momente«*, in denen sowohl musikalisch als auch sozial der Kontakt zwischen Musikern, Pflegepersonal und Patienten zu einem gemeinsamen Erlebnis führt, provoziert selbstverständlich die Frage, was nach solchen ›Momenten‹ passiert, was von dem gemeinsamen Erlebnis bleibt. Wie kann die Erfahrung der acht Sitzungen nachhaltig wirken? Auf welche Weise lassen sich jene ›Momente‹ aufbewahren?

> *Aus den Feldnotizen:* »Brian spricht die Frage des ›Vermächtnisses‹ an und was wohl nach den Sitzungen passieren mag. Diallo spricht darüber, wie sie die Gruppe zusammenhalten wollen und dass sie sich am nächsten Montag wieder treffen. Helena sagt, dass sie wahrscheinlich sehr einfache Klaviermusik nutzen und ein paar Patienten und Pflegeleute mehr dazu holen wollen. Alle stimmen zu, dass es für die Patienten, die am Projekt teilgenommen haben, wichtig ist, ein gewisses Gefühl für Kontinuität zu bekommen und dass einer der bedeutsamsten Faktoren sein könnte, die Gruppe zusammenzuhalten – gleichgültig ob das über Musik oder andere Aktivitäten geschieht.«

Es ist symptomatisch, dass vor allem die Pflegeleute, Brian, Diallo und Helena, ein Interesse daran haben, die positiven Erfahrungen während der Musiksitzungen auf Dauer zu stellen. Sie arbeiten mit den Patienten – jeden Tag. Die

Gefahr des ›Vergessens‹ und des Rückfalls in den Alltagstrott ist groß und wird durch die Demenz noch verstärkt. Allerdings weist Brian zurecht darauf hin, dass das übliche Vorurteil, Menschen, die mit Demenz leben, würden nichts von dem aufnehmen und festhalten können, was sie in den positiven ›Momenten‹ der Sitzungen erlebt hätten, falsch ist: *»Ich denke wirklich, wenn ich diese acht Wochen betrachte, welchen Unterschied es für Rebecca gemacht hat und welchen Unterschied für Sarah ... Ich glaube, Music for Life ist ein zentraler Faktor in Rebeccas Veränderung während der vergangenen acht Wochen. Ich denke nicht, dass ich mehr darüber sagen muss, es ist einfach eine Tatsache. Und ich glaube, das wird auch das Pflegeteam anregen, etwas zu tun. Ich denke, das ist ein großes Ding.«*

Tatsächlich sind auch bei den einzelnen Patientinnen wirkliche Entwicklungen zu erkennen (*»... Veränderung während der vergangenen acht Wochen«*). Rebecca beispielsweise hat wieder zu sprechen begonnen, nachdem sie über einen langen Zeitraum kein Wort gesagt hatte[62], andere zeigen neue Aktivitäten, sind aus ihrer Lethargie erwacht. Die Erfahrungen des ›Music for Life‹-Projekts hat durchaus nachhaltige Effekte. Das Leben mit Demenz ist kein entwicklungsloser Zustand, die *›Person hinter der Demenz‹* wird immer wieder sichtbar. Brian fährt fort: *»Ich denke, ich werde mich immer an Rebecca in diesem Projekt erinnern und an das, was sie erreicht hat. Und die Tatsache, dass sie nun wieder anfängt zu sprechen und Dinge benennt. Ich bin sicher, das hat nicht nur mit Music for Life zu tun, ich glaube, sie hat ein Gefühl der Zugehörigkeit zu diesem Heim bekommen und fühlt sich vielleicht ein wenig sicherer. Aber sie hat etwas von ihrer Stimme, ihrer Artikulationsfähigkeit zurückbekommen. Sie war ... die Leute reden über Demenz, als sei sie nur ein konstanter Degenerationsprozess; manchmal ist aber eben auch ein kleines bisschen Regeneration möglich. Und genau das passierte mit Rebecca. Es ist wunderbar.«*

Brians Idee, dass ›Music for Life‹ einen Prozess anstößt, der auch etwas zurückbringt, was verloren schien – in diesem Fall Rebeccas *»Stimme«* –, ist provozierend und ermutigend zugleich. Die oben erwähnten gemeinsamen ›Momente‹ zeigen doch nachhaltige Auswirkungen. Es wäre verlockend, in die Falle zu treten und Rebeccas ›Regeneration‹ als etwas zu sehen, was immer so weitergeht, und dass Rebecca sich niemals mehr ›verloren‹ vorkommt. Auch Rosamunds und Sarahs ›Reisen‹ könnten in diesem Licht betrachtet werden – beide Individuen, die einen Ausdruck ihrerselbst finden, der das wachsende Gefühl der Zugehörigkeit zur Gruppe widerspiegelt. Allerdings, dies ist eine ›Reise‹, die zu dieser Gemeinschaft gehört. Für die Demenzpatienten mag das Wohlbefinden, das sich eingestellt hat, vielleicht auch das Gefühl, etwas ge-

62 Vgl. das nachfolgende Zitat aus Brians Interview.

lernt zu haben, den unmittelbaren Moment überdauern, während der Sitzung anhalten und auch für die Stunden danach. Aber Realität ist, dass es eben nicht bestehen bleibt, dass es von der Demenz überdeckt und schließlich ›geschluckt‹ wird. Dennoch, durch die intensive Konzentration auf den gegenwärtigen Moment und eine Haltung von Liebe und Geduld kann sich eine Art *›Vermächtnis‹ der positiven Bindung* ausbilden, das ein tief verwurzeltes Gefühl der Zugehörigkeit entstehen lässt. Solche Bindungen führen zu Vertraulichkeit und Zutrauen für alle, die involviert sind, und zu dem Gefühl, einer Gemeinschaft anzugehören, in der jeder seine einzigartige Rolle spielen und sich frei und authentisch ausdrücken kann.

T.S. Eliots Motto der englischen Ausgabe dieses Buches *While the Music Lasts*[63] findet realen Ausdruck in der Begegnung mit Menschen, die mit Demenz leben. Fiona schreibt: *»Jessica hat während der Projektwochen ein paar wundervolle Stücke gemacht, aber heute war es das ›Highlight‹. Es gab zwei Stücke, an denen sie maßgeblich beteiligt war: ein Nonsens-Reim-Schüttel-Stück ›Wer ist eigentlich dran?‹ und ein wundervolles Duett mit Diallo quer durch den Kreis. Da war bei Jessica in dieser Woche wirklich ein Funke übergesprungen, Energie und ›Groove‹, und es war fantastisch, das zu sehen! Ich fand die Beziehung wirklich toll, die sie zu Diallo aufgebaut hatte, und in meiner Erinnerung sah ich sie als absolut gleich. Wieder fühlte es sich wie ein ›Vermächtnis der Beziehungen‹ an, das wir zurückzulassen hoffen.«* Fiona sieht aus einer Perspektive voller Empathie, was im Projekt passiert. Ihr Blick liegt auf Jessica, die beim Musizieren mit Diallo erstaunlicherweise zum gleichwertigen Partner wird (*»ein wundervolles Duett mit Diallo ... in meiner Erinnerung sah ich sie als absolut gleich«*). Die Szene erscheint ihr wie ein *»Vermächtnis«* an das, was bleiben könnte – nach den intensiven acht Wochen des ›Music for Life‹-Projekts (*»Wieder fühlte es sich wie ein ›Vermächtnis der Beziehungen‹ an«*).

Diese Frage, was bleibt, treibt auch Harry, den Flötisten, in einem Interview nach der vierten Sitzung um: *»Es geht zurück zu der Frage, die Deborah immer wieder stellt: ›Was lassen wir zurück?‹ Und wenn wir nur mit den Patienten arbeiten, wenn wir uns nur auf sie konzentrieren, und das Pflegeteam geht mit den Patienten in genau derselben Weise um, wie sie es immer getan haben, dann wird der Effekt sein, dass wir nichts anderes zurücklassen als momentane Gefühle des Wohlbefindens, was dann wahrscheinlich ziemlich schnell verloren gehen kann. Während wir ... wenn es gelingt, dem Pflegeteam andere Vorgehensweisen mit den Patienten zu zeigen, mit denen sie Tag für Tag, Woche für Woche zu tun haben, und wir sind nur für eine Stunde mit ihnen zusammen ... Aber wenn es gelingt, in dieser einen Stunde, andere Reaktionen zu bekommen, vielleicht sogar positive*

63 Vgl. Smilde/Page/Alheit 2014.

Reaktionen von den Patienten, als sie gewöhnlich zeigen, dann lassen wir etwas sehr Positives zurück.«

Deborah, die Initiatorin des Programms ›Music for Life‹[64], hier von Harry vital ins Spiel gebracht (»*Es geht zurück zu der Frage, die Deborah immer wieder stellt*«), ist auch nach vielen Jahren erfolgreicher Praxis noch immer an der drängenden Frage interessiert: »*Was lassen wir zurück?*« Harrys Antwort, dass die Musiker in ihrem Umgang mit den Patienten Erlebnisse schaffen müssten, die das Pflegeteam inspirieren, seine eigene Pflegepraxis weiterzuentwickeln, ist gewiss zutreffend, aber ein wenig zu allgemein. Die Beobachtung einer Auswertungssitzung zeigt ein differenzierteres und zugleich bunteres Bild:

> *Aus den Feldnotizen:* »Deborah fragt die Gruppe: ›*Wie wollen wir die achte Sitzung schließen ... wie können wir uns vorsichtig zurückziehen?*‹ Helena kommentiert, sie fühle, dass ›*die Patienten sich zusammengefunden haben und sich einbezogen fühlen*‹, und sie betont, ›*Rebecca ist jetzt ein Teil der Gruppe*‹. Deborah sagt, dass sie noch einmal auf Matthews Punkt über die veränderten Wahrnehmungen zurückkommen wolle. Sie fragt, ob ›*das Vermächtnis des Projektes irgendeine Änderung bewirkt, wenn das Projekt vorbei ist. Gibt es dann irgendwelche Wahrnehmungen, die überdauern?*‹ Helena sagt, sie fühle, sie kenne die Gruppe nun wirklich gut und es wäre ein Segen für sie, in diesem frühen Stadium mit neuen Mitgliedern des Pflegeteams und mit den Patienten des Emanuel-Zeffert-Hauses gearbeitet zu haben. Sie spricht darüber, wie das Projekt die Kommunikation für Patientinnen wie Sarah und Rebecca gefördert habe, und dass diese fühlten, sie seien ›*Teil von etwas*‹. Jessica und Abigail hätten sich daran erinnert, dass da eine Musik-Session stattfinden würde und sich unter der Woche darauf gefreut hätten. Anneliese sagt, ›*wir hätten sie besser vorbereiten sollen*‹ auf den Abschluss. Am Morgen der [vorletzten] Sitzung hätte Abigail gesagt: ›*Ah, es ist die Musik, die heut' kommt, oder?*‹ Es wird entschieden, dass während der Woche klar gemacht werden soll, dass in der nächsten Woche die letzte Sitzung von ›Musik for Life‹ stattfindet. Es wird außerdem diskutiert, dass wir nächste Woche Kameras mitbringen sollen, damit wir von jeder Patientin Bilder mit den Musikern machen können – für ihre Erinnerungsbox. Matthew spricht darüber, dass ›*das Vermächtnis in den Beziehungen liegen muss*‹. Er spricht über die Beziehung zwischen Diallo und Jessica, wie sie so voll ›*Humor*‹ und ›*Sensibilitä*‹ ist, und ›*... hoffentlich bleibt das bestehen*‹. Anneliese sagt: ›*Ich hoffe, es wird sich ausbreiten ... und über die Gruppe hinaus wirken*‹. Sie bezieht sich auf Samanthas Kommentar, dass sie eine so gute Zeit mit Gabriella gehabt habe – so viel Spaß. Und Matthew sagt: ›*Wann würdest du das jemals vom Pflegeteam erwarten?*‹ Deborah sagt zu den Musikern: ›*Ihr seid Rollenmodelle. Nicht nur die Musik ist inspirierende, sondern auch die Art, wie ihr kommuniziert ... die Art, wie ihr eure Fürsorge zeigt.*‹ Deborah spricht auch kurz über den Einfluss, den sie auf andere Bedienstete im Heim haben. Sie sagt: ›*Es zeigt auf lustige Art: Hier ist die Milch und die Biscuits*‹, dass aber der Kontakt zu den anderen Kollegen ›*sehr wichtig*‹ ist. Sie sagt auch, dass sie das Gefühl hat, das Projekt ist

64 Vgl. *Appendix III* der englischen Ausgabe (Smilde/Page/Alheit 2014, 292-297).

›ziemlich abgeschottet‹ von den anderen Pflegeteams – mehr als in anderen Projekten.«

Die Situation der letzten Auswertungssitzung dokumentiert überzeugend, wie sehr sich alle Beteiligten, die Musiker, das Pflegeteam, auch die Projektleitung, für das Projekt und seine prägenden Nachwirkungen einsetzen, wie sie seinen komplexen Binneneinfluss auf die Patienten beurteilen, wie sie auch die Wirkung über den Kreis der unmittelbar Beteiligten hinaus würdigen und schätzen, gegebenenfalls aber auch die starke Abschottung kritisieren (»das Projekt ist *›ziemlich abgeschottet‹* von den anderen Pflegeteams – mehr als in anderen Projekten«). Die Diskussion ist ein lebendiges Dokument für die Nachhaltigkeit der gemachten Erfahrungen, die keine der beteiligten Gruppen unbeeindruckt gelassen hat: nicht die Musiker, nicht die Pflegeleute und auch nicht die Patienten.

Und doch bleibt – etwa in Brians Reminiszenz – ein Stück Nachdenklichkeit, sogar Trauer zurück angesichts der realen Grenzen: *»Es gibt solch ein Potenzial, dass so viel für Menschen erreicht werden kann, und ich fühle den Schmerz und die Tatsache, dass da so wenig ist. Es fühlt sich so an, als gäben wir im Vergleich so wenig. Und Music for Life macht für mich deutlich, dass – wenn die Bedingungen gegeben sind und die richtige Aufmerksamkeit da ist – Menschen mit Demenz eine Menge erreichen und vielfältig in Kommunikationen einbezogen werden können. Aber in unserer Alltagsarbeit fühle ich, wir haben zu viel zu tun, wir müssen so viel erreichen. Ich spüre, auch in diesem Heim haben wir noch einen schrecklich langen Weg zu gehen. Und wenn ich mit solchen Gefühlen in Berührung komme, ist es ein ziemlich herbes Ding, mit dem ich konfrontiert bin. Und ich denke, das Pflegeteam, das in das Projekt einbezogen war, fühlt das genauso. Sie sagen: ›Okay, das ist alles schön und gut, das war Music for Life, aber unser reales Leben ist sehr verschieden von diesem kleinen Ausschnitt.‹ Es gibt da Gefühle für jeden von uns, die wir bearbeiten müssen, wie weit wir das, was von Music for Life am besten war, mitnehmen können und damit weitermachen. Und es ist sehr speziell, und die Realität ist von der Art, weißt du, dass es unmöglich ist, ununterbrochen für ähnliche Bedingungen zu sorgen. Das ist unmöglich. Ich fühle noch ein bisschen ... Ich bin dabei, mich damit abzufinden, wirklich. Ich weiß das – hier oben, intellektuell, aber emotional fühle ich mich ganz traurig. Ich würde das gern für alle Demenzpatienten mindestens einmal in der Woche machen, weißt du, regelmäßig (...) Ich fühle nicht wirklich, dass das Pflegeteam gezeigt hat, wie es sie berührte, wie Music for Life ihnen nahegegangen ist in der letzten Auswertungssitzung. Aber das ist eben etwas, das Zeit braucht. Für Menschen, die Lernprozesse vom Kopf zum Herzen machen, ist das eine große Herausforderung. Ich glaube, es braucht mehr als ein Musik for Life-Projekt, um dorthin zu kommen.«*

Die Differenz der beiden ›Welten‹ – hier das ›Music for Life‹-Projekt, dort die Zwänge des Pflegealltags – hat etwas Ernüchterndes. Brian spricht sogar von großer Traurigkeit (*»emotional fühle ich mich ganz traurig«*). Bei aller Bereitschaft, nachhaltige Wirkungen zu sichern (*»Es gibt solch ein Potenzial, dass so viel für Menschen erreicht werden kann«*), bleibt doch die Einsicht in eine desillusionierende Wirklichkeit (*»ich fühle den Schmerz und die Tatsache, dass da so wenig ist«*). Die Utopie, das prominente ›Musik for Life‹-Projekt nicht nur für acht Wochen und eine ausgewählte Gruppe von Patienten anzubieten, sondern allen Patienten möglichst regelmäßig zugänglich zu machen, ist so weit von der Realität entfernt, dass ein Festhalten an den unbestreitbar kleinen Erfolgen des Projekts übrig bleibt. Die Mitglieder des Pflegeteams sind durchaus nachhaltig berührt von den Erfahrungen mit den Musikern, da ist sich Brian sicher, auch wenn es Zeit braucht zu begreifen, was dort geschehen ist (*»Aber das ist eben etwas, das Zeit braucht«*) Wahrscheinlich, so resümiert er realistisch: *»es braucht mehr als ein Musik for Life-Projekt, um dorthin zu kommen«*.

Interessanterweise verwendet Brian in diesem Kontext eine Metapher, die für nachhaltige Lernprozesse im ›Music for Life‹-Projekt nicht untypisch zu sein scheint: *»Menschen, die Lernprozesse vom Kopf zum Herzen machen«*. Hier wird eine Entwicklung angedeutet, die im Folgenden noch ausführlicher zu diskutieren sein wird, die Entwicklung vom ›Kopf‹ zum ›Herzen‹, vom Intellekt zum Gefühl. Dazu ist eine weitere Reflexion hilfreich, die Brian in seinem Interview anstellt. Auch sie bezieht sich auf die Mitglieder des Pflegeteams: *»Und ihre eigene Frage war: ›Was passiert jetzt? Was passiert nach Music for Life?‹ Das war, was sie fragten. Dabei habe ich sie aufgefordert, auf zwei sehr unterschiedliche Dinge zu achten, wirklich. Das eine ist, was sie als Gruppe (...) wirklich tun können und tun wollen mit den Demenzpatienten. Was nehmen sie mit? Aber das andere ist, was sie selbst betrifft als Individuen, ist ihre eigene Verantwortung, wirklich, ist, was sie als Individuen aus dem Projekt mitnehmen. Welchen Einfluss es auf sie hatte. Was es ihnen gegeben hat für ihre Arbeit, was es bedeutet hat, welchen Unterschied es für sie als Person gemacht hat (...) Und dass nur sie, nur jedes einzelne Individuum seinen Weg nach vorn treiben kann, denn ich bin sicher, es hat jeden von ihnen berührt. «*

Brian zweifelt nicht daran, dass jedes Mitglied des Pflegeteams durch die Projekterfahrung beeindruckt war (*»ich bin sicher, es hat jeden von ihnen berührt«*). Was ihn interessiert, ist, dass sie diesen Eindruck zu differenzieren lernen (*»Dabei habe ich sie aufgefordert, auf zwei sehr unterschiedliche Dinge zu achten«*), indem sie sich fragen: Was hat mir die Erfahrung professionell gebracht – für meine Arbeit mit den Patienten? Zugleich aber auch: Was hat mir die Erfahrung ganz persönlich gegeben für meine Entwicklung als Individuum? Diese Differenzierung knüpft an die Unterscheidung von ›Kopf‹ und ›Herz‹

an, die im Mittelpunkt des vorhergehenden Zitates stand: hier der Beruf und die fachlichen Kompetenzen, die ich gewonnen habe; dort ich selbst als Person und meine ganz individuelle biographische Entwicklung.

Brian berührt hier eine zentrale Einsicht neuerer wissenschaftlicher Lerntheorien[65]: Bei allen guten Erfahrungen, die ich gemeinsam mit anderen mache, der Lernprozess, der dabei abläuft, die Entwicklung, die angestoßen wird, mache ich auf *meine* Weise, als einzigartiges Individuum. Das gilt übrigens im ›Music for Life‹-Projekt nicht allein für das Pflegeteam, es gilt genauso für die Musiker, und es gilt auch für die Demenzpatienten. Nachhaltige Entwicklung braucht das aktive Individuum, das Verantwortung für sich und andere übernimmt und gerade dann in der Lage ist, mit anderen – nutzbringend für alle – zu kooperieren.

Ohne Frage bleibt das ›Music for Life‹-Projekt nicht bei den eindrucksvollen *»Momenten«* stehen. Die Reflexionen der Musiker, des Pflegeteams, des Leitungsteams und – indirekt – selbst einiger Patienten belegen überzeugend, dass nachhaltige Entwicklungen in Gang gesetzt wurden. Freilich, besonders Brian als Pflegedienstleiter weist immer wieder darauf hin, dass diese Entwicklung fragil bleibt und dass sie namentlich durch die Alltagswirklichkeit in den Pflegeeinrichtungen gefährdet wird.

Transitorische Lernprozesse

Und doch scheint der Lerngedanke, der in den letzten Beispielen angesprochen wurde, reizvoll zu sein – allerdings in einem ungewöhnlich provokanten Sinn, wie Brian in einem seiner Interviews deutlich macht: *»Aber wir tun nicht genug für die Leute, ihnen zu zeigen, was sie zurückbekommen bei der Arbeit in dieser Art von Umgebung. And Music for Life tut genau das. Music for Life erlaubt zu begreifen, dass sie Menschen sind, die wachsen und dazulernen. Und das kann Menschen kreative Wege des Wachsens aufzeigen, die sie in allen Lebensbereichen gebrauchen können. Das ist sehr, sehr erfüllend. Ich denke fast, es ist eine Leidenschaft. Dieses Ding, dass Leute lernen können und sagen: ›Das ist fantastisch.‹«*

›Music for Life‹ setzt, so Brians Überzeugung, Lernchancen auf einer ›ganzheitlichen‹ Ebene voraus (*»das kann Menschen kreative Wege des Wachsens aufzeigen, die sie in allen Lebensbereichen gebrauchen können«*). Das Besondere ist, dass sich die Beteiligten gleichsam dabei beobachten können, wie sie sich verändern (*»Music for Life erlaubt zu begreifen, dass sie Menschen sind, die wachsen und dazulernen«*). Das Projekt schafft die Voraussetzung für eine Reflexivität,

65 Vgl. hier zusammenfassend Alheit 2009.

die das ganze Leben betrifft. »*Wachsen*« bedeutet mehr als nur begreifen. Es schließt die Gesamtheit der Person ein: Intellekt und Gefühl, ›Kopf‹ und ›Herz‹. Brian qualifiziert den angesprochenen Lernprozess als »*erfüllend*«, als »*Leidenschaft*«, als »*fantastisch*«. Solche Euphemismen machen allerdings auch skeptisch. Sie verlangen nach ausführlichen empirischen Belegen, wie sie etwa die Gruppendiskussion vor Beginn des Projekts liefert:

> Fiona: »*Du bist ununterbrochen herausgefordert, und du gehst Bindungen ein mit den Leuten, mit denen du zusammenarbeitest, und du machst auch neue Erfahrungen mit dir selbst, denke ich. Denn du blickst ständig auf dich als Musiker und als Person. Deshalb ist es ein sehr reicher Arbeitsplatz, denke ich, wenn das irgendeinen Sinn macht.*«
> Matthew: »*Ja, absolut, es macht Sinn. Das, was du gesagt hast, ist tatsächlich eine der persönlichen Herausforderungen. Es fordert dich heraus, dich mit dir selbst auseinanderzusetzen und ehrlich zu dir selbst zu sein.*«
> Fiona: »*Total.*«

Hier ist es die Herausforderung – zunächst als Musiker, dann aber auch als Person –, die Fiona anspricht. Und sie bezieht sich offensichtlich auf die Begegnung mit Menschen, die mit Demenz leben. Mit ihnen konfrontiert zu sein, bedeutet eben nicht nur, die richtige Musik zu finden, das richtige »*Stück*«, also eine gelingende Kooperation mit den anderen Musikern und den Patienten, sondern auch eine neue Beziehung zu sich selbst (»*du gehst Bindungen ein mit den Leuten, mit denen du zusammenarbeitest, und du machst auch neue Erfahrungen mit dir selbst*«) – oder, wie Matthew es ausdrückt, »*ehrlich zu dir selbst zu sein*«. Was damit gemeint sein könnte, macht er in seinem Reflexionstagebuch an einem Beispiel deutlich, das uns im Abschnitt über ›Identität‹ bereits intensiv beschäftigt hat,[66] hier freilich noch eine tiefere Bedeutung erhält: »*Brian hat heute etwas in der Auswertungssitzung gesagt, was ich sehr eindrucksvoll fand. Die Musiker waren alle ganz irritiert über die Art, wie Rosamund von ihrem Rollstuhl in den Armsessel gehoben wurde – mit einer mechanischen Hebevorrichtung. Es erschien uns beschämend, beängstigend, aufdringlich. Brian betonte, dass dies ein Teil dessen sei, wer sie jetzt sei, und dass sie genau dies in die Gruppe einbringe. Alle Gefühle und Gedanken, die ich als Zeuge der Situation hatte, musste ich mir zu Eigen machen. Wie Brian sagte, es gibt eine tiefere Würde, die von der Fähigkeit kommt, hinter die eigenen Gefühle und Irritationen zu sehen, die mit der Person verbunden bleiben und würdigen, was immer ihre Situation und Schwierigkeit auch sein mag.*«

Eine Szene des wirklichen Lebens bricht gleichsam in das ›Music for Life‹-Projekt ein: Rosamund muss mit einem mechanischen Aufzug vom Rollstuhl in den Armsessel gehoben werden. Dieser Vorgang scheint weder zur Musik

66 Vgl. S. 93ff.

noch zum Umgangsstil mit den Patienten zu passen (*»Es erschien uns beschämend, beängstigend, aufdringlich«*). Aber er ist notwendig und gehört, wie Brian überzeugend klar machen kann, zur Lebensrealität von Rosamund. Es zerstört nicht ihre Würde, sondern macht sie gerade sichtbar: Sie soll mit diesem Teil ihrer Realität in der Gruppe angenommen und ernst genommen werden.

Matthew vollzieht diesen Einsichtsprozess nach. Und ganz offensichtlich ist es mehr als nur eine kognitive Einsicht: *»es gibt eine tiefere Würde, die von der Fähigkeit kommt, hinter die eigenen Gefühle und Irritationen zu sehen«*. Es geht um einen Lernprozess, der Grenzen überschreitet und eine *»tiefere Würde«* zur Kenntnis nimmt. Diese Art des *»transitorischen Lernens«*[67], des Eintretens in eine neue Erkenntnisqualität, wird im ›Music for Life‹-Projekt auf verschiedenen Ebenen bestätigt:

> [Nochmals] Matthew: *»Ja, absolut, das war unser ›Gepäck‹. Und Brian hat das ziemlich deutlich gemacht und gesagt, das zeigt, wer [Rosamund] ist, und genau das bringt sie in den Kreis ein. Er hat über Würde gesprochen, und gerade darüber, dass Würde etwas ist, was den Menschen gegeben wird und eben nicht, dass sie es selbst behaupten müssen. Denn sie sind in Bedingungen, wo das nicht möglich ist. Weißt du, was wir uns vorstellen, das Würde sei, ist eben hier unzutreffend. Und deshalb wird sie ihnen gegeben. Und indem wir Zeugen sind und sehen, wie Rosamund mechanisch gehoben wird, halten wir an ihrer Würde fest.«*
> Fiona: *»Ja, sie hat sie noch.«*
> Matthew: *»Aber indem wir da sind, mit ihr.«*
> Fiona: *»Und es akzeptieren, wie es ist, denke ich.«*
> Matthew: *»Das war ein sehr wichtiger Moment.«*
> Fiona: *»Ja, für mich auch, wirklich einflussreich in Bezug darauf, wie ich über die Arbeit denken werde. Und was du zu schaffen versuchst, und wie. Denn du kannst manchmal den Wunsch haben, diese Seifenblase zu kreieren, aber tatsächlich muss die Seifenblase auf den Boden der Tatsachen gebracht werden. Und das heißt, dass jeder mit seinem Gepäck hier reinkommt, sozusagen, denn wir bringen unser eigenes mit. Und, weißt du, es ist wie … wie schaffst du diesen sicheren Raum, wo es okay ist, genauso zu sein, wie du in dem Moment bist?«*

Die wiederholte Vergegenwärtigung, dass die Scham, die Matthew und Fiona beim Anblick von Rosamunds mechanischem Transport fühlen, ihre Würde gerade nicht verletzt, sondern jenen Prozess einleitet, der ihr gleichsam eine neue Würde gibt, indem das scheinbar Würdelose von den Außenstehenden als Realität anerkannt wird, scheint tatsächlich eine neue Qualität ihrer Sicht auf den Umgang mit Menschen zu sein, die an Demenz leiden. Sie verändert ihre Praxis als kreative Musiker, stellt sie gewissermaßen auf ein neues Fundament (*»du kannst manchmal den Wunsch haben, diese Seifenblase zu kreieren,*

67 Vgl. Alheit 2012.

aber tatsächlich muss die Seifenblase auf den Boden der Tatsachen gebracht werden«). Der *»sichere Raum«*, der dabei entsteht, gibt den beteiligten Akteuren das Recht und die Chance, unverstellt sie selbst zu sein. Unbestreitbar ist dies *»transitorisches Lernen«*. Fiona vertieft diesen Gedanken in ihrem Reflexionstagebuch: *»›Die Erlaubnis, real zu sein‹, muss ein Kernziel für uns als Individuen und als Team sein. Integrität ist ein zentraler Wert in Music for Life – Integrität als Musiker, als Person, als Team in dem, was wir den Demenzpatienten und dem Pflegeteam an Erfahrungen wünschen. Wir müssen Menschen die Erlaubnis geben, so zu sein, wie sie sind – ob sie eine Hebevorrichtung nutzen oder sich frei fühlen, eine Emotion wie Ärger oder Freude auszudrücken. Musik ist ein wirklich sicheres und inklusives Medium und schafft die Voraussetzung, dass dies geschehen kann.*

Die Chance, *»real«* zu sein, die Integrität des eigenen ‚So-seins' leben und ausdrücken zu dürfen, ist ein Privileg, das Lernprozesse voraussetzt, den anderen sein zu lassen, wie er ist, seine Andersheit anzuerkennen – auch wenn sie verstört, wie im Falle Rosamunds. – Musik hilft bei dieser Anerkennung, weil Integrität, wie Fiona schreibt, zu ihren ureigensten Werten gehört (*»Integrität ist ein zentraler Wert in Music for Life«*), aber auch Musik ist keine Garantie, dass diese Anerkennung gelingt. Sie ist ein *»Medium und schafft die Voraussetzung, dass dies geschehen kann«*. Vorbedingung ist immer ein Lernprozess bei den Beteiligten, also ein Vorgang, der eine neue Qualität zum Ausdruck bringt, aber auch Risiken enthält.

Matthew sagt in einem Interview, das sich auf ein Zusammenspiel mit Rebecca bezieht: *»Es ist, wie etwas frei zu geben. Es ist interessant (...) Es ist, wie ich sagte, dass ich in der Lage war, Anneliese zu sagen, wie bewegend ihr Spiel war. Es ist wie eine ähnliche Sache, diese Art Aufgeben, eine Sache zu tun, vor der du vielleicht ein bisschen Angst hast. Oder dieses Ding, das dich aus irgendeinem Grund vom Tun zurückhält. Denn es könnte zu intensiv werden ... dass du dich vor der Intensität fürchtest, und es irgendwie die Etikette bricht, und du dich zu sehr entblößen könntest. Ja, das Entblößen ist auch für die Patienten ein Problem, der Fokus ist auf dich gerichtet, und das kann schon sehr intensiv sein in der Art, wie es war. Es ist sehr entblößend.«* Die Äußerungen von Matthew sind eigenartig vage und ungenau. Einerseits scheint die vorausgegangene musikalische Kommunikation mit Rebecca ›Spielräume‹ zu schaffen, die auch für Matthew und Anneliese neue Dimensionen eröffnen: Matthew ist von Annelieses Spiel berührt, ihr Spiel bewegt ihn und fordert ihn heraus, sich ebenfalls zu exponieren. Andererseits spürt er hier Ängste (*»eine Sache zu tun, vor der du vielleicht ein bisschen Angst hast«*), das Spiel könnte zu intensiv werden oder er könnte sich zu sehr in den Vordergrund drängen und damit erwartbares Verhalten in Frage stellen (*»dass du dich vor der Intensität fürchtest, und es irgendwie die Etikette bricht, und du dich zu sehr entblößen könntest«*).

Ausgangspunkt ist allerdings nicht das musikalische Spiel allein, sondern die (ästhetische) Kommunikation mit Rebecca. Die neue Qualität – jene Intensität, die auch Angst macht –, liegt also in dem Kontakt zu Menschen, die mit Demenz leben. Matthews Versuch, die eigene Angst, sich selbst zu *»entblößen«*, mit dem Hinweis darauf zu rechtfertigen, dass auch die Patienten zu sehr in den Mittelpunkt gestellt werden könnten (*»das Entblößen ist auch für die Patienten ein Problem«*), ist nicht wirklich überzeugend. Ging es doch in dem zitierten Gruppeninterview gerade darum, *»diesen sicheren Raum [zu schaffen], wo es okay ist, genauso zu sein, wie du in dem Moment bist«*. Und genau dies gilt eben auch für die Patienten.

Matthews Sensibilität, die Ehrlichkeit, über seine subtilen Ängste zu reden, zeigen die *Ambivalenz*, in gewissem Sinn auch das Risiko, das im ›Music for Life‹-Projekt steckt: einerseits die Chance zur Grenzüberschreitung am Beispiel der Szene mit Rosamund, nämlich das Entdecken einer neuen Dimension von *»Würde«*, andererseits aber auch die Scham und die Ängste, die mit diesem *»transitorischen Lernprozess«* verbunden sind. Beide Aspekte werden auch in den Matthews Stellungnahmen zum Abschluss des Projekts deutlich: *»Und so kommt nun die Zeit, das Projekt zu beenden. Wie gewöhnlich fühlt es sich an, als komme es zu schnell, zu abrupt für jeden. Es fühlt sich an, als hätten wir eben begonnen, das Pflegeteam wirklich kennenzulernen. Sie haben sich geöffnet, lassen uns mehr sehen von sich selbst, ihren Sinn für Humor, ihr Musikantentum. Als Musikerteam sind wir uns in diesem Projekt sehr nahe gekommen – näher als üblich. Wir haben alle große Lernprozesse gemacht in diesem Projekt, durch die Arbeit der anderen, durch den Mut und die Mühe, die die Teilnehmer aufgebracht haben. Und wegen der Demenzpatienten, es fühlt sich an, als ob wir sie in dem Augenblick verlassen, in dem sie angefangen haben, uns zu trauen. Aber wir wissen, es ist wichtig zu gehen, und die Tatsache, dass es sich anfühlt, als sei es zu früh, dass wir nicht loslassen können, was wir so hart erarbeitet haben, bedeutet, dass es außerordentlich geschätzt worden ist und dass etwas bleiben wird. Das Pflegeteam hat entschieden, die Gruppe zusammen zu lassen, sich am Montagmorgen zu treffen und ein wenig Musik zu machen, doch vor allem Kommunikation zu praktizieren und den Gruppengeist zu pflegen, der sich gebildet hat, und das ist fantastisch. Das könnte dann ja Wellen schlagen und sich auf den Rest des Pflegepersonals und der Patienten positiv auswirken.«*

Matthew spricht verschiedene Dimensionen des gemeinsamen Lernprozesses an: (a) Trotz des viel zu frühen Endes des ›Music for Life‹-Projekts scheint bei allen Beteiligten eine Sicherheit darüber zu bestehen, dass etwas Wichtiges passiert ist (*»Wir haben alle große Lernprozesse gemacht in diesem Projekt«*) und dass dies nachhaltige Effekte hatte (*»dass etwas bleiben wird«*). (b) Der Lernprozess hat nicht nur jeden einzelnen geprägt und verändert, sondern auch das gesamte Team – die Musiker (»*Als Musikerteam sind wir uns in diesem Projekt sehr nahe gekommen – näher als üblich*«), das Pflegeteam (»*Sie haben sich geöffnet*«) und auch die Patienten (»*Das Pflegeteam hat entschieden, die Gruppe zusammen zu lassen*«). (c) Der beschriebene Prozess ist nicht abgeschlossen, sondern wird – unter anderen Bedingungen – fortgeführt, in gewisser Weise beginnt er gerade erst (»*Es fühlt sich an, als hätten wir eben begonnen*«). So ist das Projekt ein Meilenstein beim Übergang in eine veränderte Wirklichkeit – zwischen Musikern und Menschen mit Demenz, zwischen Musikern und Pflegenden und zwischen Pflegeteam und Patienten.

Anneliese schreibt in ihrem Reflexionstagebuch: »*Wenn ich jetzt von hier zur ersten Sitzung zurückschaue, dann habe ich das Gefühl, wir waren alle zusammen auf einer langen Reise. Was für ein Unterschied im Verstehen und Vertrauen unter uns allen! Und obwohl ich diese Gruppe mit schwerem Herzen hinter mir lasse, weiß ich und vertraue darauf, dass wir dem Pflegeteam genügend Anregungen gegeben haben, dass ›der Samen, den wir gesät haben, wachsen kann‹.* Auch Anneliese bestätigt also diese Sicherheit, dass etwas bleibt und sich später entfaltet: *›der Samen, den wir gesät haben, [wird] wachsen‹.*«

Fiona entdeckt einen weiteren Aspekt: »*Es war eine wundervolle, intensive, herausfordernde, emotionale und reiche Erfahrung und fühlte sich an, als hätten wir während des Projekts wirklich in einer bemerkenswerten Tiefe gearbeitet. Es fühlt sich an, als habe es ein wirkliches emotionales Gewicht gehabt, und ich bin nicht sicher, ob das mit dem Forschungselement zu tun hatte, das uns mehr über unsere Arbeit reflektieren ließ und die Demenzpatienten durch die gesamten acht Wochen trug, oder ob es einfach eines von ›diesen‹ Projekten war.*« Fiona denkt darüber nach, ob das »*Forschungselement*« des Gesamtprojekts den intensiven emotionalen Reflexionsprozess beeinflusst, vielleicht sogar provoziert hat, der seine Qualität ausmacht. Sie lässt die Frage offen. Vielleicht, schreibt sie, war es nur eines von jenen herausragenden Projekten, die es eben auch gibt, die aber nicht die Normalität darstellen. In jedem Fall ist auch sie überzeugt, dass in acht Wochen Außergewöhnliches geschehen ist.

Ein wenig nachdenklicher hört sich Brians Resümee an: »*Ich bin seit Montag mehrere Male im Heim gewesen und habe einige von den Patienten getroffen, die am Projekt teilgenommen haben. Ich bin mir sehr bewusst, dass [für sie] das Projekt nun beendet ist, und ich spüre ein Gefühl des Verlustes bei ihnen. Allerdings, so weit ich das sagen kann, sie sind sich des Verlustes nicht bewusst. Sie waren Teil von etwas Schönem, und es wird nun der Vergangenheit übergeben. Was mich angeht, ich kann Momente der Vergangenheit aus meinem Gedächtnis nacherleben. Ich bin mir sehr bewusst, wie besonders das ist. Ich erinnere mich an die Gesichter, die Klänge, die Gesten und am allermeisten an die Emotionen in den Music for Life-Sitzungen. Ich erinnere mich an die Emotionen, die in mir wachge-*

rufen wurden, und die Emotionen, die ich bei anderen sah. Ich entdecke mich beim Nachdenken darüber und beim Nacherleben. Aber den wichtigsten Protagonisten von Music for Life scheint dieses Nacherleben von Erfahrungen durch Erinnerung vorenthalten zu werden durch die Bedingung der Demenz. Ich bin betroffen durch die Ungeheuerlichkeit dieses Verlustes. Ich kann mir kaum vorstellen, wie Leben aussieht ohne die Chance, schöne und erfüllende Erlebnisse, Emotionen, Begegnungen und Gedanken, die meinen Tag ausgemacht haben, ins Gedächtnis zu rufen.«

Brians Ergebnis erscheint ernüchternd: Aus der Perspektive der Patienten ist das Projekt beendet. Und bei allem, was sie an guten und wichtigen Erfahrungen oder Gefühlen in jenen oben oft angesprochenen *»Momenten«* mitgenommen haben mögen, Erinnerungen bleiben nicht zurück. Verglichen mit Brians eigenen Assoziationen, die ihm so lebenswichtig sind (*»Ich kann mir kaum vorstellen, wie Leben aussieht ohne die Chance, schöne und erfüllende Erlebnisse, Emotionen, Begegnungen und Gedanken, die meinen Tag ausgemacht haben, ins Gedächtnis zu rufen«*), erscheint ihm diese Einsicht bedrückend (*»Ich bin betroffen durch die Ungeheuerlichkeit dieses Verlustes«*). Freilich, die schlichte Tatsache, dass Brian so tief berührt ist von diesem Verlustgefühl, bedeutet, dass ein Vermächtnis da ist: seine ungewöhnlich tiefe Empathie im Verstehen jenes Verlustes der Demenzpatienten überträgt sich auf die Art, wie er sich allgemein Menschen zuwendet, die mit Demenz leben.

Aber gerade die herausfordernde Beziehung zwischen *Moment und Dauer*, zwischen *situativem Erleben und nachhaltigem Lernen,* macht das ›Music for Life‹-Projekt so wertvoll. Sie zeigt, dass der Umgang mit Demenz nicht auf mehr oder weniger wirkungsvolle Techniken reduzierbar ist, die Krankheit zu verwalten, sondern dass sie eine Provokation für alle Beteiligten darstellt und Musikern wie Pflegenden Entwicklungsprozesse abfordert, die Grenzen überschreiten.

Vielleicht ist es nicht einmal übertrieben festzuhalten, dass die Gesellschaft als ganze durch die Demenz herausgefordert ist, dass es nicht nur um eine neue Praxis, sondern auch um eine *neue Ethik* im Umgang mit einer sozialen Gruppe geht, die kontinuierlich anwächst. Das ›Music for Life‹-Projekt gibt uns eine Idee, wie ein ebenso humaner wie kreativer Umgang mit Menschen aussehen könnte, die bis heute am Rande gesellschaftlicher Aufmerksamkeit stehen, in den folgenden Jahrzehnten jedoch ins Zentrum der Sozial- und Gesundheitspolitik rücken werden.

›Community of Practice‹

Diese Überzeugung wollen wir abschließend noch einmal auf einer Ebene thematisieren, die den Entwicklungsgedanken des ›Music for Life‹-Projekts auch theoretisch anschaulicher macht: die Entstehung einer *Community of Practice.*[68] Wir werden sehen, dass es dabei nicht um eine abgehobene Theorie geht, sondern um ein Konzept, das eng mit der Praxis verflochten ist und sich auf unsere konkreten Daten stützen kann.

Communities of Practice in der Vorstellung, wie sie von Jean Lave und Étienne Wenger[69], zwei anthropologisch interessierten Erziehungswissenschaftlern aus den USA und der Schweiz, entwickelt wurde, sind soziale Arrangements *»situierten Lernens«* (situated learning) – um es konkreter zu sagen: Organisationsformen, die Lernprozesse ermöglichen sollen, die in alltäglichen, gleichsam ›natürlichen‹ Situationen stattfinden können. Schule und Arbeitsplatz in westlichen Kulturen gehören deshalb nicht dazu, weil sie gewöhnlich die Vermittlung von Fähigkeiten (skills) von der Entwicklung persönlicher Identität abgetrennt haben, also in Wahrheit ›artifizielle‹ Lernarrangements sind. Communities of Practice wollen aber ausdrücklich keine didaktischen Veranstaltungen sein, in denen Lehrer Schülern abstraktes Wissen vermitteln. Es geht vielmehr um lebendige Erfahrungsprozesse, bei denen *»Newcomers«* sich allmählich und selbstbestimmt an die Erfahrungen von *»Oldtimers«* heranpirschen und sich – nebenbei – nicht nur Wissen und Fähigkeiten aneignen, sondern auch ihre persönliche Identität weiterentwickeln.[70]

Lave und Wenger sprechen von *»full participants«* einer Community of Practice und von *»legitimate peripheral participants«*[71]. Interessant bei dieser Unterscheidung ist, dass auch die Newcomer, die natürlich noch nicht das Wissen und die Erfahrung der Oldtimer haben, *legitimerweise* dazugehören. Dieses Gefühl des *›belonging‹* ist die Vertrauensbasis, die jeder Lernprozess braucht. Das Lernen selbst ist dann kein Austausch von ›oben‹ nach ›unten‹, keine Lehrer-Schüler-Beziehung, sondern – bei den Newcomern – ein beständiges Achten auf das, was die erfahrenen Mitglieder der Community praktisch tun, ein Ausprobieren, wie man es selbst anstellen könnte, ein Fragen nach Rat, den man sich aus Interesse holen will. Es ist ein Verhältnis von Meister und Lehrling im besten Sinn, weil gute Meister eben keine typischen Lehrer sind, sondern »üblicherweise keinen direkten Einfluss auf die Lernaktivitäten der Lehrlinge haben, obwohl sie oft entscheidend sind für die Vorbereitung

68 Vgl. oben *Kapitel 2.3*, S. 38ff.

69 Vgl. Lave/Wenger 1991; Lave 1991.

70 Vgl. Lave 1991, 68.

71 Von *legitimen randständigen Teilnehmern* (vgl. Lave/Wenger 1991, 35ff).

von Einsteigern in eine Gemeinschaft mit berechtigtem Zugang zu ihrer Praxis«[72].

Ein Beispiel, das Jean Lave häufig anführt, stammt interessanterweise aus einer vormodernen Kultur: die Ausbildung von Hebammen bei den *Yucatec Maya* in Mexico.[73] Die ›Lehrzeit‹ findet hier sozusagen im Alltag statt. Sie würde niemals als ein Prozess verstanden, in dem irgendjemand ausdrücklich ›lehrt‹. Ein Maya-Mädchen, das eventuell später Hebamme wird, hat in der Regel eine Mutter und eine Großmutter, die Hebammen sind, weil die Hebammenfunktion (midwifery) in der Familienlinie weitergegeben wird.[74] Die Community of Practice ist hier der intergenerationale Zusammenhalt der weiblichen Mitglieder einer Hebammenfamilientradition. Gelernt wird gewissermaßen *en passant*. Newcomer werden im Laufe der Zeit zu Oldtimern, aber sie sind von Anfang an *Teilnehmer* (legitimate peripheral participants).

Es gibt auch moderne Beispiele, etwa die *Alcoholics Anonymous*, bei denen ähnliche partizipative Lernprozesse beobachtet werden können.[75] Und es gibt in unserem Forschungsmaterial hochinteressante Hinweise, die an die Idee einer Community of Practice denken lassen. Eine aufschlussreiche Konversation im Team macht das deutlich:

> Matthew: »*Ich erinnere mich, dass du über die Organisation als eine Gemeinschaft des Lernens gesprochen hast, und ich verstehe jetzt, das ist absolut richtig. Dass Leute näher und näher einbezogen werden, und dass das Wissen, was wir haben, implizit ist und eben nicht Spiegelstrichwissen. Du kannst es nicht irgendwie runterbrechen in Spiegelstriche (..). Es ist internalisiert und Erfahrungslernen, das man nicht erklären kann!*«
> Anneliese: »*Das ist das nächste, oder, wie beschreibst du ... Ich finde es noch immer irgendwie schwer, die Arbeit zu beschreiben, wenn Leute mich fragen, was machst du. Du kannst etwas ganz schnell sagen, aber das bedeutet nicht, dass die Leute wirklich verstehen, was du tust. Und das sagt doch irgendwie etwas darüber, oder?*«
> Matthew: »*Ja, genau.*«
> Anneliese: »*Und auch irgendwie, wie du es lehrst oder lernst.*«
> Matthew: »*Und es kann eigentlich nur durch ... fast eine Lehrzeit, oder? Das ist eine Art von System, von dem wir finden, dass es am besten funktioniert. Ja, als du darüber geredet hast, da hab' ich gedacht, wie ich ... ich denke, das ist die Sache, die auch das Team zusammenschweißt, weil du diese Erfahrungen gemeinsam geteilt hast, die du keinem anderen erklären kannst. Deshalb fühlst du dich [im Team] von allen verstanden.*«

---

72 »... usually do not have a direct, didactic impact on apprentices' learning activity, although they are often crucial in providing newcomers to a community with legitimate access to its practices.« (Lave 1991, 68, Übersetzung v.d.Vf.)

73 Vgl. Lave 1991, 70ff.

74 Vgl. auch Jordan 1989, 932f.

75 Vgl. Lave 1991, 72f.

Fiona: *»Respekt ist das Wort, das ich in meinem Kopf hatte, wieder und wieder.«*
Matthew: *»Ja, absolut. Wir haben diese geteilten Erfahrungen, die nicht artikuliert und nicht mit anderen Leuten geteilt werden können. Was gemeinsam ist mit anderen geteilten Erfahrungen, z.B. religiösen Erfahrungen oder Familienerfahrungen. Weißt du, eine Familienkultur, wo die Dinge nicht erklärt oder [von anderen] geteilt werden können. Auch Freunde, mit denen du eine Menge teilst manchmal, das ist ein bisschen ähnlich.«*

Eine Fülle von Aussagen in dieser Konversation erinnern unmittelbar an Lave und Wengers *Community of Practice*: der explizite Hinweis auf eine *»Gemeinschaft des Lernens«*, Matthews Assoziation an den Status der *»Lehrzeit«* (apprenticeship) und die mehrfache Nennung von *»gemeinsam geteilten Erfahrungen«*. Am eindrucksvollsten ist vielleicht der problemlose Konsens über die Schwierigkeit zu beschreiben, was man eigentlich tut: *»Ich finde es noch immer irgendwie schwer, die Arbeit zu beschreiben, wenn Leute mich fragen, was machst du«*, sagt Anneliese. Die Tatsache, dass gleichsam nur der nachempfinden kann, worum es dabei geht, der diese Erfahrung unmittelbar teilt, dokumentiert den *impliziten* Charakter des Lernprozesses, der vorausgegangen sein muss, um die Kompetenzen zu erwerben, die man offensichtlich besitzt. *»das Wissen, was wir haben, [ist] implizit«* (tacit), stellt Matthew zutreffend fest.

Der ungarisch-britische Naturwissenschaftler und Philosoph Michael Polanyi[76] hat diese *»tacit dimension«*, diese Dimension des Impliziten, als etwas beschrieben, über das man nicht bewusst verfügt, das einen jedoch in die Lage versetzt, bestimmte Dinge zu *können*. Er selbst spricht im Übrigen von *tacit knowing*, um den Prozess deutlich zu machen, in welchem diese implizite Kompetenz – gleichsam als verfügbare Disposition, nicht als bewusste Fähigkeit – entsteht. ›Können‹ ist deshalb für Polanyi immer mehr als ›Wissen‹.

Wenn Matthew, Fiona und Brian sich in dieser Frage intuitiv verständigen können, wird nicht nur genau jenes nicht mehr beschreibbare ›*Sur-plus-Knowing*‹ angesprochen, sondern gleichzeitig eine Dimension, die von allen geteilt wird. Matthew vergleicht es zurecht mit religiösen oder familiären Erfahrungen. Die *tacit dimension* drückt hier also nicht nur eine individuelle Fähigkeit aus, sondern verweist gewissermaßen auf eine *Community of Practice*. An einen weiteren Aspekt erinnert Matthew in seinem Interview: *»Es gibt eine sehr starke Verbindung zwischen den Musikern. Sehr stark. Und es ist eine heikle Sache, neue Leute aufzunehmen. Das braucht eine Weile, um das zu entwickeln (...) Dabei geht es nicht nur darum, in der weiteren Gruppe akzeptiert zu sein, es braucht auch eine Art, sich zu öffnen, bei dem neuen Musiker, es ist ein Zwei-Weg-Prozess (...) Wir müssen offen für neue Leute sein, die auch neue Dinge in die Arbeit einbringen (...) Ich denke, wir brauchen eine Diskussion darüber, was eigentlich die*

76 Vgl. Polanyi 1966; auch 1969.

Dinge in unserer Arbeit sind, die im Zentrum stehen, die unveränderbar sind. Dinge, bei denen ich mich nicht streiten muss, was es ist. Dass eine Offenheit nötig ist – auch für neue Musiker, die frische Gedanken und frische Einsichten mitbringen. Ich denke, der neue Musiker muss viel mit Leuten arbeiten, die seit langem in der Arbeit stehen. Sie müssen viel Seite an Seite mit ihnen arbeiten und … sie müssen diese Freundschaft auf dieselbe Weise aufbauen, wie wir das mit dem Pflegeteam entwickeln wollten.«

Matthew spricht jene Dimension an, die bei Lave und Wenger als *»legitime Teilnahme am Rande«* (legitimate peripheral participation) den Ausgangspunkt von Lernprozessen in Communities of Practice bildet. Ihn beschäftigt die Frage der Offenheit für neue Mitglieder der ›musikalischen Community‹ (*»Wir müssen offen für neue Leute sein«*) und der Weg, wie sie integriert werden könnten. Sein Vorschlag ist die gemeinsame Praxis mit den Oldtimern (*»Ich denke, der neue Musiker muss viel mit Leuten arbeiten, die seit langem in der Arbeit stehen«*).

Interessant ist seine Formulierung, dass die Neuen *»Seite an Seite«* (›alongside‹) mit den Erfahrenen arbeiten sollen, nicht subaltern, nicht als weisungsgebundene ›Schüler‹. Dieses Lernen *en passant* und auf gleicher Augenhöhe ist genau das, was Lave und Wenger sich als Hineinwachsen in eine Community of Practice vorstellen.[77] Und eben dadurch entsteht Partizipation, Zusammenhalt und *»Freundschaft«*.

Bemerkenswert ist allerdings, dass Matthew hier die Integration der musikalischen Newcomer in Verbindung mit einer Eingliederung auch des Pflegeteams bringt (*»sie müssen diese Freundschaft auf dieselbe Weise aufbauen, wie wir das mit dem Pflegeteam entwickeln wollten«*). D.h. es geht ihm nicht allein um eine ›Community der Musiker‹, sondern um eine Gemeinschaft, die die gesamte Praxis des ›Music for Life‹-Projekts umfasst. Matthew fährt fort: *»Insofern brauchen die Musiker, wenn sie spüren wollen, dass sie sich wohl fühlen und sie einen guten Job machen, das Gefühl, dass sie gut zusammenspielen, dass sie sich selbst musikalisch ausdrücken, dass sie sehen, wie die Demenzpatienten teilnehmen. Deshalb sind sie davon abhängig, was ihr Wohlbefinden angeht. Abhängig auch von den Patienten, die eine gute Zeit haben sollen und aktiv teilnehmen. Und sie sind auch vom Pflegeteam abhängig, davon, dass die sich relaxt fühlen und Initiative ergreifen, sich selbst ausdrücken können. So werden die Musiker irgendwie mit all dem ›gefüttert‹. Und für das Pflegeteam, auch für sie [ist es wichtig], dass sie ihren Platz im Projekt finden. Wir haben diese Fragen vorher gestellt, weißt du, was wir tun können, und heute gab es ein Gefühl, dass sie wussten, was zu tun sei. Sie fühlten sich gut, Initiative zu übernehmen, sie fühlen sich gut, sich selbst auszudrü-*

77 Vgl. noch einmal Lave/Wenger 1991, 35ff.

cken sowohl musikalisch wie verbal, und in gewisser Weise unterstützten sie auch die Patienten. Da war eine Leichtigkeit, auch dies zu tun. Sie wissen sozusagen ›von Haus aus‹, was zu tun ist. Aber dann wird es aufgedeckt oder sie haben von den Musikern die Erlaubnis bekommen, dies zu tun.«

Matthew macht überzeugend deutlich, dass die Voraussetzung, im ›Music for Life‹-Projekt einen *»guten Job«* zu tun, nicht allein an das Gefühl gebunden ist, dass die Musiker *»dass sie gut zusammenspielen, dass sie sich selbst musikalisch ausdrücken«*, sondern dass es darauf ankommt, auch die Patienten und das Pflegeteam einzubeziehen (*»Deshalb sind sie davon abhängig, was ihr Wohlbefinden angeht. Abhängig auch von den Patienten, die eine gute Zeit haben sollen und aktiv teilnehmen. Und sie sind auch vom Pflegeteam abhängig«*). Das bedeutet nicht, dass das gelungene Zusammenspiel der Musiker keine zentrale Quelle des Gelingens der Kommunikation darstellt, aber es heißt, dass noch etwas dazu gehört: die Eingebundenheit der Patienten und der Pflegenden. Die Community, um die es geht, schließt also Musikalisch-Ästhetisches und Kommunikativ-Soziales mit ein. Sie reduziert sich nicht auf die drei Musiker, sondern betrifft auch die Patienten und ihrer Pfleger.

Dass gerade die Mitglieder des Pflegeteams im Laufe des Projekts sich öffnen, sich gut fühlen (*»sie fühlen sich gut«*) und intuitiv zu wissen scheinen, was zu tun ist (*»Sie wissen sozusagen ›von Haus aus‹, was zu tun ist«*), verweist noch einmal auf Polanyis *tacit knowing*[78], das für das Lernen in Communities of Practice so typisch ist. Die Idee, dass in ›Music for Life‹-Projekten also eine Chance besteht, Communities of Practice aufzubauen, an denen alle beteiligt sind: Musiker, Pflegende und die Patienten, ist ohne Frage faszinierend.

Matthew, der Workshop Leader, gewinnt abschließend in seinem Interview dieser Perspektive noch eine sympathische Selbstkritik ab: *»Es ist etwas, was ich sicherlich bei allen Projekten bedenken würde: Nachdenken darüber, wieviel Leitungsfunktion geteilt werden kann mit der Intention, auf diese Weise zu leiten, zu erlauben, dass jeder so viel wie möglich eingreifen kann und das Gefühl hat, die Arbeit zu leiten. Und als Idee geht das über den Kreis der Musiker hinaus. Du willst, dass jeder in der Gruppe das fühlt, das Pflegeteam, jeder. Ich habe in einer Woche Brian vergessen. Wir hatten darüber geredet, dass wir mehr direkte Kommunikation mit den Pflegeleuten haben wollten, und deshalb hatte ich dieses sehr kurze Gespräch mit Brian, und in der Minute, wo ich sagte, was ich gesagt habe, konnte ich sehen, dass ich vergessen hatte, dass auch er Teil des Teams ist. Es ist deshalb eine interessante Sache, Leitung oder Führung – wie mir wirklich mehr und mehr bewusst wird – hat überhaupt nichts damit zu tun, den Leuten zu sagen, was sie machen sollen. Wirklich nicht. Wenn du wirklich und wahrhaft führst,*

78 Vgl. oben, S. 280.

dann ist es an dir, zu verschwinden, überhaupt nicht mehr dazusein. Dass die Gruppe komplett in der Lage ist, sich selbst zu helfen – ohne dich. Das wäre das Ultimative, wirklich. Ich kann mich nicht erinnern, wem ich zuhörte am anderen Tag, der sagte: ›Du solltest deine eigene Ausrottung planen.‹«

Natürlich gehört *»Führung«* zu Matthews Identität. Er hat sie oft und erfolgreich praktiziert. Freilich, angesichts der Projekterfahrung muss er zwei selbstkritische Einschränkungen machen: Er hat gelegentlich die anderen, die Nicht-Musiker, vergessen, auch wenn sie selbst zum Leitungspersonal gehörten (*»Ich habe in einer Woche Brian vergessen«*). Und er gewinnt ein prinzipiell anderes Verhältnis zu *»Führung und Leitung«*. Er hat gleichsam das Prinzip einer Community of Practice verstanden, ohne einem geplanten Konzept gefolgt zu sein (*»Wenn du wirklich und wahrhaft führst, dann ist es an dir, zu verschwinden, überhaupt nicht mehr dazusein. Dass die Gruppe komplett in der Lage ist, sich selbst zu helfen – ohne dich. Das wäre das Ultimative, wirklich«*).

Was in diesem bemerkenswerten Statement deutlich wird, ist, dass das ›Music for Life‹-Project nicht nur eine simple Community of Practice darstellt, sondern mehr noch, eine gleichsam radikalisierte Variante: Wo Musik und Demenz aufeinandertreffen und durch die Pflegeperspektive verknüpft werden, sind in gewissem Sinne alle Beteiligten *»Lehrlinge«*. Niemand ist ›Meister‹. Diejenigen, die Erfahrungen auf der einen Ebene haben, sind ›Newcomer‹ auf der anderen. Die, die ›Newcomer‹ hier sind, können ›Oldtimer‹ da sein. Die Ergänzung von Musikern und Pflegeteam ist beispielhaft. Demenz bleibt eine Herausforderung, der nur mit ganz neuen und kreativen Praxismodellen begegnet werden kann. ›Music for Life‹ ist ein herausragendes Beispiel.

Zusammenfassung

Entwicklung ist ein zwiespältiger Begriff. Die gewöhnliche Assoziation ist, dass die Dinge vorwärts gehen – zumeist kontinuierlich, gelegentlich in qualitativen Sprüngen. Die großen Philosophen der Moderne sind verschiedener Meinung. Wir haben Leibniz mit seiner Überzeugung zitiert, dass die Natur keine Sprünge mache, und Hegel, dass wir uns Entwicklung eher als neue Qualität vorstellen müssen. Natürlich gibt es zwischen diesen Positionen eine Fülle wohlbegründeter Theorien, die Differenzierungen plausibel belegen. Aber nützt uns das?

Unser Forschungsmaterial belegt die angesprochene Zwiespältigkeit auf drastische Weise: Auf der einen Seite scheinen für den Umgang mit Menschen, die an Demenz leiden, völlig neue Qualifikationen und Lernprozesse notwendig zu sein. Und wir können belegen, dass solche Entwicklungsprozesse stattfinden. Auf der anderen Seite muss aber gerade darum Abschied genommen werden von der modernen Idee, dass Entwicklung prinzipiell möglich ist. Demenz blockiert Fortschritt. Demenz macht unreflektierte Planung absurd. Das bedrückende Statement von Brian am Ende des Projekts bleibt eine reale Erfahrung: *»Aber für die wichtigsten Protagonisten von Music for Life scheint dieses Nacherleben von Erfahrungen durch Erinnerung vorenthalten zu werden durch die Bedingung der Demenz«.*

Die Herausforderung betrifft moderne Gesellschaften ganz grundsätzlich: Ist immerwährender Fortschritt wirklich möglich? Oder noch zugespitzter: Ist unbegrenzter Fortschritt eigentlich sinnvoll? Das Phänomen der Demenz, das angesichts des demographischen Wandels derart zunehmen wird, dass es auch im Alltag von Durchschnittsfamilien nicht mehr verdrängt werden kann, verlangt andere Lösungen. Wir brauchen Zeit, »Entschleunigung«, Ruhe zum Nachdenken. Und wir brauchen neue Formen der Kooperation, zivile und humane Bedingungen für ein lebenswertes Leben auch für und vor allem mit Menschen, die unter Demenz leiden.

›Music for Life‹ hat Meilensteine gesetzt. Die Verbindung von Musik, Pflege und Demenz hat Aspekte jener neuen Kooperation sichtbar gemacht. Die eindrucksvolle Reflexion aller Beteiligten im vorliegenden Projekt hat Schwierigkeiten, aber auch großartige Möglichkeiten aufzeigen können und Projekte an anderer Stelle, in anderen Städten, in anderen Ländern zum Nachmachen ermutigt. Es gibt Alternativen im Umgang mit der Demenz.

Das Phänomen des unumkehrbaren Stillstands menschlicher Entwicklung, das die Demenz anzudeuten scheint, kann uns etwas lehren: Es zwingt uns zum Nachdenken über die moderne Welt mit ihrem immer absurderen Beschleunigungswahn.[79] Es führt zu der bescheidenen Erkenntnis, dass es keine Patentlösung gibt, mit Demenz gleichsam ›fertig zu werden‹, sondern dass wir solidarische, kreative, neue Arbeitsformen brauchen, vielleicht tatsächlich auch eine *neue Ethik*, um gemeinsam mit einem Problem umzugehen, das jeden von uns treffen kann. ›Music for Life‹ hat hier eine Vorreiterfunktion übernommen. Ihr Beispiel kann Mut machen.

79 Vgl. Rosa 2004.

Kapitel 5 Abschließende Überlegungen und Diskussion der Ergebnisse

›Music heard so deeply
That it is not heard at all,
But you are the music
While the music lasts.‹
T.S. Eliot[1]

Das großartige Forschungsmaterial, das uns zur Verfügung stand, die Interviews mit vielen Beteiligten, die Gruppengespräche, die Feldnotizen, vor allem jedoch die Reflexionstagebücher der Musiker und des Pflegedienstleiters stellen ein außergewöhnlich reichhaltiges, hochdifferenziertes Datenmaterial dar über einen kooperativen Lernprozess, der acht Wochen gedauert hat und doch einen viel weiteren Horizont eröffnet: Er bezieht ja gleichzeitig langjährige Berufserfahrungen ein, er verbindet und konfrontiert sehr unterschiedliche Perspektiven auf den abgelaufenen Prozess, die der Musiker mit denen des Pflegeteams, jede von beiden Gruppen mit dem Verhalten der Demenzpatienten.

1. Reflexion des gewählten methodischen Ansatzes

Die Verdichtung dieser komplexen Erfahrungen zu *dichten Beschreibungen (Clifford Geertz)*, die in den vorangegangenen Kapiteln von uns als qualitativ arbeitenden Forschern vorgenommen wurde, stellen nun eine weitere Perspektive dar. Gewiss ist es hilfreich, dass zwei von uns zugleich professionelle Musiker sind, aber es bleibt doch eine Tatsache, dass wir als Wissenschaftler eine andere Perspektive auf das Geschehen einnehmen als die Musiker oder die Pflegeleute, und dass unser Ergebnis mit den praktischen Erfahrungen aller anderen abgeglichen werden muss. Forschung im Rahmen der oben beschriebenen *Grounded Theory* wird nicht um ihrer selbst willen betrieben, sondern im Interesse derer, über die und mit denen geforscht wurde.

1 Aus: The Dry Salvages, 1941. (Übersetzung: *»Musik so intensiv gehört, / Dass man sie gar nicht hört / Du bist die Musik / Solang' die Musik währt.«*)

Und hier haben wir, wie erwähnt, sehr bewusst einen *qualitativen* Zugang gewählt. Schon dies erscheint freilich noch einmal erklärungsbedürftig. Es bedeutet nämlich, dass die klassischen Gütekriterien quantitativer Forschung für qualitative Verfahren modifiziert werden müssen: *Objektivität* kann schon deshalb nicht das Ziel sein, weil gerade subjektive Perspektiven der Weltbetrachtung und Weltbewältigung, also die Perspektiven der Teilnehmer, im Interessenfokus liegen. Strikte *Reliabilität* ist nicht erreichbar, weil die in möglichst ›natürlichen Situationen‹ erhobenen qualitativen Daten auf Prozessen der konkreten Interaktion, der Beobachtung oder des Nachdenkens beruhen, die so jedenfalls nicht wiederholbar sind. Und *Validität* im Sinne der wünschenswerten Gewissheit, dass tatsächlich ›gemessen‹ wurde, was auch ›gemessen‹ werden sollte, erscheint problematisch, weil in der Regel zu Beginn des Forschungsprozesses noch gar nicht vollständig klar ist, was überhaupt gemessen werden könnte; und viel grundsätzlicher noch: ob ›messen‹ nicht ein völlig unangemessenes Herangehen an das Forschungsproblem darstellt.[2]

Das heißt allerdings nicht, dass das von uns gewählte qualitative Vorgehen nicht begründbar, unzuverlässig oder gar beliebig wäre. Nur sind die Legitimationsprozeduren für Begründbarkeit und Generalisierung, für Verlässlichkeit und Gültigkeit im qualitativen Forschungsprozess systematisch andere: An die Stelle der ›Objektivität‹ setzt der qualitative Forschungsprozess die *Gegenstandsadäquatheit*. Prozesse müssen in ihrer Prozessualität, Routinen in ihrer unhinterfragten Selbstverständlichkeit beobachtet und rekonstruiert werden. Die Einzigartigkeit eines individuellen Entwicklungsprozesses kommt erst in der lebensgeschichtlichen Erinnerung zum Tragen. Deshalb ist die Methodenwahl so wichtig. Das narrative Interview z.B. ist ein ›Königsweg‹, um individuelle Entwicklungen zu rekonstruieren, und doch ist es nicht für jede Forschungsfrage und vor allem nicht für jede Zielgruppe geeignet. Studien in Südkorea beispielsweise haben gezeigt, dass von der konfuzianisch sozialisierten älteren Generation ein biographisch-narratives Interview als *Gesichtsverlust* erlebt wird.[3] Gruppendiskussionen sind aussagekräftig für kollektive Meinungsbildung, aber sie können individuelle Dispositionen unterdrücken. Teilnehmende Beobachtung ist die Basismethode jeder ethnographischen Analyse, freilich, sie unterliegt nicht selten der Gefahr des *going native*, d.h. des Verlusts an methodischer Distanz. Der Forschungsprozess muss – auch methodisch – dem Gegenstand angemessen sein, sonst ist mit überzeugenden Ergebnissen nicht zu rechnen. Wir haben nicht zufällig ein Methodenmix als Zugang ge-

2 Vgl. Alheit 2012.
3 Vgl. Lee 2002.

wählt, weil die beobachteten Situationen sehr unterschiedlich und die Gruppen, mit denen wir gearbeitet haben, sehr verschieden waren.[4]

Die ›Reliabilität‹ qualitativer Forschung kann offensichtlich nicht in der exakten Wiederholbarkeit von Methodensettings liegen. Solche Arrangements mögen in Laborsituationen sinnvoll sein. Genau die sind aber nicht das Ziel qualitativer Sozialforschung. Es geht um *natürliche Situationen*, um alltagsweltliche soziale Settings. Gewiss sind auch solche Situationen, wenn wir sie qualitativ betrachten, in spezifischem Sinne künstlich. Forscherinnen und Forscher sind ›Koakteure‹, wenn sie ein Interview durchführen, wenn sie unverdeckt eine Szene beobachten oder wenn sie eine Gruppendiskussion initiieren. Aber diese Künstlichkeit ist reflexiv zugänglich, sie lässt sich im Datenmaterial problemlos erkennen und im Auswertungsprozess identifizieren. Verlässlichkeit qualitativer Forschung besteht daher in der sorgfältigen Dokumentation und Rekonstruktion der in vergleichsweise ›natürlichen‹ Situationen produzierten Forschungsdaten. Und genau dies ist im ›Music for Life‹-Projekt geschehen.

Die ›Validierung‹ qualitativer Verfahren ist nicht von der Feststellung abhängig, dass sie das ›gemessen‹ haben, was sie ›messen‹ wollten. Exakte Messungen sind nicht das Ziel qualitativer Analysen. Vielmehr geht es um das Verstehen komplexer, häufig unscharfer und diffuser sozialer Zusammenhänge, und dazu sind Deutungs- und Interpretationsprozesse notwendig. Validierung ist hier nur *›kommunikativ‹* möglich, indem individuelle Interpretationsvorschläge und Lesarten mit den Ideen und Vorschlägen anderer abgeglichen werden. Uns waren deshalb besonders die Reflexionen der Beteiligten von großem Wert, weil wir nicht ›über ihre Köpfe hinweg‹ Deutungen anbieten wollten und ihre eigenen Interpretationen für uns wichtig waren.

Wenn im Folgenden die Musiker im Zentrum stehen, so hat dies mit der wichtigsten Zielgruppe dieser Publikation zu tun: eben jungen Musikern[5], die für andere Praxisfelder begeistert werden sollen als nur für den Konzertsaal oder das Konservatorium. Dass auch Pflegeleute von unseren Ergebnissen profitieren, steht nicht in Frage. Unsere Auswertungen zeigen dies überzeugend. Selbst für Familien, in denen ein Mitglied mit Demenz leben muss, sind die vorliegenden Resultate von großem Nutzen und können Hoffnung machen. Aber das Kernthema ist eben *Musik und Demenz*.

4 Vgl. noch einmal *Kapitel 3.3*.
5 Vgl. noch einmal das *Vorwort*.

2. Die zentralen Forschungsergebnisse

Was sind nun unter diesen Aspekten die Ergebnisse unserer Forschungen? Was bedeutet es, dass wir ›Identität‹, ›Kommunikation‹, ›Partizipation‹ und ›Entwicklung‹ als *»Kernkategorien«* (core categories) unseres Datenmaterials identifizieren können und die Vorstellungen, die man gewöhnlich mit diesen Begriffen assoziiert, zu erweitern und zu vertiefen vermögen? Wie hängen diese vier Dimensionen miteinander zusammen und welche Perspektive verbindet sich mit ihrer Verknüpfung?

Identität, so hatten wir festgestellt[6], »existiert sowohl auf einer persönlichen Ebene als auch auf der Ebene der Gruppe. Der Lernprozess der Musiker und schließlich ihre Entwicklung zu jener ›Akzeptanz‹ des Lebens mit der Demenz, wie es eben ist, führt zu einer Identität, die als aktiv angeeignete ›Zugehörigkeit‹ durch Lernen beschrieben werden könnte – oder mit einfacheren Worten: Wir haben beobachten können, wie gerade die Musiker sich eine Situation vertraut gemacht haben, die sie vorher nicht kannten.« Identität, so die ›klassische‹ Feststellung George Herbert Meads, entwickelt sich, »sie ist bei der Geburt anfänglich nicht vorhanden, entsteht aber innerhalb des gesellschaftlichen Erfahrungs- und Tätigkeitsprozesses, das heißt im jeweiligen Individuum als Ergebnis seiner Beziehungen zu diesem Prozess als Ganzem und zu anderen Individuen innerhalb dieses Prozesses«[7]. Mead macht in seinen Ausführungen einerseits auf die Prozesshaftigkeit der Identitätsentwicklung aufmerksam, andererseits verweist er auf das soziale Umfeld, das im Prozess der Identitätsbildung von Bedeutung ist. Dieser soziale Entwicklungsaspekt hat Mead motiviert, den entscheidenden – kognitiven – Teil unserer Identität als *»Me-Konstruktion«*[8], sozusagen als Betrachtung unserer selbst mit den Augen der anderen, zu konzipieren.

Musiker scheinen besonders sensibel zu sein, was diese Konstruktion angeht. Ihr Spiel ist in einem spezifischen Sinn ›öffentlich‹, auch wenn es privat geschieht. Professionelle Identität als Musiker ist immer auch der Blick des musikalischen ›Lehrers‹, der Blick des (fiktiven) Publikums, auch die unmittelbare Reaktion dessen, mit dem ich als Musiker gerade arbeite. Das bindet musikalische Identität an den Kontext, macht sie zu einem *sozialen* Phänomen. Aber es bestätigt zugleich ihre Fragilität und bedroht sie immer wieder. Die *Bühnenangst* (stage fright), die jeder Musiker kennt, das schwierige Experiment gelingender Improvisation, auch die Unsicherheit, mit einem Publikum wie

6 *Kapitel 4.1*, S. 113.
7 Mead 1973, 168.
8 Vgl. ebd., 173ff.

Menschen mit Demenz umzugehen, zeigen, dass Identität immer neu erarbeitet werden muss. Musikalische Identität ist ein Ringen um *Selbstsicherheit* und *persönliche Entwicklung*. Und dieses Ringen ist – bei aller Abhängigkeit vom konkreten Kontext – ein sehr individueller und intimer Prozess.

Wenn also Identität in unserem Datenmaterial eine Schlüsselrolle spielt, dann ist vor allem die Tatsache angesprochen, dass bei der Begegnung von Musik und Demenz eine Fülle von selbstverständlichen Erwartungen aus dem Gleichgewicht geraten. Diese Erfahrung ist eine individuelle Herausforderung an jeden der beteiligten Musiker, selbstverständlich auch an das Pflegeteam, und sie fordert von allen Betroffenen die Bereitschaft zu einem *Lernprozess*. ›Identitätsarbeit‹ ist also gewissermaßen eine Voraussetzung für die gemeinsame Aktivität, die durch das ›Music for Life‹-Projekt in Gang gesetzt wird – nicht als routiniertes Arrangement, sondern als offener Erfahrungsprozess, der das gesamte Projekt begleitet.

Allerdings ist dieser Lernprozess auf *Kommunikation* angewiesen – die zweite Kernkategorie, die unser Datenmaterial anbietet. So wie wir mit den Augen der anderen auf uns selber blicken, wenn wir unsere Identität aufzubauen versuchen, so brauchen wir den Austausch mit den anderen, um sie weiterzuentwickeln. Das gilt besonders, wenn wir als Musiker mit Menschen konfrontiert sind, die nicht mehr selbstverständlich das besitzen, was wir ›Identität‹ nennen, und deren Reaktion auf unser Spiel in gewissem Sinn unberechenbar ist.

Das Bedürfnis, uns dann mit anderen darüber zu verständigen, schwierige Situationen gemeinsam zu interpretieren und zu verstehen, Lösungen zu entwerfen und mit musikalischer Sensibilität gerade mit Menschen in Kontakt zu kommen, die mit Demenz leben, ist selbstverständlich und notwendig. Die Komplexität, die die Kommunikation im ›Music for Life‹-Projekt auszeichnet, ist in der Analyse ausführlich dargestellt worden:[9] Es geht um die verschiedenen Ebenen der Sprache, verbale und non-verbale, gerade auch um die Sprache(n) der Musik; es geht um Interaktion und Interpretation, es geht um Kommunikationsräume und Kommunikationsmittel, gelegentlich geht es auch um die Überwindung von Missverständnissen. Kommunikation ist eine soziale Aktivität, die sowohl auf *Selbstsicherheit* wie auf *soziale Sensibilität* angewiesen ist, sich also zwischen den Polen ›Personalität‹ und ›Sozialität‹ bewegt.

Die von uns analysierte Kommunikationsdimension hat wenig zu tun mit konventionellen signaltheoretischen Definitionen z.B. von ›Sendern‹, ›Empfängern‹ und ›Filtern‹, auch nicht mit klassisch-handlungstheoretischen Konzepten, die von klaren Zielen und eindeutigen Zwecken der Kommunikation

9 Vgl. *Kapitel 4.2*.

ausgehen. Am ehesten lässt sich der hier verwendete Kommunikationsbegriff mit dem fassen, was George Herbert Mead in seiner *Spiel-Metapher* ausdrücken wollte[10]: eine intuitiv regelgeleitete Antizipation von ›Spielern‹ in Bezug auf Verhaltensweisen von anderen ›Spielern‹. Wenn Musiker improvisierend mit großer Sensibilität auf Menschen mit Demenz eingehen und diese sich auf das ›Spiel‹ einlassen, entsteht tatsächlich die Situation eines Spiels, in dem jeder sensibel auf den anderen reagiert und durch seinen Einsatz den Mitspieler wieder ›ins Spiel bringt‹. Musikalische Kommunikation ist komplex, und sie ist wechselseitig. Aber sie hat wenig mit rationalen Kalkülen zu tun. Sie ist eine Kommunikation, die auf *regelgeleiteten Intuitionen* aufbaut, die das intime Persönliche mit dem nachempfindbaren Sozialen verknüpft.

In diesem Verständnis von Kommunikation ist unsere dritte Kernkategorie, *Partizipation*, schon angelegt. Die Verbindung des Individuellen mit dem Sozialen hat einen konkreten Fokus: die lebendige Gruppe, an der alle teilhaben. Freilich, die Zugehörigkeit zur Gruppe ist kein ›Status‹, kein Rechtstitel, der immer schon existent war. Zugehörigkeit ist ein Prozess, der aktiv eingeleitet werden muss. Partizipation bedeutet also nicht allein *soziale Sensibilität*, wie sie für Kommunikation charakteristisch ist, sie setzt zugleich *soziale Aktivität* voraus: die Bereitschaft, sich mit seinen Möglichkeiten in die Gruppe einzubringen und den Willen zur Toleranz, die Gestaltungsideen aller anderen zuzulassen und zu respektieren.

Partizipation im ›Music for Life‹-Projekt hat viele Formen: Kreativität und Intuition, Rücksichtnahme und Empathie, Verantwortung und Sorgfaltspflicht. Und sie hat sehr unterschiedliche Akteure: die Musiker, die ein neues Ambiente der Partizipation herstellen, die Pflegeleute, die dieses Ambiente für ihre alltägliche Pflegearbeit nutzen können, die Gruppenmitglieder mit Leitungsfunktionen, die innovative Praxisperspektiven sehen und weiterentwickeln, und die Menschen mit Demenz, die angeregt werden, ihre eigenen Möglichkeiten in die Gruppe einzubringen.

Dieser Prozess verläuft nicht linear. Er wird durch Konflikte und Probleme unterbrochen. Pläne und Gestaltungsideen müssen reflektiert und gegebenenfalls revidiert werden. Aber gerade solche Reflexionen sind oft der Ausgangspunkt von erweiterten Partizipationschancen, die zuvor nicht gesehen wurden. Ein symptomatisches Beispiel ist jene beklemmende Szene, in der Rosamund mit einer mechanischen Hebevorrichtung vom Rollstuhl in einen Armsessel gehoben wird. Der technische Vorgang bricht gleichsam ›brutal‹ in eine musische Kommunikationsszene ein. Die Musiker sind betroffen. Aber im späteren Nachdenken erkennen sie, dass genau dies Rosamunds Realität ist, und indem

10 Vgl. Mead 1973, 152ff.

sie das anerkennen, geben sie ihr eine Würde zurück, die durch die Szene zunächst zerstört schien – eine Würde, die ihre Partizipation in der Gruppe stärkt.

Mit diesem Beispiel ist auch eine sinnvolle Brücke zur vierten und letzten Kernkategorie geschlagen: zu *Entwicklung*. Tatsächlich geht es ja im ›Music for Life‹-Projekt nicht nur um eine Gruppe, an der verschiedene Mitglieder teilnehmen. Es geht vielmehr, wie wir im Anschluss an Lave und Wenger gelernt haben, um eine *Community of Practice*. Und die ist durchaus durch Partizipation gekennzeichnet, nämlich durch eine Entwicklung von »legitimer randständiger Teilnahme« zu »vollständiger Teilnahme«[11].

Wir sollten uns diesen Prozess noch einmal sehr konkret vorstellen und die sympathische und humane Idee von ›Entwicklung‹ vergegenwärtigen, die sich dahinter verbirgt. Jemand steht – symbolisch oder real – am Rand einer Gruppe, und er darf da stehen, ist also auch als peripheres Mitglied bereits akzeptiert. Durch gemeinsame Praxis mit anderen Gruppenmitgliedern lernt er allmählich hinzu und wird schließlich Vollmitglied. Die Voraussetzung seiner Vollmitgliedschaft ist wiederum kein ›Status‹, sondern der Lernprozess, auf den er sich eingelassen hat und der ihn persönlich verändert.

›Music for Life‹ ist keine ›Gruppe‹ im konventionellen Sinn, sie ist tatsächlich eine *Community of Practice*. Und der Übergang von Gruppe zu Community ist ein *transitorischer Lernprozess*. Der einzelne Akteur – sei es ein Musiker, ein Pflegeteam-Mitglied, der Pflegedienstleiter oder ein Mensch mit Demenz – wird zum Teil einer Praxis, die nur von allen gemeinsam getragen werden kann. Der einzelne wird gewissermaßen in diesem Prozess ein ›anderer‹, entwickelt sich weiter, erfährt sich neu. Unsere Kernkategorie Entwicklung liegt gleichsam zwischen den Polen *sozialer Aktivität* und *persönlicher Entwicklung*. Und diese Kategorie schließt kollektive und individuelle Entwicklung ein.

D.h. aber die vier entdeckten Kernkategorien sind aufeinander bezogen. Sie beschreiben einen einzigartigen Lernprozess, der individuelle Akteure und die entstehende Community gleichzeitig betrifft. Bereits die Dimension der Identität lässt *Entwicklung* erkennen. Identität ist kein statischer Zustand, sondern ein Prozess. Dieser Prozess braucht den Kontakt zu anderen, braucht Kommunikation und Reflexion. Und diese Verbindung ist aktiv und partizipativ. Die Entwicklung, die dabei notwendig erkennbar wird, führt gleichsam zu einem neuen Niveau der Identität der Akteure. Hier schließt sich keineswegs ein Kreis, hier endet eine »Lernspirale«, und es beginnt ein neuer Lernprozess auf anderem, vielleicht auf höherem Niveau.

11 Vgl. noch einmal Lave/Wenger 1991, 35ff.

3. Ein Modelle sozialen Lernens

Natürlich setzt diese Lernspirale Phantasien frei, die dazu ermutigen, eine allgemeinere Darstellung des beschriebenen Lernprozesses zu finden, ohne dabei den Anspruch zu erheben, eine pädagogische oder psychologische ›Lerntheorie‹ zu entdecken, die für jeden denkbaren Lernprozess Gültigkeit haben soll. *Grounded Theory* heißt gegenstandsbezogene Theorie, eine Theorie also, die für den untersuchten Arbeitsbereich gilt und vor allem von denen akzeptiert werden muss, die in diesem Bereich aktiv sind.

Fig. 4: Ein Modell sozialen Lernens

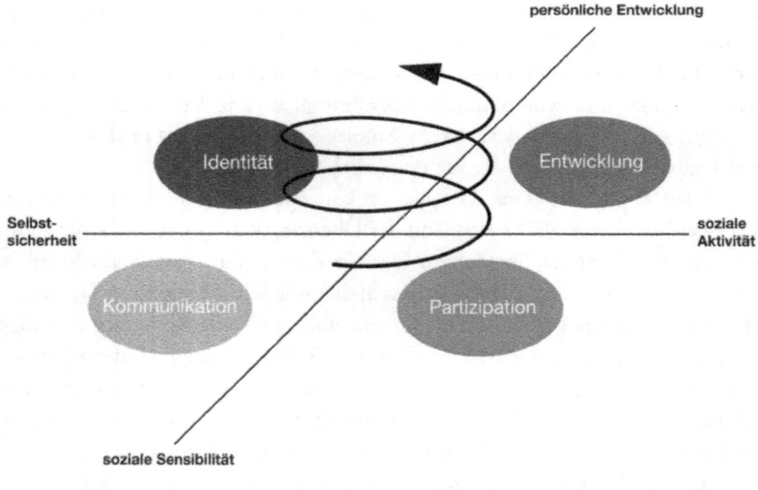

Das Interessante ist freilich, dass der angedeutete Pfeil nicht eine einfache Entwicklung beschreibt, sondern eine Entwicklungs- und Lern*spirale*, die zu immer neuen ›Identitäten‹, ›Kommunikationen‹ und ›Partizipationen‹ führt, die ermutigt, den beschriebenen Prozess zu *wiederholen und zu verbreitern*, weil er für alle Beteiligten erfüllend ist und doch zu keinem einfachen Ende kommt. Allerdings erscheint er – praktisch – so inspirierend zu sein, dass es Sinn macht, ihn auf professionelle Lernprozesse von Musikern zu übertragen.

4. Ein Modell professionellen Lernens als Musiker

Gerade für professionelle Musiker gilt, dass sie kontinuierlich an der Gewissheit arbeiten, wirklich *»talentiert«* zu sein. Ihre Identität als Musiker hängt davon ab. Aber sie brauchen auch die Kooperation mit anderen Musikern, um erproben und korrigieren zu können, was in der Selbstbezogenheit ihrer musikalischen Praxis nicht spürbar wird: Musik ist eine kommunikative, soziale Aktivität. Sie entfaltet sich in einer ›Sprache‹, die nicht nur Zuhörer braucht, sondern auch Kommunikationspartner. Und diese musikalische Community ist umso wichtiger, je selbstverständlicher und kontinuierlicher auf sie Verlass ist. Dann ist *Entwicklung* möglich – nicht nur als Solist in den großen Konzertsälen, sondern auch als Musiker, der sich mit sozialen Problemen konfrontiert. Vielleicht ist das sogar die wirklich interessante Entwicklung musikalischer Praxis heute: dass die Musik zur Arbeit an sozialen Probleme beitragen kann, die mit ›klassischen‹ Mitteln sozialer Arbeit nicht mehr gelöst werden können. Wenn es dafür eines Belegs bedarf, so ist es – neben dem hier analysierten Projekt – die großartige Initiative von Simon Rattle, dem Direktor der Berliner Philharmoniker, für jenes Tanzprojekt *Rhythm is it*, das Jugendliche der Arbeiterklasse zu Darstellungsfähigkeiten geführt hat, die außergewöhnlich und künstlerisch auf höchstem Niveau waren. Auch sie würden in die folgende Darstellung passen[12].

12 Vgl. dazu den Kinofilm (http://www.rhythmisit.com/en/php/index_flash.php).

Fig. 5: Ein Modell professionellen Lernens als Musiker

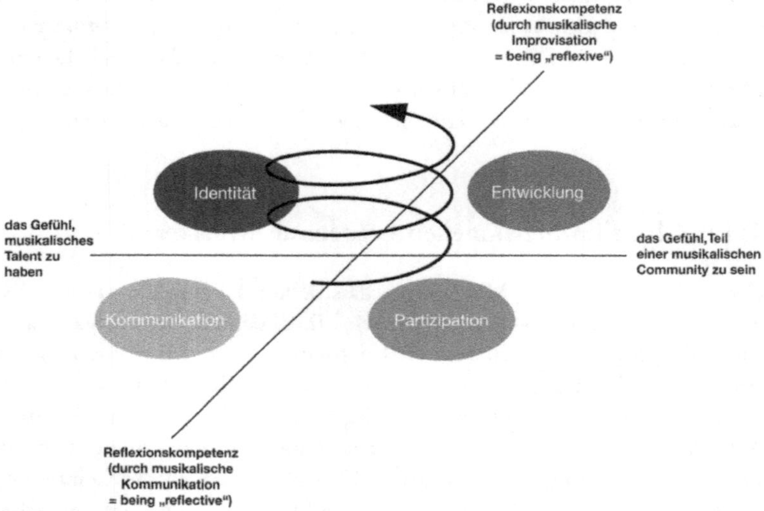

Wenn all dies Sinn macht, wäre es konsequent, dass die Erfahrungen des ›Music for Life‹-Projekts auch in die akademische Musikerziehung Eingang finden müsste. Es wäre dann eindeutig, dass Erziehung zum professionellen Musiker heute nicht mehr ausschließlich das Training des späteren Konzertsolisten einschließen dürfte, sondern sehr viel breiter angelegt sein würde – im Interesse der heutigen Studierenden, was ihre Arbeitsperspektiven angeht, aber vor allem auch im Interesse der Gesamtgesellschaft.

5. Das Modell eines Basiscurriculums im Musikstudium

Freilich, diese Einsicht würde auch die Ausbildung als Musiker drastisch verändern. Selbstverständlich blieben die *musikalischen Fähigkeiten* im Zentrum: die Ausbildung am Instrument, natürlich auch Musiktheorie, aber vielleicht sollte das Improvisationstraining nicht nur in Jazz-Klassen eine bedeutendere Rolle spielen. Die Relevanz der Fähigkeit zur Improvisation ist nicht nur extrem wichtig für künstlerische Arbeit in kommunalen Kontexten – wie beispielsweise in dem hier vorgestellten Projekt –, es verbessert auch die Chancen für den musikalischen Ausdruck und kann positiven Einfluss bei der Überwindung von *Bühnenangst* haben[13].

Dazu kämen allerdings *persönliche Fähigkeiten*, die Aufmerksamkeit für neue Auditorien, die Fähigkeit, auf andere zuzugehen, Neugier und Freundlichkeit. Vergleichbares könnte in Praxisprojekten gelernt werden, die mit intensiven Reflexionsphasen verbunden wären. Ähnliches gilt für *soziale Kompetenzen*, die Einübung kooperativer Fähigkeiten, das Training, eine Situation ›lesen‹ zu können oder einen Standpunkt zu verändern. Mehr noch: Eine sehr wichtige soziale Fähigkeit in diesem Kontext ist die Fähigkeit, Beobachtungen ›aus den Augen der anderen‹ zu machen. Fionas Fragen: *»Wie kann ich reflektieren, wer du bist und wie du in der Musik bist, die ich für dich spiele? Wie kann ich eine Musik spielen, die du dir aneignen kannst? Was ist dein Ton?«* sind fundamental in dieser Beziehung.

Interessant in diesem Zusammenhang ist noch ein Phänomen, auf das bereits in der Analyse kurz eingegangen wurde[14]: die Unterscheidung einer »reflektiven« und einer »reflexiven« Kompetenz in der musikalischen und insbesondere in der Improvisationspraxis. Dabei hebt der *reflektive* Aspekt auf die zweifellos notwendige bewusste, kognitive Reflexionspraxis ab. Der *reflexive* Aspekt dagegen bezeichnet die durch lange Praxis erworbene intuitive Fähigkeit, auf Situationen und Mitspieler spontan reagieren zu können. Diese Kompetenz, die eng an improvisatorische Fähigkeiten anschließt, ist in ›Music for Life‹ besonders relevant.

Schlüsselkomponenten sind freilich die *Lernkompetenzen*, z.B. das Reframing von kognitiven Einstellungen auf der Basis neuer Erfahrungen, die Neuinterpretation eigener biographischer Erfahrungen als Musiker. Wir können beispielsweise auf Studenten hören, die sich 2005 zum ersten Mal in ihrem Leben in einem kommunalen Musikprojekt[15] engagiert haben. Deren Report über das, was sie gelernt haben, war erstaunlich eindrucksvoll. Die Liste war sehr lang:

- die Erneuerung persönlicher Motivation,
- die Stärkung von Mut, Selbstvertrauen und Selbstwertgefühl,
- das Verständnis der Bedeutung von Teamarbeit und Kooperation,
- das erhöhte Bewusstsein von Rollen und Verantwortlichkeiten im Team,
- die Wahrnehmung der Herausforderungen von Leitungsproblemen und gemeinsam geteilter Leitung,
- der Aufbau von Vertrauen zu sich selbst und zur Gruppe,

13 Vgl. auch Smilde 2009.
14 Vgl. auch Smilde 2009.
15 Vgl. *Kapitel 4*, S. 201, Anm. 46.

- die Fähigkeit, schnell zu reagieren und im Moment zu handeln,
- das Bewusstsein der Bedeutung von Qualität,
- die Notwendigkeit, neue Formen des Musikmachens zu kreieren.

Diese Beobachtungen sind uns wohl vertraut, nachdem wir die Anforderungen an intensive Zusammenarbeit bei den Musikern im ›Music for Life‹-Projekt untersucht haben. Und solche Schlussfolgerungen erscheinen gerechtfertigt nach der Analyse unserer Kernkategorien Identität, Kommunikation, Partizipation und Entwicklung. Die Forschungen plädieren insgesamt dafür, dass persönliche und darüber hinaus professionelle Horizonte erweitert werden müssen und dass neue Herausforderungen ernst genommen werden sollten.

Fig. 6: **Das Modell eines Basiscurriculums im Musikstudium**

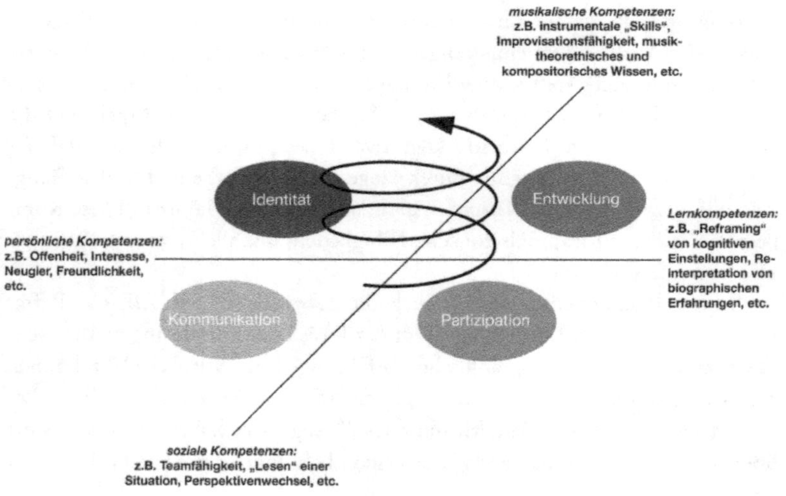

6. Schlussnotiz

Wir wiederholen es: ›Music for Life‹ hat Meilensteine gesetzt. Das Projekt hat – trotz der kurzen zur Verfügung stehenden Zeit – mit diesem Forschungsprozess ein *Good-Practice-Modell* geschaffen, das kopiert und verändert werden darf, aber vielfache kritische Wiederholung verdient. ›Music for Life‹ hat gezeigt: Es gibt Alternativen im Umgang mit der Demenz. Diese Krankheit heißt nicht Stillstand und infantile Rückentwicklung, sie bedeutet auch etwas *›an und für sich‹*. Sie zwingt uns zum kritischen Nachdenken über uns selbst, über die hektische Zeit, in der wir leben.

Wird die Art, wie wir uns der künftigen Generation der Alten zuwenden, wie wir Phantasien entwickeln, für sie zu sorgen und Verantwortung zu übernehmen, unsere Gesellschaft verändern? Wird die Fähigkeit, die die Musik in diesem Kontext hat, wirklich auf breiter Ebene Einfluss gewinnen? Wird sich auch die Praxis der Musik selbst verändern und zumindest gelegentlich von den Konzertsälen in die Stadtteile und Altenpflegeheime gehen? – Wir werden es abwarten müssen. Aber mit dem hier dokumentierten Projekt ist ein ebenso wichtiger wie bescheidener Schritt getan, den Weg zu öffnen.

Anhang

1. Verteilung der ›Tarnnamen‹

Pflegeheim

Emanuel-Zeffert-Haus

Direktor des Pflegeheims

Carrie

Teilnehmende Demenzpatienten

Abigail
Esther
Gabriella
Hannah
Jessica
Rebecca
Rosamund
Sarah

Pflegeteam

Anne
Diallo
Helena
Rachel
Samantha

Musiker

Matthew, Workshop-Leiter
Anneliese
Fiona
Harry (Vertretung, 4. Sitzung)

Pflegedienstleiter

Brian

Projektmanagerin

Deborah

2. Liste der Musikinstrumente

Anmerkung zur Tonhöhe:

Anhand eines herkömmlichen Klaviers (88 Tasten) formulierte Helmholtz folgendes Nummerierungssystem für die westliche (chromatische) Tonleiter, welches auch in der Analyse und für die Beschreibungen verwendet wird:

Tasten 1-3: A,, Ais/B,, H,,
Tasten 4 bis 12: C, bis H,
Tasten 13 bis 27: C bis H
Tasten 28 bis 39: c bis h
Tasten 40 bis 51: c' bis h'
Tasten 52 bis 63: c'' bis h''
Tasten 64 bis 75: c''' bis h'''
Tasten 76 bis 88: c'''' bis c'''''

Instrumente mit bestimmter Tonhöhe

Chimes (engl. Chime Tree):
Bestehen aus zwanzig schmalen, hohlen Aluminiumröhren, die an einem Ständer frei hängend befestigt sind. Die Röhren sind zwischen 4,5 und 15,2 cm lang und so geordnet, dass sich die Tonhöhen progressiv ändern. Mit der Hand oder einem Trommelstock berührt, geben die Röhren ein hohes, klingelndes, einem Windspiel ähnliches Geräusch von sich.

Klingende Stäbe:
Diese sind gestimmte, metallene Stäbe, die auf einem Resonanzkasten montiert werden. Der metallene Teil des Stabs wird mit einem Schlägel (meist aus weichem Kautschuk oder Holz) angeschlagen. Im Rahmen dieses Projekts wurden Stäbe mit einem chromatischen Tonumfang von g' bis g''' verwendet. Sopranstäbe haben normalerweise einen Umfang zwischen c'' und a''', Altstäbe zwischen c' und a'.

Bass-Klangstab oder Metallophon:
Ein Metallophon ist ein gestimmter Metallstab, der auf einem hölzernen Resonanzkasten montiert ist. Der Tonumfang reicht von G bis a; für beide wird ein Schlägel mit Filz- oder hartem Kautschukkopf verwendet. Eine Variante ist das Bass-Klangstab-Xylophon: Dieses besteht aus einem gestimmten Holzstab, der ebenso an einem hölzernen Resonanzkasten angebracht ist..

Handchimes:
Handchimes sind viereckige, gestimmte Röhren mit einem externen Klappensystem – ähnlich einer Handglocke – die mit der Hand gespielt werden. Im Rahmen dieses Projekts wurden Handchimes verwendet, die auf die Töne c', e' und g' gestimmt wurden.

Kalimba:
Die Kalimba, auch Mbira oder Daumenklavier genannt, ist afrikanischen Ursprungs. Sie besteht aus einem hohlen Holzbrett, auf dem metallene ›Zungen‹ oder Lamellen verschiedener Länge montiert sind, die wiederum eine Tonreihe produzieren. Das Holzbrett fungiert als Resonanzkörper; die Lamellen werden mit dem Daumen und anderen Fingern gezupft.

Spirit Chime:
Einem Tubophon ähnlich: schmale, massive Röhren aus Aluminium, die an einem Resonanzkasten aus Holz montiert sind. Das Instrument kann auf einen bestimmten Ton oder auch in einer Dur-Tonleiter gestimmt sein, üblicherweise von a'' bis a'''. Der Klang wird durch Schlagen oder Streichen der Röhren erzeugt.

Ungestimmte Instrumente

Fußreifen (Rassel):
Ein afrikanisches Instrument, wird traditionell am Fußknöchel getragen. Es besteht aus kleinen Samenhülsen, die auf einer Schnur aufgezogen werden. Das Schütteln erzeugt ein rasselndes Geräusch.

Agogô-Glocken (Holz-Agogô, doppeltes Holz-Agogô):
Aus der westafrikanischen Yoruba-Kultur stammend, wird das Instrument heute vorwiegend in der Samba-Musik verwendet. Es besteht aus zwei kugelförmigen, miteinander verbundenen Metallglocken, die mit einem Schlägel gespielt werden. Beide haben eine bestimmbare Tonhöhe im oberen Frequenzbereich. Das Holz-Agogô hat eine ähnliche Form wie die metallene Version und besteht aus einer oder zwei gerillten Holzglocken, die mit einem Holzschlägel entweder geschlagen (wodurch ein teilweise bestimmter Ton entsteht) oder gekratzt werden können (wodurch ein Guiro-ähnliches Geräusch entsteht).

Bodhran:
Eine Rahmentrommel (siehe Rahmentrommel) aus Irland, mit einem Ziegenfell bespannt und meist von 35 – 45 cm Durchmesser. Üblicherweise wird sie mit einem traditionellen Schlägel (›Cipin‹ oder ›Tipper‹) gespielt, der in der dominanten Hand gehalten wird. Die nicht dominante Hand wird an die Unterseite der Trommel gehalten, um die Spannung bzw. Tonhöhe zu regulieren.

Caxixi:
Ein gewobener, korbförmiger Shaker mit einer flachen Unterseite (üblicherweise aus Kakaoschale), mit Samen oder anderen Stückchen gefüllt. Es wird meist der westafrikanischen oder brasilianischen Musik zugeordnet.

Cabasa, Afuche:
Eine Walze mit umgewickelten Stahlkugelketten und einem Stiel, von der afrikanischen Shekere adaptiert. Die Shekere ist eine ausgehöhlte Kalabasse mit überzogenem Perlennetz. Die Spielweise ist bei beiden Instrumenten gleich. Sowohl die Cabasa als auch die Shekere werden in der einen Hand gehalten, während die andere Hand die Perlen bzw. Stahlkugeln über die Walze oder Kalabasse hin- und herzieht.

Kastagnetten:
Diese sind in der traditionellen Tanzmusik Südeuropas weit verbreitet und bestehen aus einem Paar hohler Schalen, die an einem Ende durch eine Schnur zusammengebunden sind. Die Schnur wird über die Daumen geschlungen und die Schalen (vorwiegend mit den Mittel- und Ringfingern) zusammengeschlagen, wodurch ein lauter, klickender Klang erzeugt wird. Sie werden aus Hartholz, Fiberglas oder hartem Plastik hergestellt.

Claves:
In der lateinamerikanischen Musik weit verbreitet; Claves bestehen aus zwei Holzstäben, die beim Zusammenschlagen einen hellen, klickenden Klang erzeugen. Ein Stab

wird in der hohlen, nicht dominanten Hand gehalten, der Raum zwischen Stab und Hand dient als Resonanzraum. Der zweite Stab wird als Schlägel in der dominanten Hand gehalten. Claves werden aus verschiedenen Holzarten (meist Ahorn, Grenadill oder Palisander) oder auch aus Fiberglas gemacht.

Djembe:
Auch Djembé, Jembe, Jenbe, Djimbe, Jimbe oder Dyinbe genannt; die aus Westafrika stammende Djembe ist eine Bechertrommel (oft aus Hartholz) mit einem Fell aus Tierhaut (oft Ziegenfell). Das Fell wird mit einem Seil am Holzkorpus befestigt, mit speziellen Spannknoten kann die Trommel gestimmt werden. Das Instrument wird üblicherweise mit der Hand geschlagen, wodurch eine Vielfalt an Klängen erzeugt werden kann: ein satter Bassklang in der Mitte des Fells und trockenere Töne näher am Rand des Instruments. Im Rahmen dieses Projekts wurde die Trommel mit einem weichen Schlägel mit Filzkopf gespielt.

Gato Drum:
Eine hohle, viereckige Schlitztrommel aus Holz; sie wird mit einem Hammer oder einem Holz- bzw. Gummischlägel angeschlagen, die unterschiedlichen Längen und Breiten der Schlitze auf der Oberseite der Trommel ergeben verschiedene Tonqualitäten. Der Körper der Trommel dient als Resonanzkammer.

Ghungharus:
Auch unter Payal, Paayal, Ghungaru, Ghungroo, Ghungur, Nupur, Ghangaroo bekannt. Ein indisches Instrument, welches traditionell an den Knöchel gebunden wird. Es besteht aus einem Band mit zwei Reihen kleiner, eingenähter Glocken. Das Schütteln des Instruments erzeugt ein hohes, leichtes Geräusch.

Guiro:
Aus Lateinamerika stammend; der Guiro hat die Form eines langen, hohlen Flaschenkürbisses mit gerillter Oberfläche und wird meist aus Holz hergestellt. Wird mit einem Stock über die Oberfläche des Guiro gestrichen, erklingt ein ratschendes Geräusch.

Rahmentrommel:
Der Durchmesser einer Rahmentrommel ist größer als ihre Tiefe. Über einen Rahmen aus dünnem, zum Kreis gebogenen Holz, wird ein Fell gespannt. Die Trommel wird mit der Hand oder mit einem Schlägel gespielt.

Maracas (Rhumbarasseln), Chikitas, Schüttelei:
Maracas stammen aus Südamerika. Traditionell werden sie aus Kürbissen oder Kokosschalen, kommerziell auch aus Holz, Plastik, Leder oder gelegentlich aus Ton gemacht. Üblicherweise wird ein Stiel an der Schale befestigt, um das Spiel zu erleichtern. Der Klang wird durch das Aufprallen kleiner Perlen oder anderer Stückchen auf die Innenseite der Rassel erzeugt. Chikitas sind eine kleine Ausführung der Maracas aus Plastik. Auch das Schüttelei (engl: Egg Shaker) funktioniert nach demselben akustischen Prinzip, hat jedoch keinen Stiel und die Größe und Form eines Hühnereis.

Meerestrommel (Ocean Drum):
Eine zylindrische Trommel, die das Meeresrauschen nachahmt. Im Inneren des Zylinders befinden sich metallene Perlen, die durch das Hin- und Herbewegen der Trommel den typischen Meeresklang erzeugen.

Regenstab, Regenrohr (Rainstick):
Dieses Instrument besteht aus einem langen, hohlen, an beiden Enden geschlossenen

Rohr und wird oft aus einem Kaktus hergestellt. Kaktusdornen werden spiralförmig in die Innenseite des Rohrs eingeschlagen, kleine Hülsen oder andere Teilchen sind im Inneren des Instruments eingeschlossen. Wird das Instrument gekippt, fallen die Teilchen durch die Dornen und erzeugen ein regenähnliches Geräusch.

Tamburin:
Es besteht wie die Rahmentrommel aus einem mit einer Membran überzogenen Ring, üblicherweise aus leichtem Holz oder Plastik, in den zusätzlich kleine, dünne ›Zimbeln‹ montiert werden. Geschüttelt oder geschlagen, erzeugt das Instrument ein hohes, rasselndes Geräusch. Tamburine können rund, oval oder halbmondförmig sein.

Holzblock, Holzblocktrommel:
Eine kleine, viereckige Schlitztrommel – ein hohles Percussioninstrument, das aus einem Resonanzkasten mit eingeschnitzten, zungenförmigen Schlitzen besteht; die Form und Größe der Schlitze bestimmt den Ton. Das Instrument wird aus einem einzigen Holzstück gemacht und mit einem Holzschlägel gespielt.

Samenkapsel-Rassel:
Dieses Instrument besteht aus Samenkapseln, die an ein dünnes Seil gebunden sind. Das wird mittels einer Schlinge gehalten, die Tonerzeugung erfolgt durch Schütteln oder Streichen der Kapseln.

Tingshas, Tibetische Zimbeln:
Kleine, schwere Zimbeln, meist aus einer Bronzelegierung, werden an eine Lederschnur gebunden. Dieses Instrument wird traditionell in Tibet von buddhistischen Mönchen beim Gebet verwendet und erzeugt beim Zusammenschlagen einen hohen, resonanten Klang.

Literatur

Alheit, Peter (1993). *The Narrative Interview. An Introduction*. Voksenpaedagogisk Teoriudvikling. Arbejdstekster nr. 11. Roskilde: Roskilde Universitetscenter.

Alheit, Peter (1994). The 'biographical question' as a challenge to adult education. In: *International Review of Education* 40 (3–5): 283–298.

Alheit, Peter (2009). Biographical learning – within the new lifelong learning discourse. In: K. Illeris (ed.), *Contemporary Theories of Learning*. London: Routledge: 116–128.

Alheit, Peter (2010). Die Bedeutung qualitativer Ansätze in der Sozialforschung. In: C. Barthel and C. Lorei (Hg.), *Empirische Forschungsmethoden. Eine praxisorientierte Einführung für Bachelor- und Masterstudiengänge der Polizei*, Frankfurt am Main: Verlag für Polizeiwissenschaften: 39–66.

Alheit, Peter (2012). Komparatistische Ansätze im Kontext qualitativer Forschung. In: B. Schäffer und O. Dörner (Hg.), *Handbuch Qualitative Erwachsenen- und Weiterbildungsforschung*, Opladen: Barbara Budrich: 626–640

Alheit, Peter und Dausien, Bettina (2002). The 'double face' of lifelong learning: Two analytical perspectives on a 'silent revolution'. In: *Studies in the Education of Adults*, Vol. 34, Issue I: 1–20.

Alheit, Peter und Dausien, Bettina (2007). Lifelong Learning and Biography: A Competitive Dynamic Between the Macro- and the Micro Levels of Education. In: L. West, P. Alheit, A. S. Andersen, B. Merrill (eds.), *Using Biographical and Life History Approaches in the Study of Adult and Lifelong Learning: European Perspectives*. Frankfurt am Main: Peter Lang: 57–70

Antikainen, Arie, Houtsonen, J., Huotelin, H. und Kauppila, J. (1996). *Living in a Learning Society: Life-Histories, Identities and Education*. London: Falmer Press.

Antikainen, Arie (1998). Between Structure and Subjectivity: Life Histories and Lifelong Learning. In: *International Review of Education* 44 (2–3): 215–234.

Azzarra, Christopher. D. (1999). An aural approach to improvisation. In: *Music Educators Journal* 86 (3): 21–25.

Bailey, Derek (1992). *Improvisation, Its Nature and Practice in Music*. Ashbourne: Da Capo Press.

Bauman, Zigmund (2005). *Liquid Life*. Cambridge: Polity Press.

Ballard, Clive (2011). *Factsheet 417: The Later Stages of Dementia*, Alzheimer's Society UK. July 2011. Download 1. Feb. 2012. http://alzheimers.org.uk/site/scripts/documents_info.php?documentID=101.

Benson, Bruce Ellis (2003). *The improvisation of musical dialogue – a phenomenology of music*. Cambridge: Cambridge University Press.

Borgo, David (2005). *Sync or Swarm: Improvising Music in a Complex Age*. London: Continuum.

Bourdieu, Pierre (1987). *Die feinen Unterschiede. Kritik der gesellschaftlichen Urteilskraft*. Frankfurt am Main: Suhrkamp.

Brodsky, Warren. (1995). *Career Stress and Performance Anxiety in Professional Orchestra Musicians: a Study of Individual Differences and their Impact on Therapeutic Outcomes*. Unpublished PhD Thesis. University of Keele, Staffordshire. UK.

Burgess, Robert. G. 1982. *Field Research: A Source Book and Field Manual*. London: George Allen & Unwin.

Crutch, Sebastian and Rait, Greta. *Factsheet 458: The Progression of Alzheimer's Disease and other dementias*, Alzheimer's Society UK. December 2011. Download 1. Feb. 2012. http://alzheimers.org.uk/site/scripts/documents_info.php?documentID=133

Cobussen, Marcel (2008). *Thresholds: Rethinking Spirituality through Music*. London: Ashgate.

Davidson, Jane S. and King, Elaine C. (2004). Strategies for ensemble practice. In: A. Williamon (ed.), *Musical Excellence; strategies and techniques to enhance performance*. Oxford: Oxford University Press: 105–122.

Dausien, Bettina (1996). *Biographie und Geschlecht. Zur biographischen Konstruktion sozialer Wirklichkeit in Frauenlebensgeschichten*. Bremen: Donat.

Dewey, John (1986/1972). The Reflex Arc Concept in Psychology. In: *John Dewey. The Early Work*, Vol. 5, Carbondale: 96–134.

Dewey, John (1938). *Experience and Education*. New York: The Macmillan Co.

Dewey, John et al. (1917). *Creative Intelligence*. New York: Henry Holt and Co.

Flick, Uwe (2009). *An Introduction to Qualitative Research*. London: Sage.

Geertz, C. (1973). Thick Descriptions: Toward an Interpretative Theory of Culture. In: *The Interpretation of Cultures: Selected Essays*. New York: Basic Books.

Giddens, Anthony (1991). *Modernity and Self-Identity*. Stanford: Stanford University Press.

Glaser, Barney G. and Strauss, Anselm L. (1967). *The Discovery of Grounded Theory. Strategies for Qualitative Research*. Mill Valley: The Sociology Press.

Gregory, Sean (2004). *Quality and Effectiveness in Creative Music Workshop Practice: an evaluation of language, meaning and collaborative process*. Unpublished MPhil Thesis, Royal College of Art, London.

Gregory, Sean (2005). The creative music workshop: a contextual study of its origin and practice. In: G. Odam and N. Bannan (eds.), *The Reflective Conservatoire*. London: Guildhall School of Music & Drama/Aldershot: Ashgate: 279–300.

Hegel, Georg Wilhelm Friedrich (1955). *Ästhetik*, Bd. 1 und 2, Berlin: Aufbau Verlag.

Illeris, Knud (2004). *The three dimensions of learning*. Frederiksberg, Roskilde University Press/Leicester: Niace.

Joas, Hans (1988). Symbolischer Interaktionismus. Von der Philosophie des Pragmatismus zu einer soziologischen Forschungstradition. In: *Kölner Zeitschrift für Soziologie und Sozialpsychologie*, 40, Nr. 2: 417–446.

Jordan. Brigitte. (1989). Cosmopolitical obstetrics; some insights from the training of traditional midwives. In: *Social Science and Medicine*, 28 (9), 925–944.

Kegan, Robert (2009). What 'form' transforms? A constructive-developmental approach to transformative learning. In: K. Illeris (ed.) *Contemporary Theories of Learning*. London: Routledge: 35–52.

Kelle, Udo (1994). *Empirisch begründete Theoriebildung. Zur Logik und Methodologie interpretativer Sozialforschung*. Weinheim: Deutscher Studien Verlag.

Kitwood, Tom (1997). *Dementia reconsidered: the person comes first*. Maidenhead, Berkshire: Open University Press.

Kors, Ninja und Mak, Peter (2006). Vocal Students as Animateurs, a Case Study of Non-Formal Learning. In: P. Mak, N. Kors und P. Renshaw (eds.): *Formal, Non-*

Formal and Informal Learning in Music. Groningen/The Hague: Research group Lifelong Learning in Music.

Lave, Jane und Wenger, Etienne (1991). *Situated Learning: legitimate peripheral participation.* Cambridge: Cambridge University Press.

Lave, Jean. (1991). Situating learning in communities of practice. In: L. Resnick, J. Levine, und S. Teasley (eds.), *Perspectives on socially shared cognition.* Washington DC: APA: 63–82.

Lee, Seong-Hie (2002). *Individuelle Modernisierungsprozesse im Alter und Generationsbeziehungen der Frauen in Südkorea.* Diss. disc. pol. Georg-August-Universität Göttingen.

Leibniz, Gottfried Wilhelm (1704/1765). *Nouveaux Essais sur l'entendement humain (Originaltitel und Manuskript* 1704). Auf deutsch veröffentlicht als *Neue Abhandlungen über den menschlichen Verstand.* http://www.zeno.org/Philosophie/M/Leibniz,+Gottfried+Wihelm/Neue+Abhandlungen+über+den+menschlichen+Verstand/Vorrede. Download 4. Jan. 2013.

Mead, George Herbert (1903). The Definition of the Psychical. In: *Decennial Publications of the University of Chicago,* first series, Vol. III: 77-91.

Mead, George Herbert (1934). *Mind, Self, and Society from the Standpoint of a Social Behaviorist.* Chicago: The University of Chicago Press.

Mead, George Herbert (1967). *Geist, Identität und Gesellschaft.* Frankfurt am Main: Suhrkamp.

Mezirow, Jack (1990). How Critical Reflection Triggers Transformative Learning. In: J. Mezirow et al. (eds.): *Fostering Critical Reflection in Adulthood.* San Francisco: Jossey Bass.

Mezirow, Jack (2009). An overview on transformative learning. In K. Illeris (ed.) *Contemporary Theories of Learning.* London: Routledge: 90–105.

Nachmanovitch, Stephen (1990). *Freeplay: Improvisation in Life and Art.* New York: Penguin Putnam.

Peirce, Charles Sanders (1991). *Schriften zum Pragmatismus und Pragmatizismus,* hg. von Karl-Otto Apel. Frankfurt am Main: Suhrkamp.

Parsons, Talcott (1951). *The Social System.* New York: Free Press.

Peters, Gary (2009). *The Philosophy of Improvisation.* Chicago: University of Chicago Press.

Platon (1988). *Sämtliche Dialoge.* Bd. 5, Hamburg: Meiner.

Polanyi, Michael (1966). *The tacit dimension.* New York: Doubleday.

Polanyi, Michael (1969). *Knowing and Being.* Edited with an Introduction by Marjorie Grene. Chicago: The University of Chicago Press.

Renshaw, Peter (2001). *Globalisation, Music and Identity.* Unpublished keynote address presented to the International Music Council in Tokyo, September 2001.

Renshaw, Peter (2006/2009). *Lifelong Learning for Musicians: The Place of Mentoring.* Groningen/The Hague: Research group Lifelong Learning in Music.

Renshaw, Peter (2007). Lifelong Learning for Musicians. Critical issues arising from a case study of *Connect.* In: P. Mak, N. Kors und P. Renshaw (eds.): *Formal, Non-Formal and Informal Learning in Music.* Groningen/The Hague: Research group Lifelong Learning in Music.

Renshaw, Peter (2010). *Engaged Passions: Searches for Quality in Community Contexts.* Delft: Eburon Academic Publishers.

Rogers, Carl R. (1961). *On Becoming a Person: A therapist's view of psychotherapy.* London: Constable & Robinson.

Rosa, Hartmut (2004). *Beschleunigung. Die Veränderung der Zeitstrukturen in der Moderne*, Frankfurt am Main: Suhrkamp.

Rose, Linda und Schlingensiepen, Stephanie. (2001). Meeting in the dark: a musical journal of discovery. In: *Journal of Dementia Care,* vol. 9, nr. 2: 20–23.

Rose, Linda und De Martino, Hilary. (2008). Music for Life: a model for reflective practice. In: *Journal of Dementia Care,* vol. 16, nr. 3: 20–23.

Sacks, Oliver (2008). *Musicophilia: Tales of Music and the Brain*. London: Picador.

Sawyer, Keith (2000). Improvisation and the Creative Process: Dewey Collingwood and the Aesthetics of Spontaneity. In: *The Journal of Aesthetics and Art Criticism,* 58/2: 149–161.

Schön, Donald A. (1983). *The Reflective Practitioner: How Professionals think in Action.* Aldershot: Ashgate.

Schön, Donald A. (1987). *Educating the Reflective Practitioner: Toward a New Design for Teaching and Learning in the Professions.* San Francisco: Jossey-Bass.

Schütz, Alfred und Luckmann, Thomas (1979). *Strukturen der Lebenswelt,* Bd. 1, Frankfurt am Main: Suhrkamp.

Smilde, Rineke (2006). *Lifelong Learning for Musicians.* Proceedings of the 81st Annual Meeting of the National Association of Schools of Music, held in Boston, USA in 2005. Reston: NASM.

Smilde, Rineke (2009a). *Musicians as Lifelong Learners: Discovery through Biography.* Delft: Eburon Academic Publishers.

Smilde, Rineke (2009b). *Musicians as Lifelong Learners: 32 Biographies.* Delft: Eburon Academic Publishers.

Smilde, Rineke (2011). Musicians Reaching out to People Living with Dementia: Perspectives of Learning. In: H. Herzberg and E. Kammler (Hg.), *Biographie und Gesellschaft; Ueberlegungen zu einer Theorie des modernen Selbst.* Frankfurt/New York: Campus Verlag: 229–244.

Smilde, Rineke, Page, Kate und Alheit, Peter (2014). *While the Music Lasts. On Music and Dementia.* Delft: Eburon Academic Publishers.

Steptoe, Andrew S. (1989). Stress, Coping and Stage Fright in Professional Musicians. *Psychology of Music* 17: 3–11.

Strauss, Anselm L. (1987). *Qualitative Analysis for Social Scientists.* Cambridge: Cambridge University Press.

Strauss, Anselm L. und Corbin, Juliet (1990). Grounded Theory Research: Procedures, Canons and Evaluative Criteria. *Zeitschrift für Soziologie,* 19: 418–427.

Strauss, Anselm L. und Corbin, Juliet (1990a). *Basics of Qualitative Research: Techniques and Procedures for Developing Grounded Theory.* London: Sage.

Weber, Max (1947). *The Theory of Social and Economic Organisation.* Edited by T. Parsons. London: William Hodge and Company Limited.

Wenger, Etienne (1998). *Communities of Practice, Learning, Meaning and Identity.* Cambridge, USA: Cambridge University Press.

Wenger, Etienne (2009). A social theory of learning. In K. Illeris (ed.), *Contemporary Theories of Learning.* Oxon: Routledge: 209–218.

Wigram, Tony (2000) *Improvisation: Methods and Techniques for Music Therapy Clinicians, Educators and Students.* London: Jessica Kingsley Publishers.

Markus Dederich, Heinrich Greving,
Christian Mürner, Peter Rödler (Hg.)

Behinderung und Gerechtigkeit

Heilpädagogik als Kulturpolitik

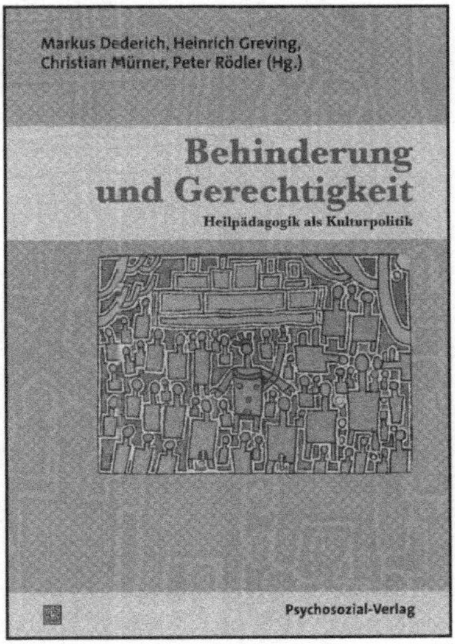

2013 · 294 Seiten · Broschur
ISBN 978-3-8379-2305-6

»... dass Politik nicht im Menschen, sondern zwischen den Menschen entsteht, dass Freiheit und Spontaneität der unterschiedlichen Menschen notwendige Voraussetzungen für die Entstehung eines zwischenmenschlichen Raumes sind, in dem Politik, wahre Politik, erst möglich wird. Der Sinn von Politik ist Freiheit.«

Hannah Arendt

Seit den intensiv geführten Debatten der 1970er und 80er Jahre ist die politische Dimension der Heilpädagogik weitgehend in den Hintergrund geraten. Erst in den letzten Jahren entsteht wieder ein Diskurs über Gerechtigkeitsfragen im Kontext von Behinderung. Diese Schwerpunktsetzung auf politische Fragen bedeutet, Heilpädagogik nicht allein als spezialisiertes Segment des Bildungs- und Sozialsystems mit einem pädagogischen bzw. rehabilitativen Auftrag zu verstehen. Vielmehr muss sie als gesellschaftliche Institution betrachtet werden, deren zentrale Aufgabengebiete um kulturell umfassendere Dimensionen und Perspektiven zu erweitern wären.

Mit Beiträgen von H. Burckhart, M. Dederich, F. van Essen, F. Felder, P. Flieger, E.O. Graf, H. Greving, J.M. Kastl, C. Lindmeier, C. Mürner, S. Plangger, P. Rödler, V. Schönwiese, A.-D. Stein, E. Weber und J. Weisser

Johannes Picht (Hg.)

Musik und Psychoanalyse hören voneinander

Band 1

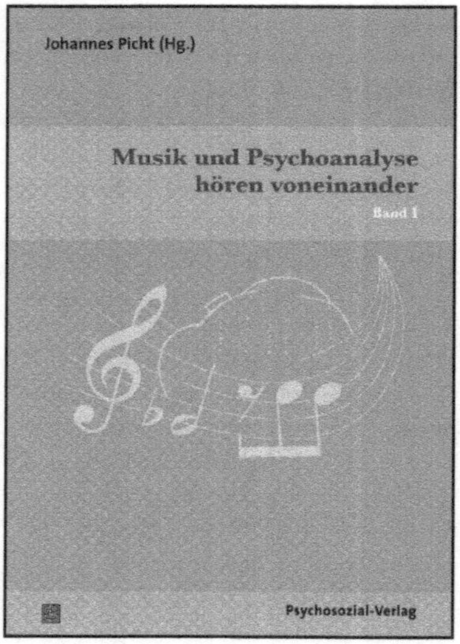

2013 · 187 Seiten · Broschur
ISBN 978-3-8379-2256-1

Psychoanalyse, Musik und Musikwissenschaft – Ein interdisziplinärer Dialog auf »Ohrenhöhe«!

Wie kein anderes künstlerisches Medium entzieht sich die Musik den Versuchen psychoanalytischer Deutung. Sie hat die Kraft, uns zu ergreifen, aber indem sie uns ergreift, ist sie immer schon vergangen und jenseits objektiver Fixierung. In der Begegnung mit ihr muss sich die Psychoanalyse daher mit der Dimension der Zeit neu auseinandersetzen. Dies betrifft nicht nur klinische Aspekte, sondern rührt an Grundannahmen der Psychoanalyse und umfasst die Frage nach der konstituierenden Rolle der Musik für das Seelische. Leitgedanke des interdisziplinären Forschungsprojekts und des gleichnamigen DPV-Forums, dessen Beiträge hier publiziert werden, ist es, Musik nicht als wissenschaftlichem Gegenstand gegenüberzutreten, sondern auf das zu hören, was die Psychoanalyse von ihr lernen kann.

Mit Beiträgen von Hauke Jasper Berheide, Christel Böhme-Bloem, Hanns-Werner Heister, Dietmut Niedecken, Johannes Picht, Dorothee Stoupel und Jürgen Trapp